HYPNOTISME

ET

DOUBLE CONSCIENCE

ORIGINE DE LEUR ÉTUDE

ET

DIVERS TRAVAUX SUR DES SUJETS ANALOGUES

PAR

LE Dr AZAM

Professeur honoraire à la Faculté de Médecine de Bordeaux
Correspondant de l'Académie de médecine, Lauréat de l'Institut, etc.

AVEC DES PRÉFACES ET DES LETTRES
DE MM. PAUL BERT, CHARCOT ET RIBOT

PARIS

ANCIENNE LIBRAIRIE GERMER BAILLIÈRE ET Cie

FÉLIX ALCAN, ÉDITEUR

108, BOULEVARD SAINT-GERMAIN, 108

—

1893

HYPNOTISME

ET

DOUBLE CONSCIENCE

HYPNOTISME

ET

DOUBLE CONSCIENCE

ORIGINE DE LEUR ÉTUDE

ET

DIVERS TRAVAUX SUR DES SUJETS ANALOGUES

PAR

LE Dr AZAM

Professeur honoraire à la Faculté de Médecine de Bordeaux
Correspondant de l'Académie de médecine, Lauréat de l'Institut, etc.

AVEC DES PRÉFACES ET DES LETTRES
DE MM. PAUL BERT, CHARCOT ET RIBOT

PARIS

ANCIENNE LIBRAIRIE GERMER BAILLIÈRE ET Cie
FÉLIX ALCAN, ÉDITEUR
108, BOULEVARD SAINT-GERMAIN, 108

—

1893

TABLE DES MATIÈRES

TABLE DES MATIÈRES.

AVERTISSEMENT

Ce volume, je le dis plus loin, n'est que la réunion de travaux déjà connus; mais ces travaux, publiés à diverses époques, étaient disséminés un peu partout, par suite les travailleurs avaient à les rechercher dans nombre de recueils, depuis les comptes rendus de l'*Académie des Sciences morales* jusqu'à la *Revue scientifique*.

Tel est le principal motif de cette publication.

Pendant fort longtemps, j'ai publié des faits et des remarques sur les questions de cet ordre, et j'ai vu de jour en jour grandir leur importance. Dans les premiers temps, il a pu être permis d'avoir des doutes sur leur succès; mais la vérité triomphe toujours, et, après vingt années d'incertitudes, un grand médecin, sagace observateur, en a fait des vérités scientifiques.

Aujourd'hui, ces idées, qui autrefois étaient la proie du charlatanisme et de la crédulité, sont devenues une science : la Physiologie des fonctions intellectuelles, ou la Psycho-Physiologie.

Cette science nouvelle a ses maîtres, ses sociétés, ses journaux et même sa littérature: elle est à ses débuts, et il est difficile de dire ce qu'elle deviendra.

J'ai pensé qu'il y aurait quelque intérêt à faire précéder ces études — particulièrement pour l'*hypnotisme* et la *double conscience* — de quelques mots d'historique; mais cet historique ne concerne que mes recherches, car l'histoire de l'hypnotisme seul nécessiterait des volumes entiers.

D^r A.

PREMIÈRE PARTIE

—

L'HYPNOTISME

HISTORIQUE

Les mémoires qui suivent sont connus; ils ont été publiés à diverses époques, dans divers recueils scientifiques, et ont été appréciés par les physiologistes et les psychologues qui s'occupent des questions de cet ordre. Il en est qui sont comme classiques.

J'ai eu en effet l'honneur de faire entrer dans la science les études qui en font le sujet.

Le *premier, en France,* j'ai répété les expériences de Braid, et j'ai ainsi arraché l'hypnotisme à la crédulité et au charlatanisme. De plus, par l'observation bien connue de Félida, j'ai donné l'impulsion aux études sur la double conscience ou dédoublement de la personnalité.

Depuis ce temps, beaucoup de travaux, et des plus considérables, ont éclairé ces questions, et des faits nouveaux ont été publiés.

Je n'ai pas la pensée d'y ajouter des idées nouvelles; mon but est autre.

J'ai cru qu'il y avait quelque intérêt pour les travailleurs à retrouver ensemble des éléments de recherches disséminés aujourd'hui, et j'ai la satisfaction de voir réimprimer des mémoires qui, réunis, résument une carrière scientifique longue et laborieuse.

Il y a peut-être quelque utilité à rappeler les souvenirs déjà lointains de la vulgarisation, en France, de la découverte de Braid; les détails que je vais donner ici sont comme le complément de ceux que renferme le premier mémoire, mais ils ont un caractère anecdotique qui les éloigne un peu de la forme scientifique; aussi sont-ils plus naturellement placés dans un avant-propos.

Dans ces lignes, je ne m'occuperai que de l'hypnotisme; les remarques à faire sur les origines des études sur la double conscience seront placées plus naturellement au commencement de ces études.

L'Hypnotisme est aussi ancien que la société humaine civilisée; seulement, les phénomènes que nous étudions scientifiquement aujourd'hui ont été, suivant les époques, attribués successivement à la puissance des Dieux, au pouvoir du Diable, ou à un fluide spécial émanant de tel ou tel personnage : il a été successivement les oracles des pythonisses, l'action du démon, et le magnétisme animal.

Le Magnétisme, bien connu depuis Mesmer, régnait en maître; repoussé par la science, il était la proie des charlatans et la consolation des esprits faibles, amis du merveilleux et de l'inexpliqué. Il en serait encore ainsi si un homme d'un esprit positif, Braid, ne s'était demandé si dans les phénomènes étonnants qui étaient exhibés au public il n'était pas quelque chose de vrai, et si la science n'avait pas à gagner à faire la part de la vérité dans ces jongleries.

Braid fit ces réflexions à l'occasion du passage à Manchester, en novembre 1841, d'un magnétiseur français du nom de Lafontaine. Il lui sembla que parmi les manifestations montrées au public il était des phénomènes d'une indiscutable réalité; il répéta dans son entourage certaines expériences du magnétiseur, et acquit la certitude que le prétendu fluide magnétique n'existait pas et que les phénomènes produits étaient dus, non au magnétiseur, mais au patient : le magnétiseur n'était plus que le mécanicien qui fait marcher la machine. Mais ce magnétisme, dépouillé d'une partie de son prestige, celui qu'il devait aux charlatans, devait avoir un autre nom. Braid le nomma « sommeil nerveux » ou « Hypnotisme ». Cette découverte (car c'en était une) passa à peu près inaperçue, et Manchester, la ville du coton, dédaigneuse des choses de la science, fut loin de se douter, pendant de longues années, qu'elle comptait une célébrité future parmi ses habitants.

Cependant, Braid, plein de confiance, multipliait ses expériences. Médecin avant d'être psychologue, il cherchait à tort à faire de l'hypnotisme une méthode médicale. Cette préoccupation fut fâcheuse, et la médecine fut pour cet agent nouveau ce que la chirurgie devait être en 1860 : un obstacle à son développement. Il était réservé à M. Charcot, en 1878, de le faire admettre comme un moyen précieux d'analyse psychologique. Là était sa véritable place. D'autres l'avaient pensé, entre autres Paul Bert, on le verra plus loin. Moi-même j'ai toujours cru que l'anesthésie hypnotique est, le chloroforme existant, une méthode infidèle qui ne pouvait donner à l'hypnotisme l'importance qu'il devait mériter.

Mais Braid déduisait de ces expériences des conséquences inattendues. Trop souvent, à ses yeux, l'hypnotisme était une panacée. Ainsi, dans son livre, le médecin de Manchester rapporte des guérisons, avec observations à l'appui, d'amaurose, de torticolis, de rétablissement de la mémoire et de l'odorat, d'aphonie, de surdi-mudité, de rhumatisme, de migraine, d'épilepsie, de paralysie et de maladies de la peau. Encore, Braid, bien qu'il connût la suggestion, ne l'utilisait pas, comme on le fait aujourd'hui.

Il ne faut ajouter qu'une foi relative à ces observations prises sous l'influence d'une idée préconçue, mais il faut bien reconnaître que pour la plupart des maladies traitées par lui, dérivant de l'hystérie féminine ou masculine, l'hypnotisme est un puissant moyen de guérison. Par suite, sa confiance se comprend.

Ce livre a été publié par Braid, en 1843, sous ce titre : *Neurypneumology or the rationale of the nervous sleep considered in relation with animal magnetism.* Ce travail, traduit plus tard par M. Jules Simon, et qui a été le guide de mes premières expériences, a été suivi d'autres publications sur des sujets analogues, publications d'un certain intérêt. Voici leurs titres : *The Power of the Mind over the Body,* 1845 ; — *Observation on Trance or human Hibernation,* 1850 ; — *Magic Witchraft, animal Magnetism, Hypnotism and Electro-Biology,* 1852 ; — *The Physiology of Fascination and the Critics criticised,* 1855.

Ces travaux du médecin de Manchester n'attirèrent pas l'attention. Cependant Carpenter en parle, particulièrement de l'hypnotisme, dans la *Physiologie* de Todd. Victor Meunier, d'après le travail précédent, en a fait le sujet d'un feuilleton scientifique de la *Presse,* et Robin et Littré ont fait du mot « hypnotisme » un article d'une réédition du Dictionnaire de Nysten. Peut-être à cette époque en a-t-il été parlé ailleurs, mais je l'ignore.

La question était donc comme assoupie, lorsqu'en 1858 j'ai répété les expériences de Braid et j'ai vérifié la plupart de ses assertions. Mais ayant raconté en détail ces débuts dans le mémoire qui suit, je n'en parlerai pas ici.

Cette vérification expérimentale n'aurait peut-être pas eu plus de succès que la découverte elle-même, sans des circonstances où le hasard joua un grand rôle, et que je puis raconter ici. Ces circonstances ont un côté anecdotique qui offre un certain intérêt.

Après plus d'une année d'expériences sans cesse renouvelées, ma conviction était faite, mais, ne voulant pas paraître trompeur ou trompé, j'avais fini par n'en plus parler; je cessai aussi d'expérimenter dans mon service d'hôpital, où l'on me regardait d'un fort mauvais œil. Mon interne d'alors, s'il vivait, pourrait en dire quelque chose; il se nommait Garrigat, et est mort récemment sénateur de la Dordogne.

La question en était à ce point, lorsque vers la fin de 1859, étant allé à Paris pour affaires universitaires, j'eus l'occasion d'en parler à Broca dans une conversation sur les bizarreries du système nerveux. Broca, après avoir manifesté sa surprise, insista beaucoup sur ce fait que les hypnotisés étaient absolument anesthésiques, et qu'il serait possible de remplacer ainsi le chloroforme.

Dès le lendemain matin, qui était, s'il m'en souvient, un samedi, et sans que j'en aie eu connaissance, Broca, désirant expérimenter lui-même, alla à l'hôpital Necker, où notre ami commun, Follin, avait un service; il hypnotisa une jeune femme par le procédé de Braid, que je lui avais décrit, et Follin put lui ouvrir, sans qu'elle s'en aperçût, un abcès dans une des régions les plus sensibles du corps; l'anesthésie avait été parfaite.

L'expérience avait donc complètement réussi, et une méthode nouvelle paraissait trouvée. Sans perdre de temps, Broca écrivit à l'Académie des Sciences, et Velpeau se chargea d'exposer en son nom et au mien cette découverte. Cela fut fait deux jours après, à la séance du lundi 7 décembre 1859. N'ayant pas revu Broca, et n'ayant pas assisté à la séance de l'Académie des Sciences, j'ignorais ces choses, lorsque, le mardi, j'allai à l'Académie de Médecine, dont je n'avais pas encore l'honneur d'être correspondant. En entrant dans la salle des Pas-Perdus, je croisai Velpeau qui, en me voyant, se mit à rire, et me dit, en plaçant son doigt au-dessus de ses yeux : « Vous savez, j'ai parlé de votre affaire hier à l'Institut, Broca m'en avait chargé; c'est fort curieux. » En même temps, je fus félicité par nombre de membres de l'Académie, et un des assistants me demanda des détails particuliers. C'était Louis Figuier, le vulgarisateur célèbre. J'étais, dirait-on aujourd'hui, interviewé.

M. Figuier me demanda si je voulais bien lui donner des détails plus complets, car il allait faire paraître son *Histoire du Merveilleux*, et désirait parler de l'*hypnotisme*; je l'accompagnai même chez lui, et dans le trajet, je lui dis tout ce que je savais.

Évidemment, la question lancée par Velpeau à l'Institut allait faire grand tapage.

Le lendemain, assistant à la clinique de Trousseau, je demandai au grand médecin s'il avait connaissance de l'hypnotisme et je le lui décrivis.

— Non, me dit-il, je ne sais ce que vous voulez me dire; mais, ajouta-t-il, c'est quelque gasconnade que vous me dites là. M. Azam est de Bordeaux, dit-il à l'assistance, et il faut se méfier des Gascons.

— Rien de plus facile que de vous convaincre; vous avez certainement dans vos salles quelque nerveuse, fille ou femme? Je vais l'hypnotiser devant vous.

— Oh! certes, il n'en manque point ici; essayez et convainquez-nous; ces Messieurs et moi ne demandons pas mieux.

On m'amène une jeune fille de quinze à seize ans, et, au milieu d'une assistance attentive et railleuse de médecins et d'élèves, je l'endors par les procédés indiqués par Braid. Dès qu'elle est en catalepsie, je demande une aiguille, et après avoir placé sa main derrière sa chaise, je transperce vivement la base de son pouce, et je laisse l'aiguille à demeure; elle ne manifeste aucun trouble, elle n'a rien senti. Je fis sur elle diverses expériences dont je fais constater le résultat, et la conviction de tous est bientôt complète. Grand fut

l'étonnement et de Trousseau et de l'assistance ; pour tous, comme
pour moi, le fait était certain.

Tous les journaux de médecine du temps signalèrent la découverte nouvelle, et sur le désir du directeur des *Archives générales
de médecine,* je rédigeai l'article qui suit cet avant-propos.

Beaucoup de médecins, et des plus considérables, s'occupèrent de
la question, particulièrement MM. Broca, Verneuil et Mesnet, qui
firent de nombreuses expériences ; et pendant les mois suivants, il
fut publié des travaux importants, surtout ceux de M. Mesnet qui
font autorité dans la science.

A ce moment, je fus mis en rapport avec M. Victor Masson, le
grand éditeur, père de l'éditeur actuel, pour la publication de la
traduction du livre de Braid. J'avais en main cette traduction, mais
faite par une personne étrangère à la médecine ; elle nécessitait de
nombreux remaniements. Quelques pages furent cependant impri-
mées en placards ; mais le temps pressait, et l'enthousiasme du
premier moment s'en allait diminuant. Aussi, sur le conseil de
M. Masson, j'y renonçai. Le manuscrit de cette traduction est resté
des années entre mes mains, et je l'avais donné à mon collègue et
ami, M. le Dʳ Pitres ; il allait le publier, quand parut la traduction de
M. Jules Simon, qui rendait la mienne inutile.

Pendant ce séjour à Paris, j'ai fait, entre autres communications,
un exposé de mes expériences devant la Société médico-psychologique, dont je suis correspondant, et j'y étais écouté par les hommes
les plus compétents, avec le plus vif intérêt.

Braid, qui vivait, dédaigné à Manchester, m'écrivit à Bordeaux
où j'étais retourné, pour me remercier d'avoir, par mes expériences,
remis en honneur sa découverte, et m'envoya un volumineux
mémoire et les opuscules dont j'ai donné les titres plus haut.

Malheureusement, à sa mort, survenue peu après (mars 1860),
j'ai dû, sur la demande de sa veuve, me dessaisir de ce manuscrit
et de sa correspondance.

Ce mémoire, autant qu'il m'en souvienne, présentait un certain
intérêt ; M. Jules Simon l'a eu à sa disposition et l'a traduit à la fin
de son livre.

Après la mort de Braid, j'ai cherché à renouer des relations avec sa famille, mais elle avait quitté Manchester. Des renseignements ultérieurs, donnés par le consul de France, m'ont appris que Braid avait laissé un fils, le Dr James Braid, habitant Burguès-Hall, comté de Sussex. J'ai écrit, et je n'ai pas reçu de réponse; il y était encore en 1881.

Après ce mouvement d'opinion qui fut considérable, et qui dura plus d'un an, — les publications du temps en font foi, — le calme se fit, et il n'en fut plus parlé que dans les publications du *Magnétisme*; les partisans de ce mode d'exploitation de la crédulité publique ou ses adeptes sincères triomphaient; l'hypnotisme, qui n'est que le magnétisme, était, disaient-ils, enfin reconnu et adopté par la science : alors arriva pour la méthode nouvelle ce qui arrive pour les gens qu'on rencontre en mauvaise compagnie, on s'en détourne. Le discrédit était tel qu'un de mes amis, ayant recommandé ma candidature à l'Académie de Médecine à un de ses membres, les plus considérables, celui-ci lui répondit : « Ah! oui, Azam : celui qui a lancé l'hypnotisme... jamais !.... » — J'ai aujourd'hui l'honneur d'être remplacé par M. Charcot dans l'animadversion de mon éminent collègue.

Pendant les seize ou dix-sept années qui ont suivi, il m'est souvent arrivé de m'entretenir de la question avec d'anciens camarades qui avaient été, avec moi, les promoteurs de la première heure : je citerai seulement MM. Broca, Verneuil et Mesnet. Faut-il en parler de nouveau, disions-nous? Et nous faisions le silence, car le moment ne nous paraissait pas encore venu. Le vent du doute soufflait toujours. Cependant un homme éminent, Paul Bert, fit en 1870, à la Sorbonne, une conférence sur ce sujet; mais en ce temps l'esprit public était ailleurs. Voici la lettre qu'il m'écrivit à ce sujet :

« Paris, 27 avril 1870.

» MON CHER CONFRÈRE,

» Merci de votre bonne lettre et de votre envoi. En relisant votre important mémoire, j'ai regretté une fois de plus de ne pas l'avoir eu en mains au moment de ma conférence; je ne me rappelais pas, en effet, que vous aviez constaté personnellement des faits de suggestion, et me défiais un peu des assertions de Braid....

» Quel magnifique instrument d'analyse que l'hypnotisme! Ce sera un jour le procédé expérimental le plus usité et le plus fructueux de la nouvelle psychologie; c'est à ce point de vue, en négligeant entièrement comme suspectes les considérations médicales et même les étrangetés sensorielles qu'il faudra se placer. Or, qui pourrait mieux tirer l'hypnotisme de l'indifférence que celui qui l'a tiré de l'oubli? Je vous assure que les mauvaises querelles sont bien oubliées. Vous avez bien voulu caractériser de courageuses les paroles que j'ai dites en Sorbonne; je vous assure que je n'ai pas eu à subir le moindre martyre. Une seconde campagne surprendrait moins, peut-être, et pourrait être encore plus fructueuse..... »

J'avoue n'avoir pas eu le courage de suivre ce conseil. Huit années devaient encore s'écouler avant la rénovation que l'on sait, — j'ai préféré me taire, estimant que j'en avais fait assez. Tout le monde n'a pas le tempérament d'un apôtre.

Cependant la vérité devait triompher : il en est toujours ainsi. Après trente-cinq ans, en 1878, un professeur illustre, Charcot, ayant observé dans son service de la Salpêtrière, et particulièrement chez des hystériques, des phénomènes qui rappelaient l'hypnotisme, étudia la question à fond, fit des recherches et des expériences, et démontra aux yeux de tous, sans contestation possible, sa réalité scientifique et l'importance de son étude.

Ayant appris ces travaux, je lui offris les documents dont je disposais, et il me répondit par la lettre suivante :

« Paris, 16 novembre 1878.

» Mon cher Collègue et ancien Camarade,

» J'ai fait, en effet, quelques nouvelles études sur les états somnambuliques et cataleptiques, dont le développement aura lieu progressivement. J'agis avec prudence, ne marchant que pas à pas, et je me place au point de vue de l'étroite clinique. Je veux, en effet, que ces études soient poussées aussi loin que possible, parce que, à mon sens, l'avancement de la pathologie nerveuse y est intéressé. Je serai heureux de toutes les communications que vous voudrez bien me faire, et j'accepte celle de l'ouvrage de Braid, très rare en effet, et que j'ai demandé en vain en Angleterre à des amis de Manchester. Si vous avez quelques exemplaires de vos écrits à ma disposition, je vous serai bien reconnaissant de me les adresser; je n'ai pas manqué, dans mes leçons, de rappeler la très grande part qui vous revient dans la très heureuse campagne de 1860, et j'ai rappelé votre attitude excellente et courageuse..... »

M. Charcot m'excusera si je publie cette lettre, toute personnelle; elle est à son honneur, car, écrite en 1878, elle affirme une méthode dont il ne s'est jamais départi, et qui a donné les beaux résultats que l'on sait.

Depuis ce moment, nombre de travaux ont été faits, et il s'en publie encore tous les jours, et des plus remarquables; je dirai plus : l'hypnotisme passionne la curiosité publique, on en use et abuse, et grâce aux avocats il deviendrait facilement une excuse pour les criminels. Mais je n'insiste pas.

En 1887, MM. Baillière, éditeurs à Paris, ont publié un volume de la Bibliothèque scientifique contemporaine sous ce titre : *Hypnotisme, double conscience et altérations de la personnalité*, qui n'est que le groupement des diverses publications faites par moi, sur ces sujets, depuis 1860. Sur ma demande, M. Charcot a bien voulu lui faire la préface suivante :

« Aujourd'hui que l'hypnotisme est arrivé, grâce à l'application
» régulière de la méthode nosographique, à conquérir définitivement
» sa place parmi les faits de la science positive, il y aurait de l'injustice
» à oublier les noms de ceux qui ont eu le courage d'étudier cette
» question à un moment où elle était frappée d'une réprobation
» universelle. M. Azam a été l'un de ces initiateurs; le premier en
» France, il a cherché à contrôler par des expériences personnelles les
» résultats annoncés par Braid. Le hasard, il est vrai, lui fut favorable,
» en mettant entre ses mains des sujets d'expérience qui présentaient
» spontanément quelques-uns des phénomènes que Braid avait décrits.
» Mais combien de médecins, à la place de M. Azam, auraient passé
» devant ces faits intéressants sans s'y arrêter, soit par crainte d'être
» trompés par les jongleries d'une hystérique, soit par crainte de
» compromettre leur réputation dans des études discréditées, soit
» tout simplement par suite de cette paresse scientifique qui nous
» éloigne de tous les faits nouveaux et hors cadre?

» Les recherches de M. Azam n'ont pas seulement un intérêt histo-
» rique; l'analyse y retrouve la plupart des phénomènes somatiques
» et psychiques d'anesthésie, d'hyperesthésie, de contracture, de
» catalepsie, que nous avons appris depuis cette époque à produire à

» volonté, selon un déterminisme rigoureux, en nous adressant à une
» catégorie spéciale de sujets. Il n'est pas sans intérêt de remarquer
» à ce propos que, tant par le choix des sujets que par la nature des
» phénomènes produits, les expériences de M. Azam appartiennent à
» l'hypnose hystérique, c'est-à-dire à cette forme d'hypnose qui la
» première a pris place dans la science, et qui seule, aujourd'hui
» encore, se manifeste par des symptômes si caractérisés que les plus
» sceptiques ne peuvent douter de son existence. Aussi devons-nous,
» après avoir relevé la parenté des recherches de M. Azam avec celles
» de l'École de la Salpêtrière, convier notre éminent collègue à
» prendre part au succès d'une œuvre à laquelle il a contribué.

                                    » J.-M. CHARCOT,
                                  » *Membre de l'Institut.* »

SOMMEIL NERVEUX OU HYPNOTISME

PREMIÈRE PUBLICATION FAITE EN FRANCE SUR L'HYPNOTISME

(*Archives générales de médecine*, janvier 1860.)

L'*hypnotisme* est un moyen particulier de provoquer un sommeil nerveux, un somnambulisme artificiel, accompagné d'anesthésie, d'hyperesthésie, de catalepsie, et de quelques autres phénomènes portant sur le sens musculaire et l'intelligence.

L'origine de l'hypnotisme ou de pratiques analogues se perd dans la nuit des temps et se retrouve dans tous les pays ; je n'en étudierai pas l'immense historique, d'autres l'ont fait mieux que je ne saurais le faire (¹). Qu'il me suffise de dire qu'un médecin anglais, M. Braid, en 1842, a simplifié son étude d'une façon singulière, en découvrant un procédé très simple pour le produire ; il l'a étudié avec soin, lui a donné le nom qu'il porte, et a fait un grand nombre d'expériences curieuses.

Mais, présentées sous une forme qui a pu éloigner les gens sérieux, ces études étaient tombées dans l'oubli. Plusieurs livres scientifiques, qui sont entre les mains des médecins en Angleterre, en Allemagne, en France, les avaient rappelées avec peu de détails, se contentant presque tous de reproduire la page 27 du livre de M. Braid, dans laquelle le procédé est exposé succinctement. Un vulgarisateur distingué des sciences, M. Victor Meunier, les avait aussi rappelées dans un feuilleton de la *Presse* en 1852.

Seulement, par une préoccupation d'esprit inexplicable, personne en France ne les avait répétées avec persévérance, pour voir les

(¹) Voir le livre remarquable que M. Figuier vient de publier : *Du Merveilleux dans les temps modernes.*

avantages qu'il était possible d'en retirer, et elles seraient encore dans l'oubli si, il y a dix mois, le hasard ne m'avait mis sur cette voie.

Comprenant toute l'importance de cette méthode au point de vue chirurgical et du secours qu'elle pouvait apporter à la physiologie et à la psychologie, je l'étudiai avec soin et patience, et ma conviction faite, je l'apportai à Paris, seul tribunal convenable pour la juger de haut comme elle méritait de l'être; et par l'intermédiaire de mes savants amis, MM. Broca et Verneuil, agrégés à la Faculté, auxquels j'en fis l'exposé, elle a fait, ces jours derniers, son entrée dans le monde scientifique.

Voici comment j'ai été conduit à cette étude.

Au mois de juin 1858, je fus appelé pour donner des soins à une jeune fille du peuple, qu'on disait atteinte d'aliénation mentale, et qui présentait des phénomènes singuliers de catalepsie spontanée, d'anesthésie, d'hyperesthésie; elle présentait en outre une intéressante lésion de la mémoire, sur laquelle je reviendrai dans un travail spécial.

Déjà, depuis plusieurs années, il m'avait été donné d'observer chez d'autres malades des phénomènes de ce genre, et ma curiosité était vivement excitée. Peu disposé par la nature de mon esprit à accepter le merveilleux les yeux fermés, je résolus d'étudier plus attentivement. Du reste, je dois le dire, je n'avais rencontré dans ces faits aucune des prétendues merveilles du magnétisme, mais j'avais compris comment avec eux il était facile d'en faire; j'y voyais des faits extraordinaires, mais qui dérivaient tous d'états morbides du système nerveux ou d'états physiologiques d'essence inconnue. Comme beaucoup de gens sérieux, j'avais un principe : c'est qu'on ne doit pas rejeter sans examen ce qu'on ne comprend pas; la somme de nos connaissances physiologiques et psychologiques est loin de nous en donner le droit. Alors je me mis à examiner ces questions avec patience.

Un premier obstacle s'élevait devant moi; je veux parler de l'évidente parenté de ces phénomènes avec ceux du magnétisme animal, et, je l'avoue, j'avais un vif éloignement pour une doctrine qui, si elle compte quelques adeptes convaincus et sérieux, a des exploiteurs sans vergogne. Cependant je savais, comme tous les médecins, que le somnambulisme provoqué existe réellement, et que pour être étudié comme il mérite de l'être, il ne lui manquait que d'être élevé à la hauteur de la science, d'où certains de ses enthousiastes l'avaient exclu. D'autre part, depuis quelque temps, des hommes instruits et haut placés avaient publiquement étudié ces problèmes : ainsi la Société médico-psychologique avait, sur la proposition d'un de ses membres les plus éminents, M. Cerise, mis à l'ordre du jour les *névroses extraordinaires;* une discussion longue et remarquable s'en était suivie, des faits nombreux, des arguments de toute espèce avaient été échangés, et, comme d'usage pour les questions de cette nature, croyants et sceptiques étaient rentrés sous leurs tentes, plus fermes qu'auparavant dans leur conviction. Ces maîtres de la science vont de nouveau s'occuper de la question du somnambulisme; j'ai l'espoir que la résurrection de l'hypnotisme pourra leur être de quelque secours : préciser la part de la physiologie et de la vérité dans des phénomènes qui jusqu'ici ont été victimes d'un scepticisme aveugle ou d'un enthousiasme ridicule serait, je le pense, rendre un grand service aux esprits éclairés.

Mais revenons à notre malade. Je montrai cette jeune fille à plusieurs confrères : les uns, comme je devais m'y attendre, considérèrent ces phénomènes morbides comme une jonglerie; d'autres m'engagèrent à les étudier et à faire des recherches, entre autres M. le Dr Bazin, professeur à la Faculté des sciences, et médecin en chef de l'asile, homme d'une grande érudition. Ce médecin me dit avoir lu dans l'Encyclopédie de Todd, article *Sommeil (Sleep),* qu'un médecin anglais, M. Braid, avait découvert un moyen de reproduire artificiellement des phénomènes analogues à ceux que j'avais observés chez cette malade. Il avait lu, mais n'avait jamais essayé par lui-même de répéter ses expériences. Je les répétai non sans avoir des doutes, je l'avoue, tant les résultats annoncés me paraissaient extraordinaires. Au premier essai, après une minute ou deux de la manœuvre connue, ma jeune malade était endormie, l'anesthésie complète, l'état cataleptique évident. A la suite survint une hyperesthésie extrême, avec possibilité de répondre aux questions, et d'autres symptômes particuliers du côté de l'intelligence.

La réussite fut complète ; cependant, comme cette jeune fille présentait spontanément et morbidement, pour ainsi dire, tous ces phénomènes, il était évident qu'elle devait être prédisposée.

Dans la même maison était une autre jeune fille très bien portante ; je la priai de se soumettre à l'essai, et après deux minutes au plus, les mêmes résultats furent obtenus, plus remarquables et plus complets peut-être.

Cette observation pouvant être considérée comme un type, je vais la raconter avec quelques détails ; elle me servira à l'exposition du procédé et de ses résultats les plus généraux.

Mˡˡᵉ Marie X..., âgée de vingt-deux ans, rue Arnaud-Miqueu, à Bordeaux, ouvrière en orfèvrerie, est grande et bien constituée, d'un tempérament nerveux, mais n'a jamais eu d'attaque de nerfs ; sa santé a toujours été bonne ; elle porte sur le visage les traces peu apparentes d'une ancienne paralysie faciale. Assise sur une chaise ordinaire, je la prie de regarder une clef, un lancetier, un objet quelconque un peu brillant, placé à 15 ou 20 centimètres au-dessus de ses yeux. Après un temps qui varie d'une minute et demie à trois minutes, jamais plus, ses pupilles ont des mouvements oscillatoires, son pouls s'abaisse, ses yeux se ferment, son visage exprime le repos ; immédiatement après, ses membres gardent les positions données, et cela avec une extrême facilité, pendant un temps que j'ai fait durer jusqu'à vingt minutes, sans la moindre fatigue. Elle a gardé plusieurs fois les bras en avant, les pieds élevés au-dessus du sol, assise seulement sur le bord de la chaise, et je ne cessais l'expérience que lorsque j'y étais engagé par l'extrême accroissement du pouls. Chez elle l'anesthésie dure de quatre à cinq minutes ; j'ai rarement vu chez les autres sujets cette période aussi courte.

Voici les moyens employés pour m'assurer de l'insensibilité ; pincements violents, ammoniaque sous le nez, barbes de plume dans les narines, chatouillement de la plante des pieds, transpersion d'un pli de la peau par une aiguille, piqûre subite dans les épaules, etc.

Après la période d'anesthésie, survient celle d'hyperesthésie ; je m'aperçois de son invasion par ceci : Mˡˡᵉ X... se rejette la tête en arrière, son visage exprime la douleur. Interrogée, elle répond que l'odeur du tabac que je porte sur moi lui est insupportable. Le bruit de ma voix ou de celle des assistants, celui de la rue, le moindre son enfin, paraît affecter cruellement la sensibilité de l'ouïe ; un contact ordinaire amène une certaine douleur, puis deux doigts placés, l'un sur la tête, l'autre sur la main, amènent comme une forte commotion très douloureuse ; ma montre est entendue à une distance de 8 à 9 mètres, ainsi qu'une conversation à voix très basse. Quelquefois la parole est impossible ; une simple friction sur le larynx la rappelle immédiatement, et Mlle X... parle, mais seulement quand elle est interrogée, et d'une voix plus faible qu'à l'état naturel et comme voilée. Une main nue est-elle placée à 40 centimètres derrière son dos, Mlle X... se penche en avant et se plaint de la chaleur qu'elle éprouve ; de même pour un objet froid et à même distance, et tout cela sans que je lui eusse jamais parlé de ces phénomènes décrits par Braid.

Un souffle d'air, une friction font cesser la catalepsie sur un membre, sur un doigt ; cet état revient en replaçant doucement le membre à sa place. Si, pendant la résolution, je l'invite à me serrer la main, et si en même temps je malaxe les muscles de l'avant-bras, ceux-ci se contractent, durcissent, et la force développée est au moins d'un tiers plus considérable qu'à l'état ordinaire.

Mlle X... enfile rapidement une aiguille très fine, et écrit très correctement, un gros livre étant placé entre ses yeux fermés et l'objet. Elle marche dans sa chambre sans se heurter ; c'est ce qu'on a raconté déjà du fameux séminariste de Bordeaux. En un mot, le sens d'activité musculaire est hyperesthésié.

Si, pendant la période de catalepsie, je place les bras de Mlle X... dans la position de la prière et les y laisse pendant un certain temps, elle répond qu'elle ne pense qu'à prier, qu'elle se croit dans une cérémonie religieuse ; la tête penchée en avant, les bras fléchis, elle sent son esprit envahi par toute une série d'idées d'humilité, de contrition ; la tête haute, ce sont des idées d'orgueil ; en un mot, je suis témoin des principaux phénomènes de suggestion racontés par Braid et attestés dans l'Encyclopédie de Todd par l'éminent physiologiste, M. Carpenter.

Ces expériences, répétées un grand nombre de fois différentes et sur d'autres personnes, arrivent ordinairement au même résultat.

J'ai essayé fort peu, il est vrai, mais sans succès, les expériences de Braid sur ce qu'il nomme le *phréno-hypnotisme;* je n'ai pas vu qu'il fût possible, en pressant certaines parties du crâne de Mlle X..., de lui suggérer les idées correspondantes aux protubérances phrénologiques. Ne croyant guère à la phrénologie, du moins dans l'état où est actuellement cette science, je n'ai pas été porté vers cette expérimentation ; je l'essaierai bientôt, sur Mlle X... et sur d'autres. Peut-être pourrait-il en découler quelque résultat important.

Tels sont les principaux phénomènes que j'ai pu observer chez cette hypnotique ; c'est la personne qui m'a offert l'ensemble le plus complet, c'est pour cela que je l'ai choisie comme type. Les phénomènes que j'ai observés le plus souvent chez les nombreux sujets

sur lesquels j'ai expérimenté sont, par ordre de fréquence, la catalepsie, l'anesthésie, l'hyperesthésie, l'exaltation du sens musculaire,
enfin les phénomènes psychiques. Je suis parfaitement convaincu
qu'en répétant souvent ces expériences sur des personnes qui
n'offrent, en commençant, que les plus simples de ces manifestations, on peut arriver, dans un temps donné, à les produire toutes.

Chez la plupart des sujets, j'ai observé un fait bizarre : en soufflant
sur un œil pendant que les membres sont en catalepsie, les membres
du même côté tombent immédiatement dans la résolution.

Sur deux sujets, deux femmes, j'ai observé un état singulier qui
a succédé à la période de catalepsie : c'est une résolution musculaire
complète, absolue, avec conservation entière de l'intelligence ; j'ai
vu ces personnes glisser de leur chaise, et leurs muscles relâchés et
sans force rappeler l'état du cadavre. Cet état n'a jamais duré plus
de quatre ou cinq minutes, et s'est terminé spontanément comme il
était venu.

Je montrai ces expériences à un assez grand nombre de médecins :
les uns n'y virent qu'une mystification dont j'étais victime, d'autres
refusèrent de les voir. Quelques-uns, plus attentifs, en comprirent
toute l'importance et furent convaincus, entre autres M. le professeur Gintrac, M. Bazin, M. Parchappe, qui en fut vivement frappé ;
M. Ernest Godard, de Paris ; M. Albert Lemoine, professeur de
philosophie à la Faculté des lettres, aujourd'hui au lycée Bonaparte ;
M. Oré, professeur de physiologie à Bordeaux, qui les répéta immédiatement sur plusieurs personnes de sa famille et sur un moine
dominicain avec le même succès. Six mois après, M. Bazin parla de
l'hypnotisme à la Société de médecine, et cita mes expériences ;
mais la discussion n'eut pas de suite, et les expériences ne furent
répétées par personne. Cependant je continuais mes recherches sur
d'autres personnes, et je réussissais souvent. J'étais contraint, par
la nature même du sujet, d'agir dans l'ombre comme un coupable,
et dans un cercle restreint ; encore en transpirait-il quelque chose,
et si mon caractère, heureusement bien connu, ne m'eût mis au-
dessus du soupçon, le mot de charlatanisme eût été prononcé.
Cependant, dans l'Asile des femmes aliénées, j'avais expérimenté
avec des succès divers, constatant, entre autres choses, qu'une des

premières conditions est l'attention du sujet, difficile à fixer chez les aliénés. J'avais constaté aussi que, chez les épileptiques et les hystériques à convulsions, l'attaque était immédiatement provoquée par le strabisme convergent; ce fait s'est présenté assez souvent à moi, et j'ai dû renoncer à ces expériences, au moins inutiles sur des malades.

Je ferai à ce sujet une courte digression : je suis convaincu qu'il existe d'une part entre les phénomènes cérébraux de l'attaque d'épilepsie ou d'hystérie, et peut-être d'autres états purement physiologiques, et d'autre part le strabisme convergent supérieur, une relation particulière encore inconnue.

Voici sur quoi je me fonde : dans l'attaque d'épilepsie, si on ouvre de force les paupières des malades, les yeux sont convulsés en haut et en dedans; de même dans l'attaque d'hystérie et dans les attaques convulsives des enfants, de même enfin dans le sommeil physiologique.

Or, on l'a vu, en faisant convulser artificiellement les yeux en haut et en dedans, on provoque l'attaque d'épilepsie, l'attaque d'hystérie; on produit aussi un sommeil non physiologique il est vrai, mais enfin un sommeil.

Quel curieux sujet d'études! Dans la dernière séance de la Société médico-psychologique à laquelle j'ai assisté, M. Baillarger, après que j'eus exposé ce que je savais sur l'hypnotisme, nous a raconté les deux faits suivants : Un enfant était atteint de vertiges épileptiques, et son père les reproduisait à volonté en lui faisant fixer de très près un objet quelconque. Ce fait s'est passé devant le savant aliéniste.

Il a donné de plus des soins à un jeune homme d'une éducation distinguée, qui ne pouvait fixer longuement un objet rapproché, les caractères d'un livre par exemple, sans voir se reproduire les attaques d'épilepsie auxquelles il était sujet.

Enfin nous avons à l'asile de Bordeaux une jeune épileptique des plus intéressantes, Henriette R..., qui nous vient de la Salpêtrière, service de M. Trélat. Quand elle a eu une série d'attaques, elle devient strabique; après quinze jours ou un mois de repos, ses yeux reprennent leur position normale; rien qu'en la voyant de loin, nous savons qu'elle a eu ses accès.

Je suis convaincu que la lecture de ces faits va réveiller les souvenirs d'un grand nombre de médecins qui ont observé des phénomènes analogues, et auxquels il ne manquait qu'un lien pour les réunir en faisceau.

M. Piorry a fait depuis longtemps des remarques de ce genre et adopté une théorie de l'attaque d'épilepsie basée sur les lésions de la rétine.

Mais revenons à nos expériences. J'étudiai avec le plus grand soin ces phénomènes sur plusieurs personnes d'âge et de sexe différents, et je pus me convaincre que, sur beaucoup de points, Braid avait dit la vérité; que sur d'autres il l'avait singulièrement exagérée; d'autre part, il me sembla, et la plupart des expérimentateurs sont aujourd'hui de cet avis, que la succession des périodes n'était pas rigoureusement celle que l'auteur anglais avait donnée; enfin que tout était à vérifier par soi-même.

Si j'ai donné plus haut l'observation qu'on a lue, c'est que je la considère comme un type qui réunit presque tous les phénomènes que j'ai observés; je ne doute pas qu'on ne puisse facilement en rencontrer de semblables, surtout en dirigeant convenablement les expériences sur des sujets qui auront été hypnotisés un assez grand nombre de fois. Il est donc évident que les sujets ne sont pas, surtout dans les premiers essais, affectés de la même manière.

En premier lieu, il est probable qu'on ne réussit pas aussi souvent sur les hommes que le dit Braid. Voici quelques-uns de ses chiffres : à Manchester, en séance publique, il réussit 10 fois sur 14 adultes; à Rochester, 30 fois en une séance, 16 fois dans une autre, en présence de M. Herbert-Mayo. Je dois dire que j'ai réussi, en petite proportion, sur les hommes adultes; peut-être qu'avec de la patience et par d'autres procédés, on fera mieux que moi...

D'autre part, alors même que le sommeil est obtenu après un temps plus ou moins long, les phénomènes successifs varient en durée et en intensité. D'après Braid, il y aurait une succession presque constante dans l'ordre suivant : excitation, anesthésie, et pendant les deux, catalepsie. J'ai observé le plus souvent l'ordre contraire, et tous les médecins qui à Paris ont répété ces expériences l'ont observé comme moi. Cependant M. Trousseau, chez un petit garçon, a observé l'excitation d'emblée. Cette période existe du reste dans l'anesthésie chloroformique, et ne se montre pas toujours. Je crois que l'anesthésie, son intensité, sa durée même sont en raison de l'intensité de la contraction des muscles de l'œil. Chez les malades qui sont très rapidement endormis, j'ai observé le plus souvent l'état de somnambulisme complet avec hyperesthésie.

La durée de la période anesthésique peut être très longue. Chez plusieurs malades, elle a duré jusqu'à une demi-heure, sans la moindre fatigue. Des exemples de longue anesthésie ont été observés par MM. Velpeau, Follin, Natalis Guillot, Préterre, etc. Ce profond sommeil, quand on ne provoque pas une catalepsie inutile, est au contraire un repos qui, au dire des sujets (quand ils parlent), ne manque pas de charme.

Au sujet de la période d'insensibilité, qui est la principale au point de vue de l'application pratique, je ferai quelques remarques qui me sont dictées par ce que je vois se passer autour de moi.

En premier lieu, je me défends d'avoir jamais prétendu que l'hypnotisme devait et pouvait remplacer complètement, et dès aujourd'hui, le chloroforme. Quand j'ai apporté à Paris et raconté le résultat de mes expériences sur cette anesthésie, il était constant pour moi qu'elle était applicable aux opérations ; mais il fallait l'étudier, et l'expérience dira les cas dans lesquels elle peut remplacer le précieux mais terrible agent dont on se sert aujourd'hui : le temps montrera si ces cas sont nombreux. Je n'admets pas qu'on puisse se passionner sur ces sortes de choses, et juger sans avoir vu ou entendu. Le but est grand et d'une importance singulière, il mérite des recherches sérieuses. Je ne suis pas, grâce à Dieu, enthousiaste par nature, et ne cherche pas tout dans quelque chose ; mais il m'est permis d'espérer pour l'hypnotisme de sérieuses applications.

Ce moyen venant après le chloroforme, il semble qu'il doive être employé dans les mêmes conditions et de la même manière ; il semble qu'on n'ait, pour endormir les malades, qu'à remplacer l'éponge ou la compresse par un objet brillant. On ne réussit pas ! faut-il repousser et condamner le moyen ? N'est-il pas plus rationnel de baser un procédé sur la nature, l'essence même de l'agent qu'on emploie ? Ayant pour principale condition l'attention du sujet, le calme d'esprit, l'absence de bruit, l'hypnotisme, on le comprend, peut faire triste figure à l'amphithéâtre, au milieu de nombreux spectateurs, près des instruments, avec l'idée dominante d'une opération. Il faut vraiment que le chloroforme soit puissant et brutal, comme il l'est, pour terrasser les malades dans des conditions pareilles; encore cela n'arrive-t-il pas toujours.

On comprend ce qu'il y a à faire désormais : hypnotiser le malade plusieurs fois avant l'opération, pour s'assurer de son aptitude et de la durée de la période anesthésique; ne pas l'avertir du moment, agir dans le calme, éloigner les préoccupations violentes; enfin il n'est pas un chirurgien qui ne comprenne la conduite à suivre. C'est long, me dira-t-on; le chloroforme est bien plus commode. Je ne dis pas non; mais faisons-nous de la chirurgie pour nous ou pour nos malades?

Il faut également y mettre une certaine persistance, éviter les mouvements de l'objet brillant; le moindre bruit peut distraire, surtout certains malades, dont le sens de l'ouïe s'exalte immédiatement. Un médecin hypnotisé par M. Verneuil, et qui rend parfaitement compte de la période initiale, affirme que les mouvements de l'objet, ou un bruit même léger, retardent ou empêchent chez lui l'invasion du sommeil.

Du reste le nombre des hypnotisations faites au moment où j'écris est considérable, et chacun peut déjà contrôler ces données avec sa propre expérience.

L'hyperesthésie hypnotique présente un vif intérêt au point de vue de la physiologie; elle se montre d'une manière moins constante, quelquefois la première, le plus souvent après la torpeur; elle porte sur tous les sens, sauf la vue, mais surtout sur le sens de la température et sur le sens musculaire, dont elle démontre l'existence d'une manière irréfragable. L'observation citée plus haut nous en offre des exemples remarquables. L'ouïe atteint une telle acuité, qu'une conversation peut être entendue à un étage inférieur; les sujets même sont très fatigués de cette sensibilité; leur visage exprime la douleur que leur fait éprouver le bruit des voitures, celui de la voix; le bruit d'une montre est entendu à 25 pieds de distance.

L'odorat se développe et acquiert la puissance de celui des animaux. Les malades se rejettent en arrière, en exprimant le dégoût pour des odeurs dont personne ne s'aperçoit autour d'eux. A-t-on touché de l'éther, ou fait une autopsie trois ou quatre jours auparavant, les malades ne s'y trompent pas. Quel est le médecin, j'en appelle à M. Briquet, qui n'a observé très souvent ces phénomènes spontanés chez des hystériques? Si, derrière le malade, à 30 ou 40 centimètres de distance, on présente sa main ouverte ou un corps froid, le sujet dit immédiatement qu'il éprouve du froid ou du chaud, et cette sensation est si forte qu'elle devient pénible, et que le sujet cherche à l'éviter.

Il en est de même du goût. Le sens musculaire acquiert une telle finesse, que j'ai vu se répéter devant moi les choses étranges racontées du somnambulisme spontané, et de beaucoup de sujets dits magnétiques. J'ai vu écrire très correctement en interposant un gros livre entre le visage et le papier; j'ai vu enfiler une aiguille très fine dans la même position; marcher dans un appartement, les yeux absolument fermés et bandés; tout cela sans autre guide réel que la résistance de l'air, et la précision parfaite des mouvements, guidés par le sens musculaire hyperesthésié.

Du reste, si l'on veut y réfléchir, nous sommes entourés d'analogies : le pianiste joue la nuit, sans jamais se tromper de touche; et qui dira l'incommensurable fraction de mètre à mesurer sur la corde du violon entre la note fausse et la note juste, si imperturbablement obtenue par la pression du doigt de l'artiste? La facile excitation de la contractilité musculaire dans l'état hypnotique est un des faits les plus faciles à vérifier. Les bras étant dans la résolution (et s'ils n'y sont pas, on obtient cet état par une simple friction prolongée), on prie le malade de serrer un objet quelconque, un dynamomètre, par exemple; si alors on malaxe les muscles avec les mains, on les sent se roidir, acquérir la dureté du bois; le sujet développe une force extraordinaire et sans accuser la moindre fatigue.

M. Verneuil a raconté à la Société de chirurgie une expérience faite sur lui-même. En fixant un objet éloigné en haut et en arrière, il peut se mettre dans un état qui n'est pas le sommeil hypnotique, car la conscience du monde extérieur persiste; si alors il étend horizontalement le bras, il peut garder cette attitude pendant douze à quinze minutes, presque sans fatigue, et l'on sait que l'athlète le plus vigoureux peut à peine conserver la position dite *bras tendu* pendant quatre à cinq minutes. Le médecin brésilien cité plus haut garda cette position dans les mêmes conditions pendant plus de vingt minutes.

Ainsi la fatigue ne paraît plus exister, les muscles s'oublient, leur conscience ordinaire est troublée, et l'équilibre normal de nos sens est rompu par une concentration cérébrale particulière.

Si nous voulions nous laisser entraîner sur le terrain des analogies, nous écririons de longues pages, mais je dépasserais le cadre que je me suis tracé.

Ne pense-t-on pas comme moi que la force du prétendu fluide magnétique et de ses merveilles, de la double vue, etc., etc., est dans ces hyperesthésies et dans cet équilibre du sens musculaire détruit? Tous ces phénomènes, je l'ai déjà dit, anesthésie, hyperesthésie, catalepsie, désordres du sens musculaire, se montrent dans les maladies. L'hypnotisme permet de les reproduire artificiellement chez l'homme sain : c'est extraordinaire, c'est vrai; mais je n'y vois point de merveille. Or, comme un sujet hypnotisé peut conserver toute sa raison, et par suite les idées de fourberie, il pourrait attribuer à une double vue ou à n'importe quel agent mystérieux les prodiges que lui permettent de faire des sens singulièrement exaltés. Si les chiens pouvaient parler, ne serions-nous pas très portés à les croire, s'ils nous racontaient que c'est par la puissance d'un fluide mystérieux qu'ils peuvent reconnaître dans la rue les traces de leur maître, deux heures après son passage?

Je sais bien que les magnétiseurs disent qu'ils font des choses beaucoup plus extraordinaires; je ne les ai point vues, on me permettra de garder le silence.

Je crois à ce que je raconte, parce que je l'ai étudié et réétudié, et je trouve cela bien suffisant. Du reste, je n'impose ma conviction à personne; bien au contraire, je demande qu'on ne me croie pas sur parole, et qu'on expérimente comme moi.

Je dirai quelques mots du phénomène de catalepsie : c'est le plus constant, il peut exister avec l'anesthésie comme avec l'hyperesthésie; l'on éprouve une émotion singulière à voir un cataleptique en hyperesthésie faire des efforts impuissants pour soustraire ses bras au plus léger contact, son oreille au bruit qui l'assourdit.

Il est le premier qui se produise, et il peut se montrer avant même l'anesthésie. Le fait curieux observé par M. Verneuil sur lui-même démontre combien la contractilité musculaire est sous l'empire de l'état des yeux avant même que l'hypnotisme soit établi. Il peut s'accompagner de contracture partielle : je l'ai observé deux fois; M. Verneuil une fois, chez le médecin cité plus haut. Cet état cataleptique atteint en général tous les muscles du corps, et il est possible de donner aux sujets les poses les plus étranges, sans qu'ils éprouvent aucune fatigue, pendant quinze à vingt minutes; quelquefois plus longtemps. Serait-ce là, comme le dit Braid, le secret de la statuaire grecque, qui connaissait le moyen de faire poser d'une façon parfaite d'excellents modèles? Cela est possible. Il n'est du moins pas douteux que les poses des faquirs n'aient cette origine. Bernier raconte qu'ils arrivaient à cette sorte d'extase en regardant longtemps le bout de leur nez; de même pour les extases des moines du mont Athos, nommés *omphalo-psychiens*, parce qu'ils regardaient obstinément leur nombril. Souvenons-nous des extases de sainte Thérèse, des convulsionnaires de Saint-Médard, des proscrits des Cévennes, etc., etc. M. Pouzin a raconté devant moi, à la Société médico-psychologique, le fait d'une jeune hystérique de sa connaissance qu'il a trouvée plusieurs fois en catalepsie devant sa glace, dans les poses les plus bizarres; il se l'explique aujourd'hui.

Les malades peuvent entendre la voix, et l'état cataleptique des muscles du larynx s'opposer à la phonation; une friction sur la partie antérieure du cou fait cesser cet état, et la parole reparaît. Cette propriété remarquable de la friction ou du courant d'air froid pour faire cesser la catalepsie générale ou locale étonne par la rapidité de son action; M. Puel l'a découverte il y a quelques années, bien après Braid, mais il n'était pas probable qu'il eût connaissance des travaux du médecin anglais. Dans son très remarquable travail sur la catalepsie, couronné par l'Académie, il raconte longuement l'observation d'une cataleptique spontanée; par hasard, il découvrit que par une légère friction il faisait cesser la catalepsie des mains, puis des muscles des membres et du tronc; enfin un jour il fit cesser l'accès en frictionnant les paupières, et éveilla la malade. Ce moyen lui servit à la guérir. Chez la cataleptique spontanée qui a motivé mes recherches, j'ai observé le même phénomène et pratiqué les mêmes manœuvres avec succès; mais la catalepsie n'était qu'un des accidents de sa maladie.

Nous avons vu, pendant la période d'anesthésie, le pouls s'abaisser singulièrement, sans cependant descendre aux caractères du pouls syncopal. Dans la catalepsie provoquée, il en est tout autrement : après quatre ou cinq minutes, le pouls s'accélère, les battements du cœur deviennent énergiques; quelquefois les malades éprouvent de l'oppression; il est alors prudent de mettre les membres au repos ou de faire cesser l'hypnotisme. Nous verrons tout à l'heure quels sont les phénomènes psychiques que cette catalepsie peut permettre de constater.

J'ai reconnu maintes fois qu'en frictionnant un œil on fait cesser la catalepsie de la moitié correspondante du corps.

Il est des sujets chez lesquels la catalepsie ne paraît pas s'établir d'emblée, c'est-à-dire que les membres ne gardent pas immédiatement les positions données; il faut alors les prier, si du moins ils entendent, de faire un petit effort pour garder la position, et l'on voit cet effort devenir en quelque sorte constant et l'état cataleptique du membre élevé se produire. C'est dans Braid que j'ai pris l'indication de cette expérience; sa traduction va paraître, j'y renvoie le lecteur, il y trouvera un très grand nombre d'autres faits non moins dignes d'intérêt. Il arrive souvent que l'état cataleptique ne peut être produit que dans les membres supérieurs.

Un fait curieux est celui-ci : si, pendant cette période, l'opérateur place un doigt sur la main du sujet, l'autre doigt sur la face ou la tête, il se produit dans tout le corps du patient un frémissement douloureux en tout semblable à une vive commotion électrique. J'ai constaté ce fait sur six ou sept personnes, et je ne saurais trop engager à l'étudier.

L'action de l'électricité d'induction sur les sujets hypnotisés est un très intéressant sujet d'études; je les ai commencées, et j'en publierai les résultats quand mon opinion sera bien établie et mes conclusions arrêtées.

Nous arrivons maintenant au dernier ordre de phénomènes, ceux que je nommerai *psychiques*. Dans ce sujet délicat, je mettrai de la réserve et ne citerai que ce que j'ai observé, toujours en priant ceux qui me liront de répéter par eux-mêmes avec patience quand ils auront un sujet convenable. J'ajouterai que Braid raconte, dans un chapitre intitulé *Phréno-hypnotisme*, un très grand nombre de faits étranges. J'en ai vérifié quelques-uns ; pour d'autres, je n'ai pas réussi ; il en est d'autres enfin que je n'ai pas contrôlés. Il me manquait, pour diriger mes recherches, une foi plus robuste. Cette partie du sujet est donc celle qui demande le plus d'études nouvelles ; pour moi, comme pour tous, c'est la plus importante au point de vue psychologique, mais aussi la plus difficile : c'est celle, je le prévois, qu'on étudiera avec le plus d'ardeur.

La plus importante et la plus curieuse des découvertes de Braid, dit M. Carpenter dans l'article *Sleep* de l'Encyclopédie de Todd, est la démonstration qu'il a faite du principe de la suggestion. Par *suggestion*, Braid entend ceci : un sujet, dans l'état cataleptique, est placé dans une position donnée exprimant l'orgueil, l'humilité, la colère, etc. ; immédiatement ses idées seront portées vers ces sentiments, et cela avec une grande force ; son visage l'exprimera vivement, ainsi que ses paroles. M. Carpenter s'est convaincu de la vérité du fait ; je l'ai étudié avec le plus grand soin, et je puis ajouter mon témoignage à celui de l'éminent physiologiste.

Bien plus, l'idée d'une action limitée peut être suggérée ; ainsi les mains placées dans la position de grimper, de combattre, de lever un fardeau, de tirer à soi, l'idée de ces actions vient immédiatement et avec force ; bien mieux, les deux bras étant placés dans la situation de porter deux seaux, j'ai vu une personne hypnotisée exprimer une grande fatigue du poids qu'elle disait porter. Je renvoie, pour plus de détails, à l'article de M. Carpenter et à Braid lui-même.

Les sensations extérieures ont sur les hypnotisés un très grand pouvoir ; ainsi la musique provoque la danse d'une manière irrésistible ; une musique douce fait verser d'abondantes larmes. Je n'ai pas eu occasion de vérifier ces assertions.

Le phréno-hypnotisme est, d'après Braid, la démonstration de la phrénologie par l'hypnotisme.

Ainsi il serait possible d'exciter les sentiments particuliers, les goûts, les idées, en pressant fortement sur les protubérances correspondantes du crâne du sujet hypnotisé. Braid cite un très grand nombre d'expériences dans lesquelles il a pu donner des idées de vol en pressant l'organe du vol ou de l'acquisivité; de combat, en pressant sur celui de la combativité, etc., et cela sur des sujets qui n'avaient en rien la notion de la phrénologie. Je suis arrivé seulement à amener une excitation du sens de l'odorat en frottant vivement le nez; mais je n'ai pas vérifié les phénomènes phrénologiques purement intellectuels; j'avoue que l'idée de jouer de l'intelligence comme d'un piano m'a paru étrange!

Tels sont les principaux phénomènes qu'il est possible d'étudier par cette méthode curieuse d'analyse, qui permet de reproduire artificiellement les états pathologiques les plus curieux du système nerveux, et d'examiner les théories philosophiques sur la sensibilité et l'intelligence.

Quels sont les fruits que l'avenir retirera de la résurrection de ces études? Il est impossible dès aujourd'hui de le prévoir. Si l'on en croit l'auteur anglais, un grand nombre de malades pourraient être guéris par l'hypnotisme : il cite 65 observations de cure des maladies les plus diverses. Il est impossible au médecin sérieux de ne pas reconnaître dans ces faits la complaisance et l'enthousiasme de l'inventeur pour son œuvre; on en jugera en les lisant.

Cependant une méthode qui amène à volonté l'anesthésie, l'hyperesthésie, qui peut contraindre à l'immobilité la plus absolue telle ou telle partie du corps, qui déprime ou excite à loisir la circulation, qui amène un sommeil calme et peut faire cesser, comme M. Puel et moi l'avons vu, la catalepsie spontanée, etc., une méthode pareille, dis-je, doit avoir un certain avenir thérapeutique, pourvu qu'elle soit expérimentée sans passion, dans le seul but de chercher la vérité.

Ici doit être posée une question importante : l'hypnotisme offre-t-il des dangers? Je crois que l'abus de ces manœuvres pourrait fatiguer le système nerveux, provoquer des attaques d'hystérie. Je ne crois pas prudent de les employer chez les épileptiques, chez ceux qui ont des maladies du cœur. Mais je n'ai jamais rencontré dans ma pra

tique, et Braid n'a jamais vu dans la sienne, la vie compromise par
l'hypnotisme; je n'ai même jamais observé de syncope. Du reste
cette méthode ne doit pas sortir des mains des médecins; eux seuls
savent en effet les contre-indications qu'elle peut avoir, et sauraient
porter remède aux accidents nerveux qu'elle peut amener.

Tout l'avenir de l'anesthésie chirurgicale hypnotique est dans une
expérimentation patiente et bien faite, et les opérations pratiquées
aujourd'hui suffisent pour démontrer que l'insensibilité à la douleur
peut être réalisée. Si cette pratique se généralise, ma joie sera
grande d'avoir remis en honneur, en tirant Braid de l'oubli, un
moyen qui puisse permettre de remplacer le chloroforme, ne fût-ce
que pour les petites opérations.

Je terminerai par quelques remarques. L'imitation a sur les phénomènes hypnotiques une influence non douteuse; ils n'échappent pas
à la loi qui régit un grand nombre de manifestations du système
nerveux. La contagion du bâillement, celle de l'attaque d'hystérie,
les épidémies de suicide et de démonomanie du moyen âge, les
convulsionnaires, etc., démontrent et au delà cette singulière loi.
Une personne étant en hypnotisme, j'ai pu mettre dans le même état
quatre ou cinq autres femmes à la fois, en les priant de regarder
attentivement la première. Les magnétiseurs expliquent cela par un
fluide : la contagion et l'imagination suffisent. Tous les médecins ne
savent-ils pas que lorsque dans une salle d'hôpital une femme a une
attaque d'hystérie, il n'est pas rare d'en voir un grand nombre
d'autres prises en même temps du même accident?

Il n'est pas douteux non plus que l'imagination excitée ne joue
dans l'hypnotisme un certain rôle, moins grand peut-être que dans
le somnambulisme provoqué, mais analogue.

Aujourd'hui que l'exactitude du fait physique sur lequel est basé
l'hypnotisme est reconnue, et qu'on sait l'importance du strabisme
convergent supérieur, il surgit une quantité de faits observés en tous
temps et en tous lieux, auxquels il ne manquait qu'un lien pour être
réunis en faisceau.

Tels : en Orient, les mystères d'Isis, ceux du temple de Diane, à
Éphèse; les pythonisses d'Apollon; à Rome, les incantations; le
sommeil sacré imposé par certains prêtres d'Afrique, sommeil qui

n'est autre que l'hypnotisme au moyen d'un poignard ; certains procédés de sorcellerie et de certaines paroles grossières. Chacun a entendu raconter des faits analogues. En Franche-Comté, de tout temps on a endormi les dindons en leur mettant une paille sur le bec ; un spirituel cultivateur, dans une lettre datée de sa basse-cour, a rapporté, ces jours derniers, le fait à M. Velpeau. Dans le Midi, on endort les coqs et les poules par un procédé analogue. On se rappelle l'oiseau de proie, qui, après avoir décrit des cercles au-dessus du gibier, s'arrête, immobile, battant des ailes, à 15 ou 20 pieds, et, après quatre ou cinq minutes, fond sur lui.

On en rapprochera avec raison certaines pratiques du magnétisme ; ses adeptes honnêtes et convaincus y verront avec plaisir l'explication d'un grand nombre de phénomènes attribués à un prétendu fluide et à des causes trop extraordinaires. Le merveilleux descendra ainsi du piédestal où l'ont placé l'enthousiasme irréfléchi des uns et l'industrialisme des autres, et beaucoup de ses phénomènes rentreront dans la science, d'où ils n'auraient jamais dû sortir.

Des faits pathologiques sont déjà venus se rattacher à l'hypnotisme. J'ai cité ceux de M. Baillarger, celui de M. Pouzin, et les idées de M. Piorry ; j'ajouterai celui-ci, très bizarre : Un des jeunes littérateurs les plus éminents de l'époque, devenu spontanément strabique, éprouvait une telle fatigue à fixer un point rapproché que tout travail prolongé était devenu impossible. Le hasard lui fait découvrir qu'en couvrant un œil, il peut travailler de longues heures.

Je ne terminerais pas ce travail si je citais tous les faits qui surgissent autour de nous, pour s'aller ranger autour de l'hypnotisme. Aujourd'hui la question est sur son véritable terrain : l'étude est faite par des hommes consciencieux et éclairés ; les expériences sur l'homme et les animaux se comptent par centaines, les tentatives chirurgicales se multiplient, et même, pendant que s'imprimera ce mémoire, un grand nombre de faits nouveaux surgiront sans doute pour attester l'importance et la vérité de ceux que j'ai racontés.

L'hypnotisme est-il le dernier mot de la science sur cette question ? Je ne le pense pas. S'il est jusqu'ici le meilleur moyen de provoquer le sommeil nerveux chez un certain nombre de personnes, il n'agit pas indistinctement sur toutes. Il est à espérer qu'on découvrira un moyen sûr ou des moyens variés de provoquer chez tous ce sommeil, qui est encore dans l'ordre des faits physiologiques.

Nous l'avons dit plus haut, tous les états nerveux, qu'ils soient spontanés ou provoqués, physiologiques ou pathologiques, sont connexes, et l'hypnotisme est venu démontrer cette liaison aux yeux les moins clairvoyants. Le sommeil physiologique a pour pendant le somnambulisme spontané; celui-ci, le somnambulisme provoqué. La catalepsie et l'extase, reléguées parmi les curiosités médicales, l'hypnotisme les reproduit à souhait; les hyperesthésies, les anestésies, l'excitation de la force musculaire observées chez les hystériques, on les retrouve chez les hypnotisés de tout âge et de tout sexe; on retrouve chez eux la reproduction des phénomènes pathologiques, étudiés dans ces derniers temps comme des lésions de la conscience musculaire. Le sens musculaire exalté, chez l'hypnotisé, nous rend compte de certaines merveilles du somnambulisme spontané ou provoqué.

Et il n'est pas douteux pour nous que de même qu'il existe un somnambulisme naturel, dont les phénomènes sont reproduits par le somnambulisme artificiel, il existe un hypnotisme naturel, c'est-à-dire des états pathologiques qui réunissent la plupart des phénomènes de l'hypnotisme. La jeune cataleptique qui a provoqué mes recherches en est un exemple frappant. La malade de M. Puel, Mme D..., qu'il a guérie par un procédé emprunté, sans le savoir, à la pratique de l'hypnotisme, en est un autre. Confusément rangés, jusqu'à ce jour, sous le titre *Hystérie*, tous ces états nerveux doivent être aujourd'hui séparés; une seule chose est vraie, c'est que cette maladie propre aux femmes est le champ qui convient le mieux à leur développement naturel ou artificiel.

Aujourd'hui, l'hypnotisme démontrant leur existence, ils doivent quitter leur rang et leur nom de *curiosités morbides* et se classer dans la physiologie.

Je me suis souvent préoccupé des différences qui pourraient exister entre le sommeil hypnotique et le sommeil magnétique. Chez l'hypnotisé, on obtient une exaltation ou une dépression de la

sensibilité ou du sens musculaire, pendant que l'intelligence reste
à peu près à son état normal ; chez les somnambules spontanés
ou provoqués, l'intelligence peut être hyperesthésiée, pour ainsi
dire, et certaines de ses fonctions, la mémoire, par exemple,
acquérir une puissance considérable ou avoir des dépressions
subites.

Ce fait, je le dirai en passant, a aussi sa reproduction pathologique. Je rappellerai l'histoire bien connue d'une jeune fille de vingt
ans, hystérique et somnambule spontanée, qui parlait latin dans ses
attaques. Or, c'était une paysanne absolument ignorante, et comme
les phrases qu'elle disait étaient empruntées à la liturgie, on criait
au miracle, un pèlerinage s'était même organisé, lorsqu'un médecin
crut reconnaître dans ce latin des phrases du bréviaire ; il chercha
dans les antécédents de la jeune fille, et il eut la certitude qu'à l'âge
de douze ans elle avait été placée chez un vieux curé, qui avait
l'habitude de lire tout haut son bréviaire devant elle. Ce latin n'était
qu'une évocation étrange d'un souvenir ordinairement effacé.
M. Broca m'a cité un jeune somnambule qui, chez un pasteur
protestant, parlait, disait-on, hébreu, probablement de la même
manière. On comprend les étranges résultats que peut amener cette
exaltation de la mémoire.

Or, si les magnétiseurs les reproduisent, cela ne tiendrait-il pas à
ce que leurs procédés s'adressent plus particulièrement au moral
qu'au physique ? Ils frappent l'imagination et imposent leur prétendue
puissance : aussi leur faut-il des sujets prédisposés, des malades
impressionnables et croyants.

L'hypnotisme, au contraire, qui agit sur la généralité des
gens, par un procédé d'abord physique ou mécanique, produit
plus particulièrement des phénomènes sensoriaux d'un ordre
moins élevé ; comme il agit moins sur l'intelligence, celle-ci est
appelée à jouer un rôle moins marqué dans les phénomènes
hypnotiques.

Je considère donc la différence des procédés comme devant amener une différence dans les états obtenus ; c'est une raison de plus
pour moi de croire qu'on finira par trouver un jour un moyen
commode et facile *d'agir sur tous les hommes et à volonté, sur*

l'intelligence comme sur les sens : il me semble que l'étude de l'hypnotisme y conduira.

De même que l'alchimie et ses pratiques ont été le berceau de la chimie, la thaumaturgie, les sciences occultes enfin apporteront à la physiologie et à la philosophie une source précieuse d'études nouvelles dont il est impossible de prévoir l'étendue.

1860.

DEUXIÈME PARTIE

LA DOUBLE CONSCIENCE

HISTORIQUE

———

Les travaux qui suivent concernant la double conscience (amnésie périodique, dédoublement de la personnalité) ont été publiés à des époques différentes et dans des recueils divers; ils ont eu pour base l'observation de Félida X..., observation qui a fait un certain bruit dans le monde scientifique. Seulement, les lecteurs de ce volume voudront bien excuser nombre de répétitions, en se rendant compte que le fait initial a dû être rappelé plusieurs fois; sans ce rappel, ou sans ces répétitions, j'aurais couru le risque de ne pas être compris.

Bien que l'observation de Félida n'ait été publiée qu'en 1876, elle datait pour moi de 1858, puisque, ainsi que je l'ai dit dans le mémoire qui précède, c'est la singularité de son état qui m'a fait rechercher, dans le livre de Braid, un moyen de la soulager, et c'est chez elle, sur une de ses amies, Maria X..., que j'ai fait mes premières expériences d'hypnotisme.

J'avais souvent raconté le fait singulier cité plus loin; mais, comme pour l'hypnotisme, j'étais arrivé à n'en plus parler. Je continuais, de loin en loin, à voir Félida, et je notais avec soin les péripéties de son état, certain qu'un jour viendrait où ces notes seraient utiles.

Il en était ainsi depuis longues années, lorsque, au printemps de 1875, à Paris, dans une conversation sur les bizarreries de la mémoire avec MM. Germer-Baillière, et Alglave, alors directeur de la *Revue scientifique*, — qui ne l'ont peut-être pas oubliée, — je racontai l'histoire de Félida; ces Messieurs, certains que je ne me trompais pas, me prièrent de réunir mes notes; pensant que la *Revue scientifique* aurait à le publier, je fis ce travail, et vers l'automne, me trouvant à Arcachon avec mon maître et ami Bersot, je le lui lus. Bersot comprit l'importance du fait, et me dit que l'Académie des Sciences morales et politiques devait en avoir la primeur. Cela fut convenu, et quelques mois après, M. Charles Lévêque lut cette observation à l'Académie. Dès sa lecture, elle fut publiée dans la *Revue scientifique* et aussi dans les *Comptes rendus de l'Académie des Sciences morales*.

Cette publication fit un grand bruit, particulièrement dans le milieu où on s'occupe des problèmes biologiques. Il était donc possible qu'une personne pût avoir comme deux existences, séparées l'une de l'autre par l'absence du souvenir, l'unité du moi; n'était-elle pas atteinte?... Cette personne est-elle responsable? etc., etc..., et nombre d'autres questions que ce fait pouvait soulever. On fit des recherches, on trouva des faits analogues; moi-même en rapportai un autre, et depuis ma publication, on en a observé un certain nombre. Aujourd'hui que l'éveil est donné, on en rencontrera certainement d'autres.

Le plus ancien de ces faits est celui de Mitchell et Nott, qui a été publié en 1816 dans le *Medical Repository* de New-York (journal introuvable), et qui a été reproduit par Mac Nish, par Franck, par M. Taine; il est connu sous le nom de l'*Histoire de la dame américaine de Mac Nish*.

Quant à ceux qui ont suivi 1876, ils sont indiqués dans l'une des publications qui suivent.

La question du dédoublement de la personnalité, soulevée par l'observation publiée plus loin, avait une importance particulière, car elle touche aux difficultés de la psychologie et de la biologie cérébrale. Aussi, dès l'apparition de l'histoire de Félida, j'ai eu à donner des éclaircissements à des savants qui s'intéressaient à ces problèmes, et aussi à discuter avec eux : en France, Littré, Bersot, Charles Lévêque, Alfred Maury, Luys, Ribot, Paul Janet, etc., etc.; à l'étranger, MM. Delbœuf, Alexandre Herzen, Ernest Naville, Hack-Tuke, etc., etc.; à Bordeaux, divers professeurs de philosophie: MM. Liard, Marion, Egger et Espinas.

Je me félicite d'avoir eu la bonne fortune d'observer cette hystérique singulière; en publiant son histoire, j'ai attiré l'attention d'hommes considérables sur des questions difficiles dont la solution sera certainement trouvée.

Dans la sphère sérieuse où ces questions s'agitent, je n'avais pas à craindre la promiscuité fâcheuse du charlatanisme, promiscuité qui, dans l'étude de l'hypnotisme, a eu ses dangers.

AMNÉSIE PÉRIODIQUE OU DOUBLEMENT
DE LA VIE

HISTOIRE DE FÉLIDA

PREMIER FAIT OBSERVÉ EN FRANCE

(*Comptes rendus de l'Académie des Sciences morales et Revue scientifique,* 1876.)

Je vais raconter l'histoire d'une jeune femme dont l'existence est tourmentée par une altération de la mémoire qui n'offre pas d'analogue dans la science ; cette altération est telle qu'il est permis de se demander si cette jeune femme n'a pas deux vies.

Quelle que soit la nature des phénomènes que je vais décrire, ils méritent de provoquer les réflexions des psychologues, car si la physiologie ne peut se passer de l'étude des maladies, de même l'étude des facultés de l'esprit, qui n'est que la physiologie des fonctions de l'ordre le plus élevé, ne saurait être faite sans l'analyse de leurs lésions.

Devant un sujet presque ou entièrement nouveau, éprouvant quelque embarras pour choisir un titre, j'ai préféré laisser le choix au lecteur ; après lecture, il verra la désignation qu'il préfère. Il voudra bien être indulgent et prêter une attention soutenue, car les termes, les mots dont je dois me servir sont les termes ordinaires détournés de leur acception et pourront amener quelque obscurité.

De plus, je prie de ne pas oublier que, médecin, je raconte de mon mieux une observation qui appartient plus à la psychologie qu'à la médecine, et que, simple narrateur d'un fait, je n'ai pas à prendre parti pour ou contre telle solution délicate qui peut se dégager de son analyse.

Les réflexions qui suivent mon exposé sont plutôt destinées à le compléter qu'à prendre couleur dans un débat ; en racontant ce fait sincèrement et clairement, je borne mon ambition à porter ma faible contribution à la *connaissance de l'homme.*

Félida X... est née en 1843, à Bordeaux, de parents bien portants ; son père, capitaine dans la marine marchande, a péri quand elle était en bas âge, et sa mère, laissée dans une position précaire, a dû travailler pour élever ses enfants.

Les premières années de Félida ont été difficiles ; cependant son développement s'est fait d'une façon régulière..

Vers l'âge de treize ans, peu après la puberté, elle a présenté des symptômes dénotant une hystérie commençante, accidents nerveux variés, douleurs vagues, hémorragies pulmonaires que n'expliquait pas l'état des organes de la respiration.

Bonne ouvrière et d'une intelligence développée, elle travaillait à la journée à des ouvrages de couture.

Vers l'âge de quatorze ans et demi se sont montrés les phénomènes qui font le sujet de ce récit.

Sans cause connue, quelquefois sous l'empire d'une émotion, Félida X... éprouvait une vive douleur aux deux tempes et tombait dans un accablement profond, semblable au sommeil. Cet état durait environ dix minutes : après ce temps et spontanément elle ouvrait les yeux, paraissant s'éveiller, et commençait le deuxième état que je nommerai condition seconde que je décrirai plus tard ; il durait une heure ou deux, puis l'accablement et le sommeil reparaissaient et Félida rentrait dans l'état ordinaire. Cette sorte d'accès revenait tous les cinq ou six jours ou plus rarement, et ses parents et les personnes de son entourage, considérant le changement de ses allures pendant cette sorte de seconde vie et son oubli au réveil, la croyaient folle.

Bientôt les accidents de l'hystérie proprement dite s'aggravèrent. Félida eut des convulsions, et les phénomènes de prétendue folie devinrent plus inquiétants ; je fus alors appelé à lui donner mes soins, car, étant alors médecin adjoint de l'asile public des femmes aliénées, il était naturel qu'on me demandât de traiter une maladie qu'on croyait mentale.

Voici ce que je constate en octobre 1858 :

Félida X... est brune, de taille moyenne, assez robuste et d'un embonpoint ordinaire ; elle est sujette à de fréquentes hémoptysies probablement supplémentaires. Très intelligente et assez instruite pour son état social, elle est d'un caractère triste, même morose, sa conversation est sérieuse et elle parle peu, sa volonté est très arrêtée et elle est très ardente au travail. Ses sentiments affectifs paraissent peu développés. Elle pense sans cesse à son état maladif qui lui inspire des préoccupations sérieuses et souffre de douleurs vives dans plusieurs points du corps, particulièrement à la tête; le symptôme nommé clou hystérique est chez elle très développé.

On est particulièrement frappé de son air sombre et du peu de désir qu'elle a de parler; elle répond aux questions, mais c'est tout...

Examinée avec attention au point de vue intellectuel, je trouve ses actes, ses idées et sa conversation parfaitement raisonnables.

Presque chaque jour, sans cause connue ou sous l'empire d'une émotion, elle est prise de ce qu'elle appelle sa *crise;* en fait, elle entre dans son deuxième état; ayant été témoin des centaines de fois de ce phénomène, je puis le décrire avec exactitude. J'en ai parlé plus haut d'après ce qu'on m'avait raconté; je le décris actuellement d'après ce que j'ai vu.

Félida est assise, un ouvrage quelconque de couture sur les genoux; tout d'un coup, sans que rien puisse le faire prévoir et après une douleur aux tempes plus violente qu'à l'habitude, sa tête tombe sur sa poitrine, ses mains demeurent inactives et descendent inertes le long du corps, elle dort ou paraît dormir, mais d'un sommeil spécial, car ni le bruit ni aucune excitation, pincement ou piqûres ne sauraient l'éveiller; de plus, cette sorte de sommeil est absolument subit. Il dure deux à trois minutes; autrefois il était beaucoup plus long. Après ce temps, Félida s'éveille, mais elle n'est plus dans l'état intellectuel où elle était quand elle s'est endormie. Tout paraît différent. Elle lève la tête et, ouvrant les yeux, salue en souriant les nouveaux venus, sa physionomie s'éclaire et respire la gaieté, sa parole est brève, et elle continue, en fredonnant, l'ouvrage d'aiguille que dans l'état précédent elle avait commencé; elle se lève, sa démarche est agile et elle se plaint à peine des mille douleurs qui, quelques minutes auparavant, la faisaient souffrir; elle vaque aux soins ordinaires du ménage, sort, circule dans la ville, fait des visites, entreprend un ouvrage quelconque, et ses allures et sa gaieté sont celles d'une jeune fille de son âge bien portante. Son caractère est complètement changé: de triste elle est devenue gaie, et sa vivacité touche à la turbulence, son imagination est plus exaltée; pour le moindre motif elle s'émotionne en tristesse ou en joie: d'indifférente à tout qu'elle était, elle est devenue sensible à l'excès.

Dans cet état, elle se souvient parfaitement de tout ce qui s'est passé: et pendant les autres états semblables qui ont précédé et aussi pendant sa vie normale. J'ajouterai qu'elle a toujours soutenu que l'état, quel qu'il soit, dans lequel elle est au moment où on lui parle, est l'état normal qu'elle nommé sa *raison,* par opposition à l'autre état qu'elle appelle sa *crise.*

Dans cette vie comme dans l'autre, ses facultés intellectuelles et morales, bien que différentes, sont incontestablement entières : aucune idée délirante, aucune fausse appréciation, aucune hallucination, je dirai même que dans ce deuxième état, dans cette condition seconde, toutes ses facultés paraissent plus développées et plus complètes. Cette deuxième vie où la douleur physique ne se fait pas sentir est de beaucoup supérieure à l'autre ; elle l'est surtout par le fait considérable que nous avons déjà indiqué, que pendant sa durée Félida se souvient non seulement de ce qui s'est passé pendant les accès précédents, mais aussi de toute sa vie normale, tandis que, ainsi que je le redirai plus loin, pendant sa vie normale elle n'a aucun souvenir de ce qui s'est passé pendant ses accès.

Après un temps qui, en 1858, durait trois ou quatre heures presque chaque jour, tout à coup la gaieté de Félida disparaît, sa tête se fléchit sur sa poitrine, et elle retombe dans l'état de torpeur que nous avons décrit. — Trois à quatre minutes s'écoulent et elle ouvre les yeux pour rentrer dans son existence ordinaire. — On s'en aperçoit à peine, car elle continue son travail avec ardeur, presque avec acharnement ; le plus souvent c'est un travail de couture entrepris dans la période qui précède. Elle ne le connaît pas et il lui faut un effort d'esprit pour le comprendre. Néanmoins elle le continue comme elle peut en gémissant sur sa malheureuse situation ; sa famille, qui a l'habitude de cet état, l'aide à se mettre au courant.

Quelques minutes auparavant elle chantonnait quelque romance : on la lui redemande, elle ignore absolùment ce qu'on veut dire ; on lui parle d'une visite qu'elle vient de recevoir, elle n'a vu personne.

Je crois devoir préciser les limites de cette amnésie. — L'oubli ne porte que sur ce qui s'est passé pendant la condition seconde, aucune idée générale acquise antérieurement n'est atteinte ; elle sait parfaitement lire, écrire, compter, tailler, coudre, etc., et mille autres choses qu'elle savait avant d'être malade ou qu'elle a apprises dans ses périodes précédentes d'état normal.

Dès 1858, je l'avais remarqué et je l'ai vérifié dans ces derniers temps, sur l'invitation de MM. Liard et Marion, professeurs de philosophie. Ces psychologues, qui ont bien voulu m'éclairer de leurs conseils, m'ont fait comprendre l'importance de ce caractère, car dans quelques faits célèbres de doublement de la vie, l'oubli portait sur toute la vie passée, y compris les idées générales. — Il en était ainsi de la dame américaine de Mac Nish (¹).

Physiquement Félida est une hystérique très caractérisée ; elle a la boule épigastrique, sa sensibilité tactile est altérée ; son goût, dans l'état normal, est détruit, car j'ai pu lui faire mâcher des pilules d'un goût détestable sans qu'elle y trouvât aucune saveur ; son odorat est diminué, et nombre de points de son corps sont anesthésiques ; enfin, pour la moindre émotion elle a des convulsions sans perte complète de la connaissance. Je n'insiste pas sur ce tableau si connu ; il me suffira de dire que chez Félida l'hystérie est certaine, et que les accidents singuliers qu'elle présente doivent être sous la dépendance de cette maladie générale.

____

(¹) Mac Nish, *Philosophy of sleep*, p. 215.

A cette époque s’est montré un troisième état qui n’est qu’un épiphénomène de l’accès. J’ai vu cet état seulement deux ou trois fois, et pendant
seize ans son mari ne l’a observé qu’une trentaine de fois ; étant dans sa
condition seconde, elle s’endort de la façon décrite, et au lieu de s’éveiller
dans l’état normal comme à l’habitude, elle se trouve dans un état spécial
que caractérise une terreur indicible ; ses premiers mots sont : « J’ai peur...
j’ai peur... » ; elle ne reconnaît personne sauf le jeune homme qui est
devenu son mari. — Cet état quasi délirant dure peu, c’est le seul moment
où j’aie pu percevoir chez elle des conceptions fausses.

J’aurais pu prendre pour des hallucinations de l’ouïe et de l’odorat
certains états hyperesthésiques de ces sens, mais une étude attentive m’a
démontré que l’exaltation seule de ses sens lui permettait d’entendre des
conversations ou des bruits et de sentir des odeurs que personne dans son
entourage ne pouvait percevoir. L’histoire de l’hystérie est remplie de
faits semblables ; je n’insiste pas.

Si j’avais pu avoir des doutes sur la séparation complète de ces deux
existences, ils eussent été levés par ce que je vais raconter.

Un jeune homme de dix-huit à vingt ans connaissait Félida X... depuis
son enfance et venait dans la maison ; ces jeunes gens, ayant l’un pour
l’autre une grande affection, s’étaient promis le mariage.

Un jour, Félida, plus triste qu’à l’ordinaire, me dit les larmes dans les
yeux que sa « maladie s’aggrave, que son ventre grossit et qu’elle a chaque
matin des envies de vomir » ; — en un mot, elle me fait le tableau le plus
complet d’une grossesse qui commence. — Au visage inquiet de ceux qui
l’entourent, j’ai des soupçons qui devaient être bientôt levés. En effet, dans
l’accès qui suit de près, Félida me dit devant ces mêmes personnes :

« Je me souviens parfaitement de ce que je viens de vous dire, vous avez
dû facilement me comprendre : je l’avoue sans détours..., je crois être
grosse. »

Dans cette deuxième vie, sa grossesse ne l’inquiétait pas, et elle en
prenait assez gaiement son parti.

Devenue enceinte pendant sa condition seconde, elle l’ignorait donc
pendant son état normal et ne le savait que pendant ses autres états semblables. Mais cette ignorance ne pouvait durer : une voisine, devant laquelle
elle s’était expliquée fort clairement et qui, plus sceptique qu’il ne convient,
croyait que Félida jouait la comédie, lui rappela brutalement sa confidence
après l’accès. Cette découverte fit à la jeune fille une si forte impression
qu’elle eut des convulsions hystériques très violentes, et je dus lui donner
mes soins pendant deux ou trois heures.

L’enfant conçu pendant l’accès a seize ans aujourd’hui ; nous en reparle-
rons plus loin.

A cette époque (1859), je racontai ce fait à divers confrères ; la plupart me crurent le jouet d'illusions ou de tromperies. Seuls, trois hommes éminents, après avoir vu Félida X... avec moi, m'encouragèrent dans son étude : Parchappe, le célèbre aliéniste; Bazin, médecin en chef de l'asile public des femmes aliénées et professeur à la Faculté des sciences de Bordeaux, et Gintrac père, directeur de l'École de médecine et correspondant de l'Institut. — Pour tous les autres, la science était faite, et tout ce qui est en dehors du cadre connu ne pouvait être que tromperie.

Pour ces esprits d'élite elle était à compléter en ce qui touche à l'étude si délicate des fonctions du cerveau, et aucun fait ne devait être négligé. — M. Bazin me mit entre les mains un livre presque inconnu en France, *Neurypneumology or the nervous sleep*, de Braid, où l'hypnotisme est décrit; c'est la lecture de ce livre qui fut l'origine des recherches qui occupèrent le monde savant à la fin de 1859 et que j'ai résumées en 1860 dans les *Archives de médecine et de chirurgie* et dans les *Annales médico-psychologiques de Paris*. Ces recherches, signalées par Velpeau à l'Institut, ont été confirmées par MM. Broca, Follin, Verneuil, Alfred Maury, Baillarger, Lasègue, etc., et ne sont tombées dans une sorte d'oubli que par suite de leur malheureuse analogie avec les pratiques justement décriées du magnétisme animal.

C'est sur Félida X... et particulièrement sur une de ses amies, Maria X...,, que j'ai fait les expériences qui ont été la base de cette étude, laquelle, après Braid et nombre d'auteurs anciens, a établi l'action du strabisme convergent sur les fonctions cérébrales, tant chez l'homme que chez les animaux.

Pour ne pas sortir de mon sujet, je ne décrirai que ce que j'observai sur Félida X... en ce qui touche à l'hypnotisme : Félida étant dans l'un de ses deux états et assise en face de moi, je l'invite à regarder attentivement un objet quelconque placé à 15 ou 20 centimètres au-dessus de ses yeux; après huit à dix secondes, elle clignote et ses yeux se ferment. Pendant quelques instants elle ne répond à aucune question, le sommeil dans lequel elle paraît être la séparant complètement du monde extérieur; — de plus elle est anesthésique. — Après ce temps très court elle répond aux questions posées et présente ce fait particulier que, dans ce somnambulisme provoqué et quel que soit son état au moment où elle a été endormie, elle est toujours dans l'état normal.

Alors elle présente les phénomènes ordinaires de ce somnambulisme: catalepsie, anesthésie, hyperesthésie de la peau, développement exagéré de l'odorat, du toucher, exaltation du sens musculaire, tous phénomènes très faciles à produire par le procédé indiqué, même sur les animaux (poules, chats) et sur lesquels je n'ai pas à insister ici.

Le réveil se fait avec la même facilité par les moyens connus : la friction ou l'insufflation sur les paupières.

Si, après avoir lu le livre de Braid où sont rapportées nombre de cures, dans lesquelles j'ai peu de foi, j'ai provoqué chez ma malade le sommeil artificiel par les moyens qu'il recommande, c'était, je dois le dire, dans l'espérance de la guérir. Cet espoir a été déçu, car je n'ai amené chez elle aucune modification.

L'existence chez notre malade d'un phénomène spontané : la transition d'un état à l'autre, m'avait fait naturellement songer à l'hypnotisme, qui, de même que le somnambulisme, que tous connaissent, peut être spontané.

Les exemples n'en sont pas rares; on en connaît un grand nombre, je n'en citerai que quelques-uns :

Au commencement de 1875, M. Bouchut a observé dans son service une jeune fille qui tombait en somnambulisme avec catalepsie toutes les fois qu'elle travaillait à des boutonnières, ouvrage difficile qui exige une certaine attention et une grande fixité du regard.

C'était une hystérique qui s'hypnotisait elle-même.

M. Baillarger a cité devant moi, à la Société médico-psychologique de Paris, une jeune fille qui tombait en catalepsie en se regardant à la glace. — Je pourrais nommer un pasteur éminent de l'Église réformée qui s'endort à volonté pendant une demi-heure, en fermant les yeux et convulsant les globes oculaires en haut et en dedans. — Ici le phénomène est complètement à la discrétion de la personne.

Enfin, il y a neuf ou dix ans, une jeune femme, entrée dans mon service de clinique pour une tumeur du sein, s'endort en plein jour pendant trois heures, et rien ne peut l'éveiller. Interrogée, elle raconte qu'à un certain moment du mois elle est sujette à ces sommeils, pendant lesquels elle est anesthésique, mais non somnambule (1).

Je ne tirerai aucune conséquence de ces faits. Ils paraissaient autrefois merveilleux. Tous aujourd'hui sont entrés dans la science.

Je viens de décrire l'état de Félida en 1858 et 1859. A la fin de cette dernière année, les phénomènes parurent s'amender, on me le dit du moins; elle accoucha heureusement, nourrit son enfant. A ce moment, détourné par d'autres sujets d'études, je la perdis complètement de vue; elle avait épousé le jeune homme dont nous avons parlé. Or, ce jeune homme, très intelligent, a observé avec soin l'état de sa femme de 1859 à 1876. Ses renseignements remplissent la lacune de seize années qui existe dans mon observation directe.

Voici le résumé de ce qui s'est passé pendant ces seize années.

Vers l'âge de dix-sept ans et demi, Félida a fait ses premières couches, et

______

(1) J'invitai mon interne d'alors, aujourd'hui médecin distingué à Bergerac et député de la Dordogne, à l'endormir artificiellement. Il le fit pendant quinze à vingt jours, et la jeune femme n'a plus revu cet accident singulier. Après six années, j'ai pu constater que ces sommeils spontanés ne s'étaient jamais reproduits.

pendant les deux années qui ont suivi, sa santé a été excellente, aucun phénomène particulier n'a été observé.

Vers dix-neuf ans et demi, les phénomènes déjà décrits reparaissent avec une moyenne intensité.

Un an après, deuxième grossesse très pénible, crachements de sang considérables et accidents nerveux variés se rattachant à l'hystérie, tels que accès de léthargie qui durent trois et quatre heures. A ce moment et jusqu'à l'âge de vingt-quatre ans, les accès se sont montrés plus nombreux, et leur durée, qui a d'abord égalé celle des périodes d'état normal, commence à la dépasser. Les hémorragies pulmonaires, qui ont duré jusqu'à ces derniers temps, sont devenues plus fréquentes et plus considérables ; Félida a été atteinte de paralysies partielles, d'accès de léthargie, d'extases, etc., tous phénomènes dus, comme chacun sait, à l'hystérie qui domine son tempérament.

De vingt-quatre à vingt-sept ans, notre malade a eu trois années complètes d'état normal. Après ce temps et jusqu'à 1875, c'est-à-dire pendant les six dernières années, la maladie a reparu avec la forme que je décrirai bientôt. J'ajouterai que pendant ces seize années Félida a eu onze grossesses ou fausses couches (y compris les couches de 1859) pour deux enfants aujourd'hui vivants.

De plus, je dois signaler une particularité considérable.

La condition seconde, la période d'accès, qui en 1858 et 1859 n'occupait qu'un dixième environ de l'existence, a augmenté peu à peu de durée, et est devenue égale à la vie normale, puis l'a dépassée pour arriver graduellement à l'état actuel où, comme nous allons le voir, elle remplit l'existence presque entière.

Dans les premiers mois de 1875, l'Académie de médecine de Belgique, saisie de la question *Louise Lateau*, chargea M. Warlomont de faire un rapport sur le sujet. Ce travail, très bien fait, insiste sur la réalité scientifique du phénomène dit *doublement de la vie, double conscience, condition seconde,* états qui peuvent être spontanés ou provoqués. M. Warlomont rappelle des faits célèbres, mais assez rares. Je reconnus en ces faits les analogues de mon observation de 1858. Bien que dès cette époque j'en eusse apprécié l'importance, je ne l'avais pas publiée, la considérant comme trop isolée dans la science, ou comme trop en dehors de la chirurgie que je professe à Bordeaux.

Je me mis donc à la recherche de Félida X... et je la retrouvai présentant les mêmes phénomènes qu'autrefois, mais aggravés.

Aujourd'hui Félida X... a trente-deux ans, elle est mère de famille et dirige un magasin d'épicerie.

Elle n'a que deux enfants vivants ; l'aîné, conçu, nous l'avons dit, pendant une période d'accès, a le tempérament nerveux de sa mère, est très intelligent, excellent musicien. Il a des attaques de nerfs, sans perte complète de connaissance, et après ces crises nerveuses, des terreurs inexplicables qui rappellent le troisième état que nous avons décrit. Évidemment cet enfant, qui a aujourd'hui seize ans, subit l'influence de l'hérédité morbide.

Au physique, Félida X... est amaigrie, sans avoir l'aspect maladif.

Dès mon arrivée, m'ayant reconnu, elle me consulte avec empressement sur les moyens de sortir de sa triste situation.

Voici ce qu'elle me raconte : Elle est toujours malade, c'est-à-dire elle a toujours des absences de mémoire qu'elle nomme improprement ses crises. Seulement ces prétendues crises, qui ne sont, après tout, que les périodes d'état normal, sont devenues beaucoup plus rares; la dernière remonte à trois mois. Cependant l'absence de souvenir qui les caractérise lui a fait commettre de telles bévues dans ses rapports avec les voisins que Félida en conserve le plus pénible souvenir, et craint d'être considérée comme folle.

Je l'examine au point de vue de l'intégrité de ses fonctions intellectuelles, et je n'y rencontre aucune altération.

Cependant, dans ce qu'elle vient de me dire je démêle aisément qu'elle se souvient très bien de ce qui s'est passé pendant ce qu'elle nomme sa dernière crise, et cette intégrité du souvenir me donne à penser. Il y avait lieu, car le lendemain son mari, dont je reçois la visite, me dit que l'état dans lequel est actuellement Félida depuis plus de trois mois est l'état d'accès ou de condition seconde, bien qu'elle croie et soutienne le contraire. En effet, pour elle, aujourd'hui comme autrefois, l'état quelconque dans lequel elle se trouve est toujours l'état de *raison*, le souvenir que j'avais du passé m'avait donc déjà éclairé.

Seulement, depuis que je ne l'avais étudiée, les périodes d'état normal sont devenues de plus en plus rares et de plus en plus courtes, si bien que l'état de condition seconde occupe l'existence presque entière.

Dès ce jour, reconnaissant ce qu'avait de remarquable un état qui, durant seize années, modifiait si complètement la manière d'être, la personnalité de ma jeune malade, je l'étudiai presque chaque jour, avec le désir de publier son histoire. Pour éviter des longueurs, je ne relaterai que les faits principaux de mon étude, ceux du moins qui sont caractéristiques.

Le 21 juin, Félida, qui est évidemment dans l'état de condition seconde, me raconte qu'il y a quatre ou cinq jours, elle a eu dans la même journée trois ou quatre petits accès, d'une heure ou deux chacun; pendant ce temps, elle a complètement perdu le souvenir de son existence ordinaire, et pendant ces moments, elle est si malheureuse de cet état singulier, qu'elle pense au suicide. Elle était alors, dit-elle, certainement folle, car elle ignorait que je l'avais revue. Elle me supplie même, pour le cas où le hasard m'amènerait à un moment semblable, de faire comme si je la voyais pour la première fois; une preuve nouvelle de son infirmité augmenterait son chagrin.

Elle reconnaît que, dans ces moments, son caractère se modifie beaucoup; elle devient, dit-elle, méchante, et provoque dans son intérieur des scènes violentes.

Averti par le souvenir du passé et par la grande habitude qu'a son mari de ces variations, il m'est très facile de reconnaître que Félida est dans l'état de condition seconde, bien qu'elle prétende le contraire.

Comme autrefois, en effet, sa parole est brève, son caractère décidé, son naturel relativement gai et insouciant; c'est bien la même gaieté qu'il y a seize ans, mais tempérée par la raison de la mère de famille.

Je crois devoir rapporter ici certains épisodes de l'existence de notre malade, racontés par elle. Ils donneront de son état une idée excellente et complète.

Pendant l'été de 1874, à la suite d'une émotion violente, elle a été prise de ce qu'elle nomme à tort une crise, qui a duré plusieurs mois sans interruption, et pendant laquelle elle a, suivant l'usage, perdu le souvenir. En effet. son mari m'avait dit qu'elle avait eu à cette époque une période d'état normal si parfaite et si longue qu'il avait espéré la guérison.

Il y a deux ans, étant dans son état ordinaire (c'est-à-dire en condition seconde), elle revenait en fiacre des obsèques d'une dame de sa connaissance; au retour, elle sent venir la période qu'elle nomme son accès (état normal), elle s'assoupit pendant quelques secondes, sans que les dames qui étaient avec elle dans le fiacre s'en aperçoivent, et s'éveille dans l'autre état, ignorant absolument pourquoi elle était dans une voiture de deuil, avec des personnes qui, selon l'usage, vantaient les qualités d'une défunte dont elle ne savait pas le nom. Habituée à ces situations, elle attendit; par des questions adroites, elle se fit mettre au courant, et personne ne put se douter de ce qui s'était passé.

Il y a un mois, elle a perdu sa belle-sœur à la suite d'une longue maladie. Or, pendant les quelques heures d'état normal dont j'ai parlé plus haut, elle a eu le chagrin d'ignorer absolument toutes les circonstances de cette mort; à ses habits de deuil seulement, elle a reconnu que sa belle-sœur qu'elle savait malade, avait dû succomber.

Ses enfants ont fait leur première communion pendant qu'elle était en condition seconde; elle a aussi le chagrin de l'ignorer pendant les périodes d'état normal.

Je dois noter entre la situation ancienne de notre malade et son état actuel une certaine différence; autrefois Félida perdait entièrement connaissance pendant les courtes périodes de transition; cette perte était même si complète qu'un jour, en 1859, elle tomba dans la rue et fut ramassée par des passants. Après s'être éveillée dans son autre état, elle les remercia en riant, et ceux-ci ne purent naturellement rien comprendre à cette singulière gaieté.

Aujourd'hui il n'en est plus de même, cette période de transition a peu à peu diminué de longueur, et bien que la perte de connaissance soit aussi complète, elle est tellement courte que Félida peut la dissimuler en quelque lieu qu'elle se trouve. Cette période a la plus grande analogie avec ce qu'on nomme en médecine *le petit mal*, qui est la plus petite des attaques d'épilepsie, toutefois avec cette différence que le petit mal est la plupart du temps absolument subit, tandis que certains signes, à elle connus, tels qu'une pression aux tempes, indiquent à Félida la venue de ses périodes.

Voici ce qui se passe. Dès qu'elle les sent venir, elle porte la main à la tête, se plaint d'un éblouissement, et après une durée de temps insaisissable elle passe dans l'autre état. Elle peut ainsi dissimuler ce qu'elle nomme une infirmité. Or, cette dissimulation est si complète, que dans son entourage son mari seul est au courant de son état du moment. L'entourage ne perçoit que les variations de caractère qui, je dois le dire, sont très accusées.

Nous insisterons sur les variations que Félida signale elle-même avec la plus grande sincérité.

Dans la période d'accès ou de condition seconde, elle est plus fière, plus insouciante, plus préoccupée de sa toilette; de plus elle est moins laborieuse, mais beaucoup plus sensible; il semble que dans cet état elle porte à ceux qui l'entourent une plus vive affection.

Ces différences avec l'état normal sont-elles dues à ce que, dans ce dernier état, elle porte à ceux qui l'entourent une plus vive affection?

Ces différences avec l'état normal sont-elles dues à ce que, dans ce dernier état, elle perd le souvenir, tandis que dans la condition seconde elle le recouvre? Cela est probable, nous y reviendrons plus tard.

Quelques jours après, le 5 juillet, je suis frappé, en entrant chez Félida, de sa physionomie triste; elle me salue cérémonieusement et paraît s'étonner de ma visite. Son allure me frappe, et je pressens qu'elle est dans une période d'état normal; pour en avoir la certitude, je lui demande si elle se souvient de la dernière fois où nous nous sommes vus.

« Parfaitement, répond-elle. Il y a environ un an, je vous ai vu montant en voiture sur la place de la Comédie, je crois que vous ne m'avez pas remarquée. Je vous avais vu d'autres fois, mais rarement, depuis l'époque où vous veniez me donner des soins avant mon mariage. »

La chose était certaine. Félida était dans l'état normal, car elle ignorait ma dernière visite faite, on s'en souvient, pendant la condition seconde. Je l'interroge, et j'apprends qu'elle est dans *sa raison* (elle dit juste aujourd'hui) depuis le matin à huit heures. Il est environ trois heures de l'après-midi.

Profitant d'une occasion, difficile peut-être à retrouver, je l'étudie avec soin. Voici le résumé de mes observations :

Félida est d'une tristesse qui touche au désespoir, et m'en donne les motifs en termes éloquents. Sa situation est, en effet, fort triste, et chacun de nous, faisant un retour sur lui-même, peut aisément comprendre ce que serait aujourd'hui sa vie, si l'on supprime par la pensée le souvenir des trois ou quatre mois qui précèdent. Tout est oublié, ou plutôt rien n'existe : affaires, circonstances importantes, connaissances faites, renseignements donnés, c'est un feuillet, un chapitre d'un livre violemment arraché, c'est une lacune impossible à combler.

Le souvenir de Félida n'existe, nous le savons, que pour les faits qui se sont passés pendant les conditions semblables, les onze couches, par exemple. Je ferai ici une remarque. Onze fois Félida a été mère. Toujours cet acte physiologique de premier ordre, complet ou non, s'est accompli pendant l'état normal.

Je lui demande à brûle-pourpoint la date de ce jour. Elle cherche et se trompe de près d'un mois.

Je lui demande où est son mari ; elle l'ignore, ne sait pas à quelle heure il l'a quittée, ni ce qu'il a dit en la quittant. Or, à huit heures, l'état normal était survenu, et il était sorti un quart d'heure auparavant.

Auprès d'elle est un petit chien ; elle ne le connaît pas et l'a vu le matin pour la première fois. Cependant les allures de l'animal indiquent qu'il est dans la maison depuis longtemps.

Je n'aurais que le choix sur les circonstances du même ordre ; mais les exemples qui précèdent sont, je crois, suffisants.

En dehors de ces modifications qui résultent directement de l'absence du souvenir, je note d'autres différences entre l'état normal et la période d'accès.

Les sentiments affectifs ne sont plus de la même nature. Félida est indifférente et manifeste peu d'affection pour ceux qui l'entourent ; elle se révolte devant l'autorité naturelle qu'a son mari sur elle. « Il dit sans cesse : je veux, dit-elle, cela ne me convient pas ; il faut que dans mon autre état je lui aie laissé prendre cette habitude. Ce qui me désole, ajoute-t-elle, c'est qu'il m'est impossible d'avoir rien de caché pour lui, quoiqu'en fait je n'aie rien à dissimuler de ma vie. Si je le voulais, je ne le pourrais pas. Il est bien certain que dans mon autre vie, je lui dis tout ce que je pense. »

De plus, son caractère est plus hautain, plus entier.

Ce qui la touche particulièrement, c'est l'incapacité relative qu'amènent ses absences de mémoire, surtout en ce qui touche son commerce.

« Je fais des erreurs sur la valeur des denrées dont j'ignore le prix de revient, et suis contrainte à mille subterfuges, de peur de passer pour une idiote. »

Trois jours après, son mari me raconte que l'état de raison complète dont je viens de parler a duré de huit heures du matin à cinq heures de l'après-midi ; depuis ce moment, elle est dans la condition seconde pour un temps dont il ne saurait prévoir la durée. Il ajoute un détail intéressant :

Il est plusieurs fois arrivé que s'endormant le soir dans son état normal elle se réveillait le matin dans l'accès, sans que ni elle ni son mari en aient eu conscience ; la transition a donc eu lieu pendant le sommeil.

On sait que certaines attaques d'épilepsie ont aussi lieu pendant le sommeil, et que les malades ou le médecin ne s'en peuvent douter que par l'extrême faiblesse que ressent le malade au réveil. Il est même des épileptiques qui n'ont jamais eu d'attaques pendant la veille, et qui, par suite, ne sauraient avoir conscience de leur situation.

Au moment où je publie cette étude, l'état de notre malade s'est peu modifié. Les périodes d'état normal ne durent que deux ou trois heures au plus et se représentent tous les deux à trois mois.

Je crois devoir ajouter à l'exposé de ce fait quelques réflexions qui aideront peut-être à l'interpréter.

Comment caractériser l'état de Félida X...? Présente-t-elle un dédoublement de la personnalité, un doublement de la vie? Est-ce un cas de double conscience? ou présente-t-elle une altération de la mémoire qui, ne portant que sur la mémoire seule, laisse intactes les autres facultés de l'esprit?

Si, en quelque état qu'elle soit, on demande à Félida ce qu'elle pense d'elle-même, elle ne croit et n'a cru à aucun moment de sa vie être une autre personne ; elle a parfaitement la conscience qu'elle est toujours semblable à elle-même ; elle ne répond donc pas à la définition de M. Littré qui dit :

« La double conscience est un état dans lequel le patient, ou bien a la sensation qu'il est double, ou bien sans avoir connaissance de sa duplicité a deux existences qui n'ont aucun souvenir l'une de l'autre et s'ignorent respectivement (¹). »

Félida n'a pas cette sensation, et dans l'une de ses existences elle a le souvenir parfait de ses deux vies.

Elle ne croit pas non plus être une autre personne, comme la dame que cite Carpentier dans sa *Mental Physiology*, qui, se croyant

____

(¹) *Revue de philosophie positive*, 1875.

devenue un vieux *clergyman,* trouvait ridicule que ce médecin lui proposât un mariage.

Elle n'est pas non plus semblable au pasteur cité par Forbes-Winslow qui sentait en lui deux moi, l'un bon, l'autre méchant; ni à la dame américaine de Mac Nish, laquelle à un moment donné, à la suite d'un sommeil spontané, oublia toute son existence antérieure, même ce qu'elle avait appris pendant cette existence, lecture, écriture, musique, et qui fut obligée de recommencer son éducation jusqu'à ce que, rentrée dans l'état normal, ces notions lui fussent revenues. Nous avons vu que l'amnésie de Félida n'a jamais porté sur la série des idées générales ou des notions antérieurement acquises.

Félida ne représente aucun de ces trois types, lesquels répondent assez bien aux dénominations de dédoublement de la personnalité, de doublement de la vie ou de double conscience, ces termes étant ceux qui jusqu'à ce jour ont été employés par les auteurs, notamment dans ces derniers temps par MM. Warlomont et Littré.

Il est probable qu'une analyse précise des faits permettrait de remplacer ces termes l'un par l'autre. Mais nous n'avons pas à discuter ici ce point de doctrine.

Quelle est donc en résumé la situation de cette jeune femme?

Je reconnais qu'elle paraît avoir deux vies; mais n'est-ce pas une apparence, une illusion que donne à l'observateur l'absence du souvenir qui caractérise ses périodes d'état normal?

Recherchons les analogies.

Les personnes qui sont sujettes à des accès de somnambulisme naturel ne se souviennent pas au réveil de ce qui s'est passé pendant leurs accès. Il en est de même pour Félida. Mais on n'a jamais vu de somnambulisme aussi parfait, car dans l'état qui correspond à l'état de somnambulisme elle ne dort point, elle vit et pense complètement, sa vie y est même supérieure à sa vie normale, car pendant la seule durée de cette période elle peut avoir la notion complète de son existence.

J'en dirai autant du somnambulisme provoqué par le strabisme convergent ou autrement; ce somnambulisme est aussi, dans la rigueur du mot, une condition seconde, comme le somnambulisme naturel, il ressemble par l'amnésie à l'état de Félida, mais ne le reproduit pas exactement, ainsi les personnes qui lui sont soumises n'ont aucune spontanéité ; de plus elles présentent des anesthésies, des hyperesthésies et autres altérations ou manques d'équilibre des fonctions sensorielles ou du sens musculaire qui n'ont rien de commun avec l'intégrité fonctionnelle où est Félida dans la condition correspondante.

Il est d'autres conditions secondes artificielles ou morbides qui méritent d'être rappelées.

L'alcool, le haschisch, la belladone, l'opium provoquent des états dans lesquels ceux qui leur sont soumis, pensent et agissent sans en conserver le souvenir lorsque l'action de ces substances est éteinte.

Les délirants par folie, épilepsie ou maladie transitoire, paraissent aussi avoir deux existences, dont l'une raisonnable, dans laquelle la plupart du temps ils ignorent ce qui s'est passé dans l'autre. — Mais là s'arrête l'analogie, car dans ces états, les idées émises ou les actes accomplis sont déraisonnables, non parce qu'ils sont émis ou accomplis en dehors de ce qu'on nomme *raison*, mais parce que en eux-mêmes ils ne sont pas le résultat de conceptions logiquement coordonnées. — Ces états sont à proprement parler des taches dans la vie, des manifestations morbides, des absences. Chez Félida, au contraire, nous n'y saurions trop insister, l'état d'accès, de condition seconde, est une existence complète, parfaitement raisonnable, si parfaite que nul, même averti, s'il n'était guidé par son mari ou par moi, ne saurait discerner celui de ces deux états qui est l'état surajouté.

S'il était nécessaire de corroborer ces différences par un argument de plus, nous comparerions les deux conditions de Félida au point de vue de la responsabilité légale.

Nous ne pensons pas qu'aucun juge éclairé puisse incriminer un acte délictueux commis dans l'une des conditions secondes que nous venons d'énumérer. Le malade, l'aliéné, l'épileptique, le somnambule sont irresponsables, l'homme ivre l'est dans une certaine mesure. En serait-il de même de Félida, si dans un de ses deux états elle commettait un acte répréhensible ? La question doit être posée, discutée, mais il faut reconnaître qu'elle n'est pas facile à résoudre.

A celui qui dirait qu'elle n'est pas responsable, on pourrait répondre qu'une personne qui pendant des mois entiers est dans le même état intellectuel, d'ailleurs parfaitement sain, doit avoir la conscience et par suite la responsabilité de ses actes, bien qu'il puisse arriver qu'au moment de l'instruction ou du jugement elle n'en ait pas conservé le souvenir.

A celui qui soutiendrait la responsabilité on dirait, avec autant de raison, qu'il serait impossible de condamner une personne dont les fonctions intellectuelles sont aussi altérées.

En effet, étant admise l'unité du moi, une telle personne pourrait n'avoir pas la conscience bien entière, surtout si on se souvient du troisième état, dont nous avons signalé les apparitions rares mais certaines.

De plus, celui qui ne peut se souvenir d'un acte accompli, si récent qu'il soit, ne saurait être *compos mentis,* ainsi que l'entend le législateur.

Si donc pour les autres conditions secondes l'irresponsabilité n'est pas douteuse, elle est, en ce qui concerne celle de notre malade, parfaitement discutable.

Nous croyons avoir établi que la condition seconde qui nous occupe n'est pas de la même nature que les états analogues déjà observés, ou plutôt déjà publiés ; il nous reste à examiner si l'amnésie n'est pas la seule cause des différences que présentent les deux états, et si, comme nous l'avons énoncé plus haut, ce n'est pas elle qui est l'origine de cette apparence de doublement de la vie.

Il est certain que le caractère et les sentiments affectifs de Félida ne sont pas les mêmes dans les deux états.

Étant donnée la connaissance que nous avions de sa manière d'être, quelle est la valeur de ces différences?

N'oublions pas qu'avant la maladie et pendant les périodes d'état normal qui reproduisent exactement l'état antérieur, Félida était et est naturellement sérieuse et triste.

Or, dans sa condition seconde, elle est gaie, frivole et plus préoccupée de sa toilette et de mille futilités. Mais cette gaieté, ce changement de caractère ne sont-ils pas chose naturelle?... En effet, dans cet état son souvenir est complet, il porte sur la vie entière, Félida sait bien qu'elle perdra la mémoire, qu'elle aura des absences, mais cette pensée n'est rien en comparaison de la situation pénible où la place une amnésie foudroyante qui supprime des mois entiers de son existence et l'atteint dans son amour-propre, en l'exposant à passer pour folle ou imbécile. Dans son deuxième état, les sentiments affectifs paraissent plus développés; mais n'est-ce pas encore là une conséquence directe de sa plus grande liberté d'esprit? Elle est moins préoccupée d'elle-même, partant elle s'intéresse davantage à ce qui l'entoure. Quand elle est dans son état normal, ayant la conscience de sa triste situation, elle ne songe pour ainsi dire plus qu'à elle. — Tout le monde connaît l'égoïsme des vieillards et des malades; il n'a pas d'autre origine que le sentiment de leur faiblesse. Forte et relativement bien portante, Félida a les sentiments des forts, l'amour des autres, le dévouement, la générosité.

Dans cet état son caractère est plus souple et elle se plaint moins de la légitime autorité qu'a son mari sur elle; n'est-ce pas encore chose naturelle? On supporte plus doucement ce qu'on aime davantage.

Quant à sa frivolité plus grande, à son plus grand souci de la toilette, ils dérivent directement de sa plus grande liberté d'esprit et de ce fait déjà signalé que dans ces périodes ses douleurs physiques n'existent pour ainsi dire plus. — Les personnes qui souffrent ne songent pas à leur ajustement et trouvent souvent dans un travail assidu un soulagement à leurs souffrances. — En ces moments Félida n'a pas à rechercher ces soulagements.

Du reste, si dans ces conditions secondes Félida est plus gaie, plus frivole et moins laborieuse, — si elle paraît plus attachée à ceux qui l'entourent, ce n'est qu'en comparaison avec ce qu'elle est dans l'état normal, car, j'y dois insister, tout ce qu'on peut observer chez elle sur ces points ne dépasse pas l'ordinaire; elle est, en ces moments, semblable à nombre de femmes ou de filles auxquelles nul ne songerait à faire attention.

On pourrait donc soutenir que chez Félida X..., la mémoire seule est atteinte et que les différences dans le caractère ou les sentiments affectifs ne sont que des conséquences de l'altération de cette faculté.

J'ajouterai que cette altération de la mémoire, cette amnésie est comme périodique. En effet, dans l'état normal, le souvenir enjambe, chevauche par-dessus les états de condition seconde pour relier ensemble toutes les périodes de cet état, quel que soit leur éloignement ; le schéma suivant me fera, je crois, très bien comprendre.

Appelons A, A¹, A², A³, A⁴ les périodes d'état normal ; B, B¹, B², B³, B⁴ les périodes de condition seconde. Admettant pour un instant leur égalité, le souvenir représenté par la ligne C embrasse, nous le savons, lorsque Félida est en condition seconde, toute la vie, soit

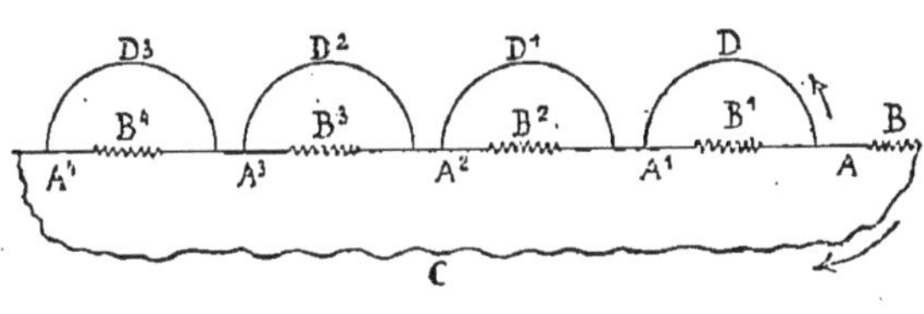

Fig. 1.

de B en A⁴. Quand elle est dans l'état normal, le souvenir représenté par les courbes D, D¹, D³, D², etc., etc., chevauchant par-dessus les autres périodes est altéré périodiquement.

S'il est exact de prétendre que chez Félida la mémoire seule est atteinte, et tout le prouve, n'en peut-on pas tirer un argument en faveur d'une localisation de cette faculté dans une partie quelconque du cerveau ?

Nous n'avons aucune idée préconçue au sujet de la localisation des fonctions intellectuelles, et nous considérons comme des rêveries la plupart des tentatives faites dans ce but. Cependant il faut reconnaître que le fait qui précède est au moins une présomption. En effet, l'altération de la mémoire seule, les autres facultés demeurant intactes, est un acheminement vers cette conclusion de la même façon que l'altération de la faculté du langage articulé, les autres facultés demeurant intactes, a conduit peu à peu M. Broca et d'autres observateurs à localiser cette fonction dans la troisième circonvolution frontale du lobe antérieur gauche.

Pour conclure à cette localisation, les éléments de la connaissance ont été les suivants :

1° Altération de cette faculté, toutes les autres demeurant intactes ; d'où probabilité qu'elle a pour instrument un point *isolé*, spécial du cerveau ;

2° Altérations *concomitantes* d'un point du cerveau, limité et toujours le même.

En ce qui touche la mémoire, nous ne connaissons aujourd'hui que le premier de ces termes ; ne peut-il pas nous conduire à l'autre ? Recherchons les faits semblables à celui qui précède et ne perdons pas les occasions d'en faire l'étude nécroscopique.

Il est un point de cette histoire sur lequel je crois devoir insister, car il est d'application générale. Je veux parler de la façon éclatante dont elle prouve l'importance du souvenir.

Théoriquement, chacun connaît cette importance, mais jamais peut-être elle ne reçut une preuve pratique plus frappante, et nul en s'examinant lui-même ne saurait arriver aussi nettement à cette conception qu'en étudiant cette jeune femme.

On ne saurait croire, en effet, l'impression singulière que donne à l'observateur une personne qui, comme Félida, ignore tout ce qui s'est passé, tout ce qu'elle a vu, tout ce qu'elle a dit, tout ce qu'on lui a raconté pendant les trois ou quatre mois qui précèdent. Elle ne sort pas d'un rêve, car un rêve, si incohérent qu'il soit, est toujours quelque chose. Elle sort du néant, et si, comme la plupart des délirants, elle n'avait pas vécu intellectuellement pendant cette période, la lacune serait de peu d'importance. Mais pendant ce temps son intelligence, ses actes ont été complets et raisonnables ; le temps a marché et sa vie a marché avec lui et aussi tout ce qui l'entoure.

J'ai plus haut indiqué comme comparaison à cette existence un livre auquel on aurait arraché de loin en loin des pages. Ce n'est pas assez, car un lecteur intelligent, imbu de l'esprit général de l'œuvre, pourrait reconstituer ces lacunes, tandis qu'il est absolument impossible à Félida X... de se douter d'un fait quelconque arrivé pendant sa condition seconde. Comment saura-t-elle, par exemple, que pendant ce temps elle a contracté une dette, reçu un dépôt, ou qu'un accident, un mal subit lui auront enlevé son mari ou ses enfants? Elle ne les retrouvera pas auprès d'elle, elle attendra leur retour.

Le voyageur qui demeure trois ou quatre mois loin de son pays, sans lettres ni nouvelles, a la notion du temps écoulé ; il peut s'étonner de ce qui est arrivé dans cette période, mais il sait qu'il a dû se passer quelque chose. Il s'attend à l'apprendre ; pour lui le temps a marché. Tandis que, lorsqu'après quatre mois de condition seconde, Félida a une journée d'état normal, elle n'a, pendant cette journée, aucune connaissance des mois qui précèdent, elle ne sait pas combien cette période a duré : une heure ou quatre mois sont tout un pour elle.

Aussi, dans son appréciation du temps, se trompe-t-elle de la façon la plus singulière, en supprimant des mois entiers ; elle est toujours en arrière, en un mot, si cette figure m'est permise, son appréciation retarde. L'almanach même ne peut lui servir, car elle n'a pas de base pour le consulter.

Son mari, ou son livre de vente, en remontant jour par jour à quelque vente dont elle se souvienne, l'éclaire sur le moment où elle se trouve et sur celui où a commencé sa période d'amnésie.

J'ai laissé au lecteur le soin de déduire les mille conséquences, les mille péripéties qui peuvent surgir dans une existence ainsi partagée. Mon rôle n'est pas d'imaginer des situations d'un intérêt plus ou moins palpitant. Il se borne à raconter la vérité.

Nous croyons devoir ici prévenir une objection : à la lecture de cette observation, ou en étudiant Félida seulement aujourd'hui, on pourrait être tenté de penser que j'ai mal apprécié la situation de notre malade, et que l'état complet, l'état de raison est celui dans lequel le souvenir est complet, celui dans lequel elle a la parfaite possession d'elle-même, et que l'état maladif est celui que caracté- rise l'amnésie.

On se tromperait ; voici pourquoi :

Tout d'abord, ayant vu naître et grandir les accès, je puis affir- mer l'identité entre l'état accidentel d'autrefois, qui durait une heure dans un jour, et l'état d'accès presque constant d'aujourd'hui qui dure quatre mois contre un jour.

De plus, l'absence de souvenir est un mince critérium de l'intégrité des fonctions intellectuelles; car l'oubli n'est pas nécessairement amené par un état intellectuel incomplet ou maladif au moment où l'on cherche à se souvenir. La plupart du temps, l'amnésie est amenée par le peu d'impression faite sur le cerveau, par le fait au moment qu'il s'est passé. On n'oublie pas, parce qu'on ne peut pas se souvenir; on oublie parce que le fait oublié n'a fait qu'une impression insuffisante.

L'homme qui, après un délire de quelques jours, ne se souvient pas, une fois guéri, de ce qu'il a fait pendant un délire, n'en est pas moins en parfaite santé. Il n'était incomplet et malade que quand il délirait, et c'est parce qu'il délirait qu'il a perdu le souvenir, son cerveau n'a pas reçu une impression durable ou suffisante.

Nous croyons devoir insister de nouveau sur une circonstance remarquable. Aujourd'hui la condition seconde s'est tellement agrandie aux dépens de la vie normale, que les rôles entre les deux périodes se sont intervertis. Il y a seize ans, les accès ne duraient que quelques heures sur plusieurs jours, ils étaient un accident, une tache dans la vie; aujourd'hui, la condition seconde est pour ainsi dire la vie ordinaire, car elle dure trois et quatre mois de suite, contre des périodes de vie normale qui n'ont que trois ou quatre heures de durée : aujourd'hui, celles-ci sont la tache, l'accident, c'est à elles que Félida doit le trouble de son existence.

État normal......... ————

Accès............... ᴀᴡᴡᴡᴡᴡᴡ

Fig. 2.

Les caractères spéciaux à ces deux états n'ont en rien changé; leur durée seule s'est modifiée : l'un s'est simplement agrandi aux dépens de l'autre. Le schéma ci-dessus figure l'existence de Félida X... depuis 1857 jusqu'en 1875. La ligne noire indique l'état normal, le tracé sinueux la période d'accès ou de condition seconde.

L'accroissement de ce tracé aux dépens de la ligne noire est à
peu près en rapport avec l'accroissement de périodes de condition
seconde aux dépens de la vie normale.

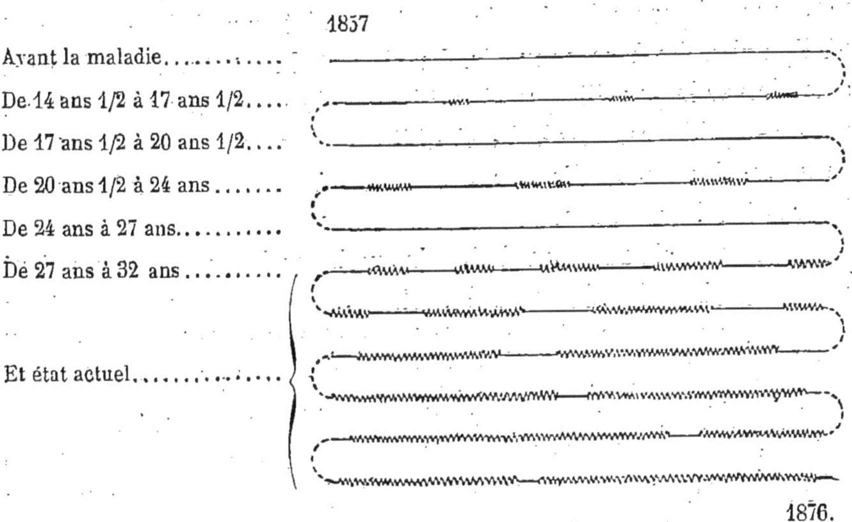

Fig. 3.

Cette modification, amenée par seize années, fait naître une
pensée : la diminution toujours croissante dans la durée des périodes d'état normal et la rareté de plus en plus grande de leur apparition ne font-elles pas présager qu'elles disparaîtront complètement
d'ici à quelques années? Cela n'est certainement pas impossible,
c'est même probable. Mais alors, qu'arrivera-t-il? La condition
seconde deviendra toute la vie. Félida X... aura une personnalité
complète : intelligence, souvenir entier du passé, tout y sera ; mais
elle n'aura plus la même personnalité qu'elle avait autrefois :
elle sera une autre personne. Elle n'en vaudra pas moins ; elle
vaudra même davantage, car elle n'aura plus d'amnésie ; mais, en
fait, elle sera autre. Son existence, vue de haut, aura montré le
singulier phénomène d'avoir compté trois personnalités successives :
la première, normale, qu'elle a portée pour ainsi dire au monde en
naissant ; la deuxième, partagée en deux par l'amnésie ; la troisième,
nouvelle et différente par son intégrité.

Le bien naîtrait ainsi de l'excès du mal; car là serait, en réalité, une sorte de guérison. Je n'oserais en espérer une autre. Si cette modification survient, ce serait dans douze ou quinze ans, à l'âge dit critique, époque ordinaire de la fin de l'hystérie. Si cela m'est permis, j'aurai à le constater plus tard.

Quelle hypothèse peut-on faire sur la cause prochaine de l'amné-sie que nous venons de décrire?

Voyons si ce qu'on sait ne peut pas nous mettre sur la voie de ce qui nous reste à apprendre. Les beaux travaux de MM. Claude Bernard et Luys ont établi d'une façon certaine l'action de la circulation sur les fonctions cérébrales. L'exagération dans l'afflux du sang amène l'excitation dans ces fonctions; sa diminution amène leur calme, leur repos. Le sommeil est provoqué par cette diminution (ischémie), laquelle est elle-même amenée par le rétrécissement momentané des vaisseaux qui apportent le sang au cerveau.

Raisonnons par analogie et prenons pour exemple une fonction dont la localisation paraît certaine, la fonction du langage articulé. Eh bien! si les vaisseaux qui conduisent le sang dans la troisième circonvolution du lobe antérieur gauche sont diminués de calibre, cette fonction sera altérée, les autres demeureront intactes. De même si la mémoire est abolie, on est parfaitement en droit de penser que cette altération est due à une diminution dans l'apport du sang à la partie du cerveau encore inconnue où est localisée cette fonction. Or, l'état maladif de Félida rend parfaitement compte, par l'action de l'hystérie sur les éléments contractiles des vaisseaux, de la diminution de leur calibre. Telle est, du moins, ma conviction personnelle que je n'ai pas à développer ici.

Ce qui se passe lorsqu'on provoque le sommeil chez l'homme ou chez les animaux, en les obligeant à loucher en haut ou en dedans, en est une preuve de plus. En l'absence d'une étude nécroscopique non encore faite (¹), on peut le comprendre d'après l'analyse de cette manœuvre : Étant donnée une personne ou un animal placés dans ces conditions, la contraction prolongée des muscles de l'œil

(¹) Cette étude peut être faite sur les animaux par une méthode que j'ai imaginée de concert avec M. le professeur Verneuil, et que j'ai l'intention d'appliquer.

qui le convulsent en dedans et en haut comprime les vaisseaux de l'orbite, modifie leur circulation, et par suite agit sur la circulation cérébrale qui a avec celle de l'orbite une étroite connexion. N'est-il pas probable que le sommeil et le somnambulisme qui le suit sont amenés par cette action?...

La manière d'éveiller ces endormis le prouve aisément. M. Puel a démontré depuis longtemps, dans un mémoire couronné par l'Académie de médecine, que la catalepsie spontanée cédait à des frictions légères sur les muscles contracturés. Après lui, Braid et l'expérience de tout le monde enseignent qu'on éveille ces endormis par une friction sur les paupières; cette friction agit évidemment sur les muscles contracturés et fait cesser leur contracture, comme elle la fait cesser ailleurs; par suite, les vaisseaux sanguins sont délivrés de toute compression, la circulation cérébrale n'est plus troublée et l'animal ou la personne rentrent dans l'état ordinaire. En résumé, nous pensons que l'amnésie, chez cette jeune femme, a pour cause prochaine une diminution momentanée et périodique dans l'afflux du sang à la partie du cerveau qui préside à la mémoire. Nous estimons, de plus, que ce rétrécissement momentané des vaisseaux est dû à l'état d'hystérie de notre malade, état qui a une action sur les éléments contractiles de ces canaux.

Cette conception, qui fait jouer à l'hystérie un rôle nouveau, nous mènerait à des considérations trop spéciales de médecine et de physiologie qui trouveront place dans un autre travail.

CONCLUSIONS

I. — Félida X... est atteinte depuis seize ans d'une altération de la mémoire qui a toutes les apparences d'un doublement de la vie.

II. — Cette altération est une amnésie qui porte sur des périodes de temps d'une durée variable, lesquelles, ayant grandi peu à peu, occupent aujourd'hui l'existence presque entière.

III. — Le souvenir, chevauchant par-dessus ces états de condition seconde, relie entre elles toutes les périodes d'état normal, si bien que Félida X... a comme deux existences : l'une ordinaire, composée de toutes les périodes d'état normal reliées par le souvenir ; l'autre *seconde*, comprenant toutes les périodes des deux états, c'est-à-dire toute la vie.

IV. — L'oubli est complet, absolu, mais il ne porte que sur ce qui est arrivé pendant la durée de la condition seconde. Il n'atteint ni les notions antérieures ni les idées générales.

V. — En outre de l'amnésie, qui est un phénomène de l'état normal, Félida présente pendant les périodes d'accès des modifications dans le caractère et dans les sentiments affectifs qui n'en sont que la conséquence.

VI. — Cette altération de la mémoire et les phénomènes qui l'accompagnent ont pour cause une diminution dans l'apport du sang à la partie du cerveau encore inconnue où doit être localisée la mémoire.

VII. — Le rétrécissement momentané des vaisseaux, qui est l'instrument de cette diminution, est provoqué par l'état d'hystérie de Félida X...

J'ai dit plus haut qu'après la publication de l'histoire de Félida il avait paru dans la presse scientifique nombre de communications. Je ne relèverai que la lettre suivante de M. le Dr Dufay (de Blois), aujourd'hui sénateur de Loir-et-Cher, adressée à M. le Directeur de la *Revue scientifique*. Cette lettre importante, qui a trait à la *notion de la personnalité*, a paru en juillet 1876.

« CHER MONSIEUR,

» Lorsque j'ai lu dans la livraison du 20 mai dernier de votre *Revue scientifique*, l'observation d'*amnésie périodique ou doublement de la vie* présentée à l'Académie des sciences morales et politiques par M. Azam, il m'a semblé reconnaître l'histoire d'une de mes anciennes clientes, tant il y a de similitude entre l'affection nerveuse que décrit mon honorable confrère de Bordeaux et celle que j'ai observée moi-même.

» Ma première pensée a été de lui adresser immédiatement les notes que j'ai recueillies à cette époque, surtout lorsque j'ai vu, à la fin de son mémoire, qu'il préparait un nouveau travail sur ce sujet.

» Mais je n'avais pas ces notes sous la main, les électeurs de Loir-et-Cher m'ayant fait quitter la médecine pour la politique, — ce qui n'est pas si différent qu'on pourrait le croire. J'ai dû attendre l'occasion prochaine d'un voyage à Blois, où m'appelait la réunion annuelle de l'Association médicale, et j'en ai rapporté les éléments de cette lettre.

» C'est vers 1845 que je commençai à être témoin des accès de somnambulisme de Mˡˡᵉ R. L..., et j'eus pendant une douzaine d'années l'occasion à peu près quotidienne d'étudier ce phénomène si bizarre. Mˡˡᵉ R. L... pouvait avoir alors vingt-huit ans environ. Grande, maigre, cheveux châtains, d'une bonne santé habituelle, d'une susceptibilité nerveuse excessive, Mˡˡᵉ R. L... était somnambule depuis son enfance. Ses premières années se passèrent à la campagne, chez ses parents ; plus tard elle entra successivement en qualité de lectrice ou demoiselle de compagnie dans plusieurs familles riches, avec lesquelles elle voyagea beaucoup ; puis enfin elle choisit un état sédentaire et se livra au travail d'aiguille.

» Une nuit, pendant qu'elle était encore chez ses parents, elle rêve qu'un de ses frères vient de tomber dans un étang du voisinage ; elle s'élance de son lit, sort de la maison et se jette à la nage pour secourir son frère. C'était au mois de février ; le froid la saisit ; elle s'éveille saisie de terreur, est prise d'un tremblement qui paralyse tous ses efforts ; elle allait périr si l'on n'était arrivé à son secours. Pendant quinze jours la fièvre la retint au lit. A la suite de cet événement, les accès de somnambulisme cessèrent pendant plusieurs années. Elle rêvait à haute voix, riait ou pleurait, mais ne quittait plus son lit. Puis, peu à peu, les pérégrinations nocturnes recommencèrent, d'abord rares, ensuite plus fréquentes, et enfin quotidiennes.

» Je remplirais un volume du récit des faits et gestes accomplis par Mˡˡᵉ R. L... pendant ce sommeil actif. Je me bornerai à ce qui est indispensable pour faire connaître son état.

» Je copie sur mes notes :

» Sa mère est l'objet fréquent de ses rêves. Elle veut partir pour son pays, fait ses paquets en grande hâte, « car la voiture l'attend ; » elle court faire ses adieux aux personnes de la maison, non sans verser d'abondantes larmes ; s'étonne de les trouver au lit, descend rapidement l'escalier et ne s'arrête qu'à la porte de la rue, dont on a eu soin de cacher la clé, et près de laquelle elle s'affaisse, désolée, résistant longtemps à la personne qui l'engage à remonter se coucher, et se plaignant amèrement « de la tyrannie dont elle est victime ». Elle finit, mais pas toujours, par rentrer dans son lit, le plus souvent sans s'être complètement déshabillée, et c'est ce qui lui indique, au réveil, qu'elle n'a pas dormi tranquille, car elle ne se rappelle rien de ce qui s'est passé pendant l'accès.

» Voilà le somnambulisme tel qu'on l'observe assez fréquemment. C'est un rêve en action commencé pendant le sommeil normal, et se terminant par un réveil, soit spontané, soit provoqué. Mais ce n'est pas ce qui arrivait le plus ordinairement pour Mlle R. L...

» Je copie encore :

» Il est huit heures du soir environ ; plusieurs ouvrières travaillent autour d'une table sur laquelle est posée une lampe. Mlle R. L... dirige les travaux et y prend elle-même une part active, non sans causer avec gaieté le plus souvent. Tout à coup un bruit se fait entendre : c'est son front qui vient de tomber brusquement sur le bord de la table, le buste s'étant ployé en avant. Voilà le début de l'accès. Ce coup, qui a effrayé l'assistance, ne lui a causé aucune douleur ; elle se redresse au bout de quelques secondes, arrache avec dépit ses lunettes, et continue le travail qu'elle avait commencé, n'ayant plus besoin des verres concaves qu'une myopie considérable lui rend nécessaires dans l'état normal, et se plaçant même de manière à ce que son ouvrage soit le moins exposé à la lumière de la lampe.

» A-t-elle besoin d'enfiler son aiguille, elle plonge ses deux mains sous la table, cherchant l'ombre, et réussit en moins d'une seconde à introduire la soie dans le chas ; ce qu'elle ne fait qu'avec difficulté et après bien des tentatives lorsqu'elle est à l'état normal, aidée de ses lunettes et d'une vive lumière.

» Lui manque-t-il une étoffe, un ruban, une fleur de telle ou telle nuance? Elle se lève, part sans lumière, va chercher dans le magasin, dans le meuble, dans le tiroir où elle sait que l'objet se trouve, le découvre ailleurs s'il n'est pas à sa place, choisit — toujours sans lumière — ce qui convient le mieux, assortit la nuance et revient continuer sa besogne sans se tromper jamais et sans qu'aucun accident lui arrive. Elle cause en travaillant, et une personne qui n'a pas été témoin du commencement de l'accès pourrait ne s'apercevoir de rien si Mlle R. L... ne changeait de façon de parler dès qu'elle est en somnambulisme. Alors, en effet, elle parle *nègre,* remplaçant *je* par *moi,* comme les enfants, et usant de la troisième personne du verbe à la place de la première : « quand moi *est* bête » signifie quand je ne suis pas en somnambulisme. »

» Il est certain que l'intelligence, déjà plus qu'ordinaire dans l'état normal, acquiert pendant l'accès un développement remarquable, auquel contribue certainement une augmentation considérable de la mémoire qui permet à Mlle R. L... de raconter les moindres événements dont elle a eu connaissance à une époque quelconque, que les faits aient eu lieu *pendant l'état normal ou pendant un accès de somnambulisme.*

» Mais, de ces souvenirs, tous ceux relatifs aux périodes de somnambulisme se voilent complètement dès que l'accès a cessé, et il m'est souvent arrivé d'exciter chez Mlle R. L... un étonnement allant jusqu'à la stupéfaction en lui rappelant des faits entièrement oubliés « de la fille bête », suivant son expression, mais que la somnambule m'avait fait connaître et que, par des efforts de mémoire, elle reconnaissait parfaitement vrais. Il est certains sujets dont elle cause le plus naturellement du monde pendant l'état de somnambulisme, et dont elle supplie qu'on ne parle pas « à l'autre », parce que « moi *sait* qu'elle » ne veut pas confier cela à vous ; elle en serait très malheureuse ».

» Les personnes qui l'entourent ont soin, bien entendu, de lui éviter le chagrin d'avoir commis une indiscrétion, ou fait une confidence qu'elle annonçait elle-même devoir regretter profondément.

» Ainsi, d'un côté excès de confiance et de franchise, aucune dissimulation ; de l'autre, la retenue et la réserve inspirées soit par l'intérêt personnel, soit par la timidité, soit par les convenances.

» La différence de ces deux manières d'être est on ne peut plus tranchée.

» Voilà bien la double vie comme chez Félida X..., la somnambule de M. le docteur Azam, ainsi que l'amnésie périodique. Seulement, je ferai remarquer que, chez l'une comme chez l'autre, l'amnésie appartient à l'état normal, à l'état physiologique — l'oubli du rêve après le réveil est tout à fait normal — et non pas à l'état anormal ou pathologique, puisque, au contraire, pendant l'accès, la mémoire est double : elle rappelle les faits qui ont impressionné le cerveau pendant l'état normal et pendant l'état anormal. Peut-être vaudrait-il donc mieux donner à cette observation le titre de *mémoire double*, qui est le phénomène pathologique ou extraordinaire qu'il s'agit de mettre en lumière.

» Chez Félida X... comme chez R. L..., il y a dédoublement *certain pour elles* de la personnalité, et surtout chez la seconde qui parle d'elle-même à la troisième personne. C'est une erreur de conscience qui me paraît résulter précisément de la double mémoire ou du souvenir des deux états pendant la période d'état anormal ; chacune sent en elle une autre personne qui ne sait pas tout ce qu'elle-même sait.

» L'enfant et le nègre, cet enfant de l'humanité, ont physiologiquement l'habitude de s'objectiver : « Bibi a faim. » La notion de personnalité s'acquiert et peut s'altérer. On observe la sensation de dédoublement dans certains cas pathologiques. Je me rappelle une convalescente de fièvre typhoïde qui avalait alternativement une cuillerée de potage pour sa moitié droite et pour sa moitié gauche. Un autre malade s'informait toujours de la santé de « cet autre », et m'expliquait plus tard que c'était un autre lui-même qu'il sentait couché à côté de lui dans son lit. Enfin, comme le fait remarquer M. Paul Janet dans son article sur la *Notion de la personnalité*, relatif à l'histoire de Félida X... (*Revue scientifique*, n° 50, p. 574, 1876), l'aliénation mentale s'accompagne assez souvent du sentiment de dédoublement.

» Mlle R. L... a d'autant plus de motifs de commettre cette erreur, qu'elle a parfaitement conscience de la supériorité intellectuelle de l'une de ses personnalités, et que ses sens acquièrent alors une acuité, une sensibilité incomparables. On ne peut le contester au moins pour la vision, puisque la myopie disparaît et que la nyctalopie s'ajoute à l'héméralopie. Les yeux évitent même le grand jour, sans doute à cause d'une exagération de sensibilité de la rétine. J'ai cherché s'il se produisait alors quelque modification apparente dans l'organe de la vue. J'ai constaté que le globe oculaire était légèrement convulsé en bas ; mais les pupilles se rétrécissent et s'élargissent suivant les conditions normales. Les paupières sont un peu abaissées, de sorte que ce double abaissement de la paupière supérieure et du globe oculaire force Mˡˡᵉ R. L... à relever beaucoup la tête pour regarder un objet qui n'est cependant pas plus élevé qu'elle-même ; c'est le mouvement qu'on ferait pour voir par-dessous un bandeau. Mais ce redressement de la tête ne s'opère pas lorsque l'objet à regarder se trouve placé plus bas, comme pour lire, écrire, coudre, etc.

» J'ai cherché à me rendre compte de la disparition de la myopie par un relâchement d'une partie des muscles intra-orbitaires qui permettrait un certain degré d'aplatissement de la cornée ; mais je n'ai pu le constater. On sait, d'ailleurs, que la myopie n'a pas toujours la même cause.

» Quant à l'audition, j'ai vu un soir Mˡˡᵉ R. L... couchée l'oreille contre terre dans un jardin, disant qu'elle entendait pousser une plante ; mais j'avoue que je n'en ai pas été convaincu et qu'ici l'imagination pouvait bien jouer le principal rôle.

» Un phénomène curieux que je dois signaler est celui-ci : ma somnambule n'*entend* que les bruits qu'elle *écoute*, que la personne qui s'adresse directement à elle. Les rires les plus bruyants, les conversations à haute voix, les cris même, elle n'entend rien si l'on n'a pas fixé son attention par une interpellation directe. C'est une analogie presque complète avec ce que les magnétiseurs appellent *se mettre en rapport.*

» Le goût et l'odorat ne paraissent pas modifiés.

» Pour les fonctions de circulation et de respiration, le rythme en est un peu ralenti ; mais elles subissent les variations ordinaires en rapport avec les perceptions et les émotions.

» Il y a, pendant l'accès de somnambulisme, anesthésie générale du tégument cutané, même pour l'électricité; la sensibilité ne persiste qu'en deux points : à la région latérale moyenne du col, de chaque côté, et au même niveau dans la gorge, c'est-à-dire sur le trajet de nerfs importants.

» Le contact sur une de ces régions, avec le doigt ou autre chose à l'extérieur (une barbe de plume même suffit), avec une goutte de liquide ou un aliment quelconque à l'intérieur, provoque le réveil subit, ou le retour à l'état normal, avec sensation douloureuse, aggravée par le dépit d'être ramenée à l'état « bête ».

» Avant d'avoir acquis par expérience la notion de cette particularité, Mlle R. L… s'était rendue « bête » elle-même, en essayant de boire ou de manger.

» C'est en les cherchant qu'on a découvert les points sensibles extérieurs. On ne peut les atteindre que par ruse, car Mlle R. L… se défend tant qu'elle peut contre ces attouchements, non seulement à cause de l'ébranlement nerveux qui en résulte, mais parce qu'elle voudrait rester toujours dans l'état où elle se trouve.

» Chose bizarre, le toucher conserve toute sa sensibilité.

» J'ai dit que l'accès de somnambulisme commençait généralement, et presque tous les jours, dans la soirée. Quelquefois il survient pendant le sommeil normal. D'autres fois, une vive émotion donne lieu à un accès le matin, ou dans le cours de la journée.

. » Quand il est déterminé par cette cause, il se prolonge plus longtemps, et il est même arrivé qu'on en provoquait la cessation parce que cet état semblait dangereux, l'alimentation ne pouvant pas avoir lieu. Mais lorsque l'accès a commencé dans la soirée, Mlle R. L…, après avoir continué la veillée, monte à sa chambre en même temps que ses compagnes, travaille dans l'obscurité ou se couche et passe insensiblement du sommeil agité au sommeil tranquille et normal, pour se réveiller à l'heure réglementaire.

» Elle est alors très étonnée de trouver achevée la besogne qu'elle se rappelle avoir seulement commencée, ou même avoir eu l'intention de commencer.

» Le réveil provoqué s'annonce invariablement par trois bâillements profonds se succédant à une ou deux secondes d'intervalle; ce n'est qu'après le troisième que le retour à l'état normal est complet.

» Quelques inspirations de vapeur d'éther suffisent pour produire l'accès, mais quelquefois aussi je l'ai fait cesser de la même manière.

» Les narcotiques ont amené parfois quelques heures d'un lourd sommeil normal suivi de rêves plus extravagants qu'à l'ordinaire et de somnambulisme.

» L'exercice musculaire porté jusqu'à la fatigue n'a pas déterminé un sommeil plus tranquille.

» L'économie souffre-t-elle de cette activité incessante ? Mlle R. L... est maigre, mais bien portante.

» J'ai pensé que cette affection, de nature hystérique, diminuerait à mesure que l'âge avancerait, et qu'elle finirait par disparaître. On m'affirme qu'elle a cessé depuis une dizaine d'années. Je souhaite le même sort à Mlle Félida X...

» J'ai rendu plusieurs confrères témoins des phénomènes nerveux que je viens de décrire. Je citerai particulièrement M. le Dr Lunier, inspecteur des asiles d'aliénés et des établissements pénitentiaires, qui était à cette époque directeur-médecin en chef de l'Asile de Blois.

» Il est certain que l'enchaînement des divers accès successifs par le lien du souvenir, auquel s'ajoute encore le souvenir de l'état normal, constitue une sorte de seconde vie et une personnalité spéciale, tandis que l'absence de souvenir, au sortir de l'accès, la mémoire ne s'appliquant plus qu'aux faits de l'état normal, caractérise l'autre personnalité, qu'on peut appeler normale.

» Mais peut-on dire qu'il y ait là *amnésie*, dans le sens pathologique du mot? Évidemment non. L'oubli, je le répète, suit le plus ordinairement l'activité automatique du cerveau qui constitue le rêve ou conduit au somnambulisme. L'hypothèse de M. le Dr Azam que cette amnésie dépend d'un afflux moindre du sang au cerveau donne peut-être l'explication générale de ce phénomène, sans qu'il faille supposer un rétrécissement de nature hystérique des vaisseaux, puisque l'hyperémie qui accompagne l'activité des cellules nerveuses doit, en effet, diminuer au moment du réveil, par suite de la cessation du travail cérébral.

» Peut-être est-ce précisément dans les cas où l'hyperémie ne cesse pas immédiatement que le souvenir du rêve dure plus ou moins longtemps après le réveil.

» Mais il me semble bien plus intéressant de rechercher l'explication du double souvenir. Or, si, suivant l'expression métaphorique de notre savant confrère le docteur Luys, la mémoire n'est autre chose que « la phosphorescence organique des éléments nerveux », ne pourrait-on pas admettre que cette phosphorescence augmente en proportion de l'activité cérébrale et de l'afflux sanguin? D'où il faudrait conclure que si l'hystérie joue un rôle dans l'étiologie de l'affection nerveuse en question, ce serait en exagérant l'impulsion cardiaque, ou en dilatant les capillaires artériels cérébraux par l'intermédiaire du système vaso-moteur.

» L'observation ultérieure de faits semblables éclairera ce sujet encore obscur, dont l'importance physio-psychologique ne saurait être contestée.

» Agréez, cher Monsieur, l'hommage de mes sentiments bien sympathiques.

» Dr DUFAY,
» Député de Loir-et-Cher. »

Juillet 1876.

SUITE DE L'OBSERVATION DE FÉLIDA — ANALYSE
RÉFLEXIONS ET HYPOTHÈSES

À MONSIEUR LE DIRECTEUR DE LA *Revue scientifique,*

On sait qu'en fait, et quelque interprétation qu'on en donne, cette jeune femme a ou paraît avoir deux consciences, deux personnalités, dont l'une est séparée de l'autre par l'absence du souvenir; l'une de ces personnalités, qui sur deux ou trois mois ne dure que quelques heures, est la représentation exacte, la suite du mode d'existence de Félida jusqu'à l'âge de quinze ans, c'est-à-dire de sa vie ordinaire jusqu'à l'observation de la maladie. Les périodes qui, en 1858, duraient plusieurs jours, ont diminué peu à peu jusqu'à deux ou trois heures. Or, pendant ce temps d'existence normale, Félida ignore absolument tout ce qui s'est passé pendant les deux ou trois mois de condition seconde qui précèdent. L'autre personnalité; c'est la condition seconde qui est aujourd'hui la vie presque entière, état acquis, lequel, grandissant année par année depuis dix-huit ans, est arrivé à l'énorme importance actuelle; cet état, plus complet que le précédent, est caractérisé par l'intégrité de tous les sens et de toutes les facultés, particulièrement de la mémoire : pendant sa durée, Félida se souvient non seulement de ce qui s'est passé pendant la condition seconde qui précède, mais aussi pendant les courtes périodes d'état normal.

Il faut qu'il soit bien naturel de penser que la perfection est l'apanage de l'état normal; car la plupart des lecteurs de l'histoire de Félida disent ou écrivent que je me trompe, et que son état normal ne peut être que celui qui est caractérisé par l'intégrité du souvenir.

Cette objection, que je reconnais du reste être naturelle, m'avait été faite pour la première fois par M. Bersot, à qui, l'an dernier, j'avais lu mon manuscrit avant de l'adresser à l'Institut; mais l'éminent philosophe avait été convaincu par ma réponse verbale, et j'avais ajouté le résumé de cette réponse à mon travail. J'y ai donc déjà répondu. Malgré cela, il paraît nécessaire d'y revenir; je le ferai donc avec quelques développements.

Cependant, avant de traiter ce point, vous me permettrez de m'occuper en peu de mots d'une objection sérieuse que je trouve dans le journal de philosophie *Mind* (1).

Le savant professeur Robertson, auteur de l'article, dit à peu près ceci :

« M. Azam appelle état NORMAL, chez Félida, un état qui est caractérisé par l'absence du souvenir. Or, il croit que cette amnésie est due à une diminution momentanée dans l'apport du sang à une certaine partie du cerveau; mais ce phénomène est morbide. Comment alors admettre que l'état qui le caractérise soit *normal*, et n'est-il pas plus rationnel de supposer que les deux existences de Félida sont morbides? »

Je trouve cette objection si sérieuse, que je suis disposé à l'admettre sans difficulté; car M. Robertson et moi ne différons que par l'interprétation d'un mot.

(1) *Mind*, July, 1876. Reports, p. 414.

En effet, en appelant *normal* l'un des états de Félida, je n'ai pas voulu dire état de *santé parfaite*. Je ne l'ai nommé ainsi que par comparaison avec l'autre, et par suite de l'absence d'un mot plus convenable. Mais, en fait, aucun des deux états n'est normal; car, je l'ai dit, Félida est hystérique. Cette diathèse domine sa vie entière, et dans ses deux existences, dans ses deux conditions, nous trouvons des phénomènes appartenant à cette maladie, si bien que l'amnésie qui en découle peut exister dans l'état normal au même titre que les douleurs nerveuses, les convulsions, les sommeils subits, etc., etc., etc., qu'on rencontre dans ce même état.

- Il n'y a donc aucune difficulté à ce que j'admette, avec M. Robertson, que les deux états sont plus ou moins morbides, tout en pensant que l'un d'eux, celui que je nomme NORMAL, faute d'un meilleur mot, ressemble plus que l'autre à la vie antérieure, laquelle m'est assez inconnue et qui n'a jamais dû être la *santé parfaite*, bien qu'elle n'ait pas préoccupé l'entourage de Félida.

En ce qui touche la seconde objection signalée, je ne répéterai pas les arguments que j'ai donnés dans mon travail précédent et que je considère toujours comme bons; mais j'apporterai des raisonnements nouveaux basés sur l'analyse du sommeil et du somnambulisme.

Avant d'entrer dans cette analyse, je rappellerai comment se comporte la mémoire dans les diverses formes du rêve. Ce sera comme un préambule.

D'ordinaire, le rêve simple laisse des traces dans le souvenir; mais il arrive souvent que le souvenir est si fugace, qu'on croit n'avoir point rêvé. De plus, il est arrivé à tout le monde de continuer la nuit suivante un rêve commencé; on peut rêver d'un rêve : même dans cet état quasi-physiologique, il y a liaison entre les états surajoutés.

Pour peu que leur somnambulisme soit complet, les somnambules ne se rappellent jamais leurs accès; de plus, dans ces accès, ils se souviennent parfaitement de leur existence ordinaire, laquelle est toujours la base, le point de départ de leurs idées ou de leurs actes. S'ils ne s'en souvenaient point, à quoi pourraient-ils penser, au moins dans le premier accès?... Enfin, dans cet état, ils ont le parfait souvenir des accès analogues, qui sont ainsi reliés entre eux, la mémoire chevauchant, comme chez Félida, par-dessus les périodes d'état normal. Tout le monde sait l'histoire de la jeune fille qui, ayant été outragée pendant qu'elle était en somnambulisme, l'ignorait pendant la veille, mais raconta tous les détails de cet outrage à sa mère pendant l'accès suivant.

Félida, malgré la perfection de sa condition seconde qui est une vraie vie, même supérieure à l'autre, rentre donc, au point de vue de la mémoire, dans la règle ordinaire, sauf qu'elle y voit : elle est une somnambule comme les autres.

Voici maintenant ce qui se passe chez le rêveur et chez le somnambule : la nuit est venue, le calme s'est fait; fatigué par le travail, l'homme s'étend et s'endort. S'il est bien portant, son sommeil est profond et son corps peu sensible aux excitants extérieurs. A son réveil, il est reposé et n'a aucun souvenir de ses rêves s'il en a fait, ou bien il n'a pas rêvé. Pendant ce temps, son pouls est calme, l'activité de sa circulation générale est diminuée; si même pendant son sommeil il accomplit un acte physiologique qui nécessite hors du cerveau l'appel du sang, la digestion d'un bon repas, par exemple, son sommeil est plus profond encore. Tout le monde sait cela, de même qn'on sait aujourd'hui en physiologie que, pendant le sommeil, le cerveau est dans un état relatif d'anémie.

Mais, pendant la veille, cet homme est agité par des préoccupations. Il pense beaucoup, ou en dormant il est soumis à des excitants quelconques; alors il dort moins profondément, il n'a plus le sommeil *dur*, il a le sommeil léger. Il rêve, et ses rêves, depuis le plus simple jusqu'au cauchemar, portent l'empreinte de ces préoccupations ou de ces excitants physiologiques. Le cerveau conservant un reste d'activité, certaines de ses fonctions sont en jeu, et le rêve se rapproche plus ou moins de la réalité suivant que le raisonnement et la coordination des idées demeurent plus ou moins actifs. Ces deux fonctions constituant le lien qui réunit en faisceau les facultés de l'esprit, s'il se relâche, celles-ci flottant indécises, la moindre impulsion agit sur elles et leur donne une direction souvent fort singulière. Mais ce qu'on sait des actes réflexes explique suffisamment ces prétendues singularités.

Un exemple me fera mieux comprendre ; vous me pardonnerez de le tirer de moi-même. En cela je suis la méthode excellente de M. Alfred Maury.

Au printemps, quand les matinées sont fraîches, je fais toujours le même rêve. Je me représente une plage, une rivière, avec un paysage quelconque à moi connu ou fait de souvenirs (le rêve n'inventant rien) et je prends un bain froid. Si je m'éveille, j'acquiers la certitude que mon corps entier est refroidi et que mon rêve n'est que le résultat de la sensation de froid dont je n'ai pas eu conscience, mais qui suffisamment sentie par ma peau et perçue par mon cerveau, a agi comme action réflexe et a enfanté l'idée du bain froid par lequel mon corps s'est rafraîchi. Mais je m'éveille et j'augmente mes couvertures ; alors, cette forme de rêve disparaît ; la chaleur revenant et rappelant à la peau le sang du cerveau, le sommeil redevient profond et sans rêves. Quand on a la fièvre, on fait toujours le même rêve, on voit confusément des montagnes et des précipices se mouvant par des ondulations immenses, incohérentes et tourmentées. C'est que le cœur, violemment agité, envoie au cerveau des quantités anormales de sang, lesquelles, arrivant à flots pressés, troublent le calme ordinaire des rêves et enfantent ces conceptions maladives.

Par contre, si les ivrognes dorment si fort, ils le doivent non à une prétendue congestion momentanée, mais à l'anémie cérébrale que cause le grand appel de sang fait à l'estomac et au poumon par la digestion et la combustion d'aliments très alcoolisés.

De même, interrogez les femmes grosses ou qui ont eu des enfants à la suite de grossesses ordinaires ; toutes vous diront que jamais elles n'ont plus profondément dormi que pendant leur gestation, alors leur sommeil était calme et sans rêves ; rien n'est plus naturel si l'on songe à la dérivation considérable du sang vers l'utérus et son contenu, dérivation qui se fait aux dépens du cerveau comme des autres organes, mais qui chez lui est plus sensible que chez aucun autre.

Une sensation plus forte, une douleur insuffisante cependant pour éveiller le dormeur provoquent le cauchemar ; la légende du chat noir ou du diable qui, assis sur la poitrine du dormeur, l'oppresse et l'épouvante de ses yeux flamboyants, a son origine dans une gêne accidentelle ou maladive de la respiration, laquelle se transforme en ces idées que perpétue la tradition. La légende du vampire qui suce le sang des filles de la Valachie a une source analogue. Le malheureux dormeur, dont l'esprit est rempli d'histoires fantastiques, est la victime d'un rêve que fait naître dans son cerveau une douleur physique ou la morsure d'un animal, d'un insecte quelconque. Scrutez à fond les histoires de revenants et de fantômes, vous n'y trouverez qu'hallucinations, rêves pénibles ou maladifs; la poésie et l'imagination font le reste.

Chacun, en étudiant son propre sommeil, se rendra compte de la réalité de ce que j'avance.

Ce que je viens de dire ne s'applique qu'au sommeil ordinaire plus ou moins profond; recherchez maintenant les divers degrés qui nous conduisent de ce sommeil de tout le monde à la condition seconde de Félida X..., et nous verrons comment cette jeune femme n'est autre chose qu'une somnambule dont tous les sens, toutes les facultés sont actifs, en un mot une somnambule *totale*.

Pour moi, en effet, j'y insiste malgré la singularité d'une assertion qui renverse l'idée qu'on se fait d'ordinaire des somnambules, lesquels sont gens qui marchent les yeux fermés... Félida n'en est pas moins une somnambule, mais dont *tous* les sens et *toutes* les facultés fonctionnent d'une façon normale. Pour tout le monde elle est éveillée, car elle a tous les caractères de la veille. Cependant, en fait, elle ne veille point : c'est, je le répète, une somnambule parfaite, ou mieux, *totale*.

Pour le mieux démontrer, je passerai en revue dans l'analyse qui suit quelques-uns des degrés et des variétés du somnambulisme, et je montrerai que cette gradation vers la perfection ou la *totalité* n'est due qu'à la persistance ou à l'éveil successifs des sens et des facultés. Je crois par cette méthode aider à la solution de ce problème difficile.

Notre dormeur est un enfant de huit à douze ans; il dort profondément comme on dort à son âge; on lui parle doucement et d'une voix monotone, il ne s'éveille pas, mais répond... On dirige sa pensée à volonté et on lui fait dire ce qu'il aurait tu pendant la veille; bien plus, il obéit au désir d’autrui, se retourne, boit, etc.

Son activité obéissante peut aller plus loin encore. On sait l’histoire du jeune officier de marine auquel ses camarades s’amusaient à suggérer des rêves, et qui, dormant sur un banc, se précipite sur le pont croyant plonger et sauver de la mer son meilleur ami qu’on lui disait se noyer. Chacun a autour de soi des exemples semblables, et on n’a qu’à les rechercher.

Il en peut être de même pour nombre d’autres endormis dont on a provoqué le sommeil par des manœuvres diverses, ou qui ont été soumis à l’ivresse, au chloroforme, au haschisch ou à la belladone, etc.

Chez les hypnotisés, par exemple, la suggestion peut avoir une importance plus grande encore; placez un somnambule de cet ordre dans la posture d’un homme qui prie ou qui combat (l’état cataleptique de ses membres le permet), bientôt son visage exprime la colère ou la piété, et s’il peut parler il raconte quelque scène violente ou religieuse.

Ainsi, d’où que vienne l’ordre, qu’il passe par le sens de l’ouïe ou par le sens musculaire, les facultés de l’esprit flottant indécises, sans volonté, sans coordination, subissent passivement l’influence intrangère, le tout à l’insu de la personne qui après ces actes et ces paroles s’éveille sans en avoir conservé le moindre souvenir.

Mais l’activité de notre dormeur peut être plus grande, son sens musculaire s’éveille partiellement, il *marche endormi*, certains sens, certaines facultés deviennent actifs, il est *somnambule*.

Ici, depuis l’enfant que tout le monde connaît, et qui se levant sous l’influence du rêve s’éveille après avoir heurté les meubles de sa chambre, depuis le marcheur qui endormi poursuit sa route, jusqu’à la condition seconde de Félida, somnambulisme *total* ou parfait, on peut observer tous les degrés.

Chaque sens, chaque faculté de l’esprit qui s’éveille partiellement ou isolément donne au somnambule un degré de perfection de plus. Bien mieux, tel sens ou telle faculté isolément exalté peut dans son fonctionnement dépasser de beaucoup la puissance normale; alors le dormeur devient un phénomène, un prodige, il entend par le talon, voit par le creux de l’estomac, prédit l’avenir, donne des consultations infaillibles et sait ce qui se passe à mille lieues de lui.

Habitués que nous sommes à voir nos sens et nos facultés réglés dans un certain équilibre relatif et avoir une puissance moyenne, quand cet équilibre est rompu au profit de tel ou tel d'entre eux, nous crions au miracle. Dans l'indigence ordinaire de notre nature, nous avons sans doute lieu de nous étonner, mais il n'est pas défendu de chercher des explications, car crier sans cesse au prodige, quand nous rencontrons un problème difficile, est preuve d'ignorance et d'incapacité.

Que peut-il se passer, après tout, chez cet étonnant dormeur?... Sans devenir normale sa vue s'exalte, sa rétine est hyperesthésiée; il voit dans l'obscurité. Or, ce que nous appelons obscurité, nous, gens éveillés, n'est pas l'absence absolue de lumière. Sa rétine, plus sensible que la nôtre, se contente d'une lumière plus faible, il passe momentanément à l'état du chat ou de l'oiseau de nuit; la malade dont M. Dufay, de Blois, a entretenu vos lecteurs (¹), et qui enfilait son aiguille sous la table, est un nouvel exemple de ce que je rappelle : cent fois j'en ai fait l'expérience, le somnambule cesse tout travail si l'on interpose entre ses yeux et l'œuvre commencée un corps absolument opaque, à moins que pour ce travail le sens musculaire exalté ne puisse, comme chez l'aveugle, remplacer la vue, et de plus, ses yeux, bien que paraissant fermés, ne le sont jamais complètement. L'exaltation ou la perversion du goût et de l'odorat amènent des phénomènes analogues. Et le sens musculaire hyperesthésié donne au somnambule l'équilibre du danseur de corde qui le fait marcher sur l'arête du toit.

Tel somnambule dont l'abstraction ou d'autres facultés veillent encore ou s'exaltent, résout un problème au-dessus de ses moyens ordinaires ou compose des vers grecs; tel autre dont la mémoire est devenue prodigieuse, raconte des faits d'autrefois que dans la veille il paraissait avoir oubliés, — l'entourage croit qu'il les invente ou les devine; — tel parle une langue que les auditeurs étonnés croient qu'il n'a jamais apprise. Tout cela n'est après tout que réminiscences, pour lesquelles, on le sait, la durée n'existe pas. Les beaux livres de MM. Alfred Maury, Bersot, Albert Lemoine, etc., et

____

(¹) *Revue scientifique*, 15 juillet 1876.

les innombrables histoires de somnambules depuis l'antiquité jusqu'à nos jours, sont remplis de faits semblables. Relisez ces relations, analysez-les au même point de vue, et vous verrez la prédominance de telle ou telle faculté, la persistance ou l'exaltation temporaire de tel ou tel sens donnant à chacun d'eux le caractère extraordinaire qui le distingue des autres et frappe l'observateur.

Mais, je le reconnais, dans aucun fait relaté jusqu'ici vous ne verrez le sens de la vue ayant persisté, donner à un somnambule le singulier caractère de la condition seconde de Félida.

Loin de moi, cher Monsieur Alglave, la pensée de traiter à fond, dans une lettre, un si vaste sujet; je n'en veux retenir que ceci :

Les somnambules, quelle que soit l'origine de leur état, diffèrent suivant que tel ou tel sens, telle ou telle faculté prédomine chez eux, et aussi suivant la nature de leur esprit, la qualité de leurs sens; j'ai vu un sourd somnambule, rien n'était plus bizarre.

De plus, leurs idées flottantes privées d'équilibre et de coordination peuvent être dirigées à tort et à travers, soit par leur entourage, soit par des suggestions venues d'excitants extérieurs, bruits, odeurs, dont cet entourage ne peut avoir la moindre notion.

Un exemple me fera mieux comprendre : Prenons un somnambule dont le sens de l'ouïe est momentanément exalté, il entend ce que nul n'entend autour de lui; mais il dort, ses facultés intellectuelles sont flottantes, alors la perception de ces sens donne en lui naissance à une série d'idées-images. — Ainsi, loin de lui on touche du piano, son ouïe exaltée permet à lui seul d'entendre : alors ces sons deviennent un concert admirable dont il voit les splendeurs; il entend des mélodies célestes et se croit en paradis, l'entourage stupéfait écoute le récit de ces merveilles, et si notre somnambule parle d'enfer ou de meurtres, on en fait un possédé du diable. Mon compatriote Pierre de Lancre a brûlé bien des innocents qui n'en avaient pas tant dit. Cependant quoi de plus simple? Plus grand sera le nombre des sens ou des facultés qui fonctionnent chez le somnambule, plus son état sera extraordinaire, car plus il se rapproche de la vie normale, plus il est étrange.

Ce qui lui manque le plus, quelle que soit cette perfection relative, c'est l'équilibre fonctionnel. Tous les sens n'agissent pas ou agissent mal. Il ne saurait donc avoir du monde extérieur qu'une idée fausse ou incomplète.

Que faudrait-il donc pour que ce somnambulisme fût parfait? Il faudrait le fonctionnement *total* des facultés et des sens, particulièrement du maître d'entre eux, de la vue. Celle-ci, en effet, donne la notion exacte du monde extérieur, par suite rectifie les idées et aide à les coordonner (je ne parle, bien entendu, que de l'homme sain d'esprit et non de l'halluciné).

Mais ce somnambule fictif, dans lequel les facultés de l'esprit agiraient à l'ordinaire, et auquel les sens fonctionnant régulièrement donneraient la notion exacte de ce qui l'entoure, n'est autre chose qu'un homme ordinaire, éveillé.

Je reconnais qu'il en a temporairement toutes les apparences; mais pour l'observateur il n'en a pas la réalité, car, l'accès passé, il rentre dans la vie ordinaire, et alors il a oublié, comme un somnambule qu'il est, tout ce qui s'est passé pendant son accès, pendant sa condition seconde ou sa deuxième vie, quelle que soit la durée, la perfection ou la cause de celle-ci.

Donc, l'absence de souvenir demeure le critérium de la différence des deux états, et si, par hypothèse, nous supprimons ce critérium, nous n'en saurons plus faire la distinction. Il doit y avoir des gens que nous trouvons bizarres ou fous, surtout parce qu'ils ne nous ressemblent pas, et qui ne sont que des *somnambules totaux gardant le souvenir de leurs accès,* — ceci, bien entendu, ne peut être qu'une hypothèse dont la vérification est impossible dans l'état actuel de l'analyse psychologique. — Cependant, je la livre aux méditations des lecteurs. Tous les somnambules ont donc ce caractère commun : l'absence du souvenir de l'accès. Ainsi est la malade de M. Dufay, de Blois; aussi, la comparant à Félida, mon savant confrère dit : « Chez l'une comme chez l'autre, l'amnésie appartient à l'état normal, à l'état physiologique. »

Or, soit dit en passant, je ne pense pas qu'aucun critique ait la pensée que, chez la malade de Blois, l'état normal soit le plus parfait, celui dans lequel elle se souvient de sa vie entière, bien que pendant cet état, ainsi que pour Félida, son intelligence soit supérieure à ce qu'elle est dans l'autre.

Eh bien! rendez par la pensée à Mlle R..., de Blois, le sens complet et normal de la vue, mettez-la ainsi en rapport avec le monde extérieur : elle aura toutes les apparences de la vie ordinaire, avec une intelligence plus grande. Ce sera une somnambule *totale*, et au point de vue psychologique elle sera Félida X...

Abordons maintenant une question fort délicate. Ces deux états séparés l'un de l'autre par l'amnésie constituent-ils un dédoublement de la personnalité, une double conscience?

Interrogé par vous, un éminent philosophe, M. Paul Janet, ne croit pas qu'il en soit ainsi, tant pour Félida que pour d'autres exemples célèbres. Raisonnant au point de vue psychologique pur, il dit que la nature du moi est faite de deux éléments : « 1° Le sentiment fondamental de l'existence, que nous appelons le sentiment du moi, lequel est indivisible et ne peut varier que par l'intensité ; 2° le sentiment de l'individualité, lequel est un fait complexe et peut varier dans ses éléments sans que le sentiment du moi soit atteint. Ce sentiment de l'individualité détermine le sentiment du moi, mais ne le constitue pas (1). »

Le moi fondamental ne saurait donc être atteint par des variations dans le sentiment de l'individualité.

Je n'ai pas à m'étendre sur cette explication ingénieuse et subtile, car en fait je n'ai jamais pensé que telle qu'elle est Félida fût un exemple pur de double conscience. En effet, elle se sent toujours la même personne, et n'a pas la conscience d'une double existence comme la dame anglaise qui, à certains moments, croyait être un vieux *clergyman*.

Cependant, s'il en est ainsi de Félida, en ce qui touche sa propre conscience, — celui qui l'observe ne peut s'empêcher de penser que l'absence de souvenir établit entre ses deux modes d'existence une barrière si haute, que cette jeune femme n'a pas dans l'état normal plus de connaissance de ce qu'elle a fait ou pensé pendant sa condition seconde, que si une autre personne avait fait ou pensé ces mêmes choses.

______

(1) Paul Janet, *la Notion de la personnalité* (*Revue scientifique*, 876, n° 50).

Par l'analyse qui précède, je crois avoir établi que l'éveil successif des sens et des facultés constitue une gradation du sommeil ordinaire au somnambulisme, que j'appellerai *total*, en passant par toutes les formes connues du somnambulisme.

Il en résulte que Félida n'est qu'une somnambule chez laquelle, en plus des autres sens ou facultés, le sens de la vue, accidentellement éveillé, fonctionne normalement; par suite, elle a la notion exacte de ce qui l'entoure et peut rectifier les impressions fausses qu'auraient pu lui donner les autres sens; c'est ainsi que sa condition seconde est une personnalité complète.

Mais, cher Monsieur Alglave, les réflexions qu'un tel sujet provoque pourraient nous conduire trop loin; il suffit d'en dire assez pour provoquer les pensées de vos lecteurs, pour les engager à étudier leur propre sommeil, celui de leur entourage.

Je serai assez récompensé de mon travail si, rencontrant quelque anomalie comme celle que présente Félida, ils l'analysent et la publient.

Voici maintenant les observations nouvelles que j'ai pu faire sur Félida depuis ma dernière publication, et son état en septembre 1876.

Au moment où s'arrêtait mon étude, les conditions secondes duraient environ deux ou trois mois contre des intervalles d'état normal de douze à quinze heures; cette situation ne s'est pas maintenue. Pendant les mois de novembre et décembre 1875, chaque jour et à des heures indéterminées s'est montrée une période d'état normal de quelques minutes à une demi-heure de durée. En janvier 1876 les intervalles grandissent, et dans les trois ou quatre mois qui suivent ils arrivent jusqu'à vingt-cinq jours contre deux ou trois heures d'état normal.

Aujourd'hui 6 septembre 1876, Félida n'a pas eu de période de vie normale depuis environ deux mois et demi, et la dernière n'a duré que trois heures. Du reste, rien de changé dans les caractères respectifs des deux états; cependant le désespoir que lui cause cette amnésie est devenu si grand, que pendant une de ses dernières périodes de vie normale Félida a cherché à se suicider. Je ne l'ai appris que récemment. — Cette pénible disposition d'esprit doit

fortement influer sur son caractère et accuser plus encore les différences que celui-ci présente dans les deux états.

Il y a évidemment tendance chez Félida à revenir à l'état décrit
dans mon travail précédent, dans lequel la condition seconde durait
trois et quatre mois contre douze à quinze heures d'état normal.

Plus que jamais, Félida est impressionnable et souffre de mille
douleurs.

Ici, bien que les phénomènes que je vais décrire touchent plus
particulièrement à l'hystérie proprement dite, je vous demande la
permission de les dire, vu leur singularité, — vu aussi l'appui qu'ils
donnent à la théorie de cette maladie, que j'ai précédemment
exposée :

Félida perd des quantités de plus en plus notables de sang par la
muqueuse de l'estomac ou de l'œsophage. Il s'écoule lentement de
sa bouche pendant son sommeil. Alors, je le dis en passant, elle
rêve qu'elle est à l'abattoir ou qu'elle voit égorger quelqu'un.

Une fois, pendant la nuit, sans blessure d'aucune sorte, il s'est
écoulé, par exsudation, de la partie postérieure de la tête, une
notable quantité de sang. — Elle a des saignements de nez d'une
seule narine, la gauche.

Spontanément, une moitié de sa face rougit ; aussi des points
épars sur les membres du même côté et les points rougis donnent
une vive sensation de chaleur, presque de brûlure. Ces sensations
s'accompagnent d'un gonflement local quelquefois si marqué, qu'un
jour Félida étant dans la rue, le gant qui recouvrait sa main gauche
en a craqué.

Du côté des sens, on observe aussi des phénomènes singuliers.
Félida est très souvent sourde de l'oreille gauche ; son odorat est
presque oblitéré, sauf pour l'odeur du sang, qn'elle perçoit mieux
qu'aucun autre. Son goût est presque nul.

La prédominance des accidents du côté gauche n'a rien d'extraordinaire ; elle est de règle dans l'hystérie ; on ignore encore pourquoi.

On voit combien ces faits viennent à l'appui de ma pensée que les
phénomènes de nature hystérique sont sous la dépendance immédiate de la circulation capillaire. Que sont, en effet, ces hémorragies, ces gonflements ? Ce sont des états passifs, ce sont les effets

d'une paralysie momentanée des tuniques des capillaires. Ceux-ci se laissant distendre outre mesure par l'impulsion du cœur, le sang transsude au travers de leurs parois; par suite, il suinte des muqueuses et rougit ou gonfle les parties du corps recouvertes de peau.

J'ai interrogé Félida sur un point que j'avais jusqu'à ce jour négligé : sur son sommeil. Elle dort comme tout le monde et au moment ordinaire. Seulement son sommeil est toujours tourmenté par des rêves ou des cauchemars; de plus, il est influencé par des douleurs physiques : ainsi, elle rêve souvent d'abattoirs et d'égorgements, nous avons dit pourquoi. Souvent aussi elle se voit chargée de chaînes ou liée avec des cordes qui lui brisent les membres. Ce sont ses douleurs musculaires ordinaires qui se transforment ainsi.

Enfin, quelquefois la transition de l'état normal à la condition seconde se fait pendant le sommeil naturel, — je crois en avoir déjà parlé.

Félida dort donc comme tout le monde; du reste, il en est de même de la plupart des somnambules. Pour peu qu'il soit complet, le somnambulisme est en général surajouté à la vie ordinaire. Félida n'échappe pas à l'usage.

Septembre 1876.

DEUXIÈME SUITE A L'HISTOIRE DE FÉLIDA — NOUVELES OBSERVATIONS — UN FAIT NOUVEAU DU MÊME ORDRE

Les lecteurs de la *Revue scientifique* n'ont pas oublié l'histoire de Félida X... que j'ai racontée l'an dernier, et ils apprendront avec quelque intérêt le résultat des observations que j'ai faites sur cette même personne depuis mon dernier récit (¹).

A ce récit j'ajouterai quelques réflexions et aussi l'exposé d'un fait analogue que j'ai eu la bonne fortune d'observer récemment.

On sait que Félida présente le phénomène singulier d'une exis-

______
(¹) *Revue scientifique* des 20 mai et 16 septembre 1876, p. 481 et 265.

tence comptant deux modes, deux conditions que sépare l'absence du souvenir; quelques mots suffiront pour rappeler la succession des phénomènes et résumeront sa situation.

État normal, — perte de connaissance, retour à la connaissance et entrée dans un mode d'existence complet, parfait, qui ne diffère de la vie ordinaire que par le caractère et les allures. — Deuxième perte de connaissance qui paraît semblable à la précédente, et rentrée dans l'état normal. Le fait saillant qui caractérise ce dernier, c'est que Félida ignore absolument *tout ce qui s'est passé* pendant la condition seconde d'où elle sort, quelle qu'ait été sa durée, tandis que, étant dans cette condition seconde, elle sait parfaitement tout ce qui s'est passé pendant les deux autres états, ayant ainsi en ces moments la notion complète de son existence.

Dix-neuf années se sont écoulées depuis le jour où j'ai commencé cette étude, et pendant cette longue période, l'état de Félida, quant aux phénomènes généraux, n'a pas changé, les modifications n'ont porté que sur la durée relative des périodes; mais ces modifications sont assez grandes pour mériter d'être étudiées avec soin.

Les questions que soulève cette étude, au point de vue de la physiologie cérébrale et de la psychologie, ont une telle importance que j'ai cru devoir en saisir l'Académie des sciences morales, et que depuis la dernière publication, elle a été l'objet de nombreux travaux. Cette importance sera mon excuse pour le soin, la minutie que j'apporterai dans le supplément qui va suivre.

Félida X... a aujourd'hui trente-quatre ans. Elle vit en famille avec son mari et les deux enfants qui lui restent. A la suite de circonstances diverses, elle a repris son ancien état de couturière et dirige un petit atelier. Sa santé générale est déplorable; car elle souffre de tous les maux que l'hystérie confirmée amène avec elle : névralgies, hémorragies passives, contractures, paralysies locales, etc.; elle est cependant fort courageuse, surtout dans la condition seconde, où ses douleurs ont, du reste, une moindre intensité.

A ma dernière visite, il y a peu de jours, je l'ai trouvée souffrante comme d'habitude. A la question : Dans quel état êtes-vous actuellement?... elle m'a répondu : Je suis dans ma raison (c'est le terme qu'elle emploie).

— Je le vois, ai-je dit, mais vous souvenez-vous de ce qui s'est passé pendant votre dernier accès?...

— Parfaitement. C'était il y a quinze jours; mon accès n'a duré que trois ou quatre heures. J'ai taillé une robe pour une nouvelle cliente, mais j'ai horriblement souffert de toutes mes douleurs.

Cette réponse me donna la certitude que loin d'être, comme elle le croit, dans sa raison, Félida est en condition seconde; cet état est en effet caractérisé par ces faits que le souvenir de toute la vie y est complet et que les douleurs ordinaires y sont moins intenses.

Dans l'étude qui suit, je passerai successivement en revue les différents états de cette jeune femme, et je noterai au fur et à mesure les modifications survenues depuis ma dernière publication; de plus, j'ajouterai quelques réflexions à leur exposé.

La première manifestation morbide est la période de transition qui fait entrer Félida en condition seconde. Ces périodes sont de plus en plus courtes et ressemblent tout à fait aujourd'hui à la forme de l'épilepsie connue sous le nom de *petit mal.*

Bien que Félida soit devenue plus habile à la dissimuler, la perte de connaissance est complète. Dans ces derniers temps, sur ma demande, son mari a constaté, comme je l'avais fait antérieurement, qu'elle y était toujours absolument étrangère à toute action extérieure. L'étude de cette période me donne à penser aujourd'hui que de tous les états de Félida, elle est le plus important; c'est le phénomène initial qui entraîne probablement après lui tous les autres.

Bien que cet état ait toutes les apparences du sommeil, il en est en réalité bien loin. Il faut, en effet, reconnaître que dans l'état actuel de nos connaissances nous sommes habitués, soit par ignorance, soit par pauvreté de langage, à donner le nom de *sommeil* à nombre d'états qui n'ont de commun avec cet état physiologique que la perte de l'activité, ressemblance absolument grossière. Quand nous avons vu la massue du boucher s'abattre sur la tête d'un bœuf, nous disons que le choc l'a étourdi; si nous ignorions cet acte, nous dirions qu'il dort. Nombre de phénomènes d'origine inconnue sont comme des coups de massue frappés en dedans, non par le boucher, mais par des lésions morbides. Le coup de sang est-il autre chose?...

Il sera permis à un chirurgien d'hôpital de dire que le diagnostic différentiel des états soporeux ou comateux, dus à des causes quelconques, n'est pas si précis que les livres classiques veulent bien le dire. Du reste, les états qui méritent l'appellation d'*analogues au sommeil* ont une telle importance, que le savant auteur du livre *Le Sommeil et les Rêves*, Alfred Maury, se préoccupe de leur étude, et nous ne doutons pas que ses réflexions ne jettent un grand jour sur ces obscurités. Je n'insisterai pas sur ce point : ce serait sortir de mon sujet.

S'il était nécessaire de rappeler que la période de transition, loin d'être un sommeil, n'est qu'un état analogue et surajouté, nous insisterions sur ce fait que souvent Félida s'endort dans la condition seconde et s'éveille dans l'état normal, et réciproquement. Donc, semblable à l'attaque d'épilepsie que les malades peuvent ignorer, la transition a lieu en plein sommeil; elle ne saurait par suite être le sommeil lui-même.

M. Victor Egger, maître de conférences de philosophie à la Faculté de Bordeaux, qui prépare un travail important sur *le sommeil*, croit, avec raison, qu'il y aurait intérêt à savoir si la transition a lieu au moment où Félida s'endort, ou pendant le sommeil, ou bien au moment où il cesse. Son mari, chargé de l'observation, a récemment constaté qu'en plein sommeil, au milieu de la nuit, Félida a eu une période d'état normal qui a duré environ trois quarts d'heure; qu'elle était éveillée pendant ce temps, et qu'après la transition ordinaire, elle a passé, toujours éveillée, en condition seconde; enfin, qu'endormie de nouveau, elle s'est réveillée le matin, à l'heure ordinaire, dans l'état où elle était quand elle s'est endormie le soir. — Cette observation sera continuée. Il est cependant permis dès aujourd'hui de dire, d'une façon générale, que, chez Félida, le sommeil et la veille sont normaux, et que les accidents que nous décrivons surviennent indifféremment dans les deux états.

La période qui suit, c'est-à-dire la condition seconde, ou deuxième personnalité, diffère toujours de l'état normal par une

plus grande légèreté dans le caractère, une plus grande insouciance, et surtout par ce fait considérable que, pendant sa durée,
Félida a la notion entière, complète de toute son existence, tandis
que, pendant l'état normal précédent, elle ignorait ce qui s'était
passé pendant la condition seconde. Nous avons déjà noté ce fait
important.

La condition seconde est toujours une existence entière et parfaite, si bien que l'attention la plus grande d'un observateur
même prévenu est nécessaire pour la reconnaître. — Sur ce point,
rien de nouveau. Seulement, plus encore que l'an dernier, la
modification dans le caractère paraît s'effacer ; Félida a un an de
plus, avec des soucis et des préoccupations, et elle devient de plus
en plus sérieuse. De plus, les douleurs et autres phénomènes
d'origine hystérique s'accentuent chaque jour davantage.

Comme cette condition constitue aujourd'hui la vie presque
entière de Félida, on y peut observer à loisir divers phénomènes,
d'origine hystérique, d'une grande rareté. J'avais indiqué ces phénomènes dans ma dernière publication ; depuis, ils ont pris une
grande intensité et deviennent de plus en plus fréquents. Je veux
parler des congestions spontanées et partielles. A un moment donné,
sans cause appréciable, et tous les trois à quatre jours, Félida ressent
une sensation de chaleur en un point quelconque du corps ; cette
partie gonfle et rougit. — Cela se passe souvent à la face, alors le
phénomène est frappant, mais le tégument externe est trop solide
pour se prêter à l'exsudation sanguine ; une fois seulement, un
suintement de cette nature a eu lieu pendant la nuit au travers de
la peau de la région occipitale, reproduisant, sans le moindre
miracle, les stigmates saignants dont les ignorants font tant de
bruit. Dans les points de l'organisme où le tégument est moins
solide, au travers des muqueuses, la paralysie partielle et momentanée des tuniques vasculaires amène des hémorragies qui proviennent alors du poumon, du nez, de l'estomac, de la vessie, etc.,
simulant ainsi des lésions graves de ces organes ; mais heureusement pour Félida, ces pertes de sang n'ont eu jusqu'à ce jour
aucune importance.

Je n'insisterai pas sur ces phénomènes, qui touchent plus à la médecine qu'à la psychologie, et qui, par suite, auraient peu d'intérêt pour un grand nombre de vos lecteurs. Il me sera seulement permis de déduire les remarques suivantes de leur coexistence avec l'amnésie et autres phénomènes d'ordre psychologique.

Les divisions, les catégories que la science impose aux études biologiques sont absolument artificielles et arbitraires. Toutes ces études se réduisent en dernier ressort à la connaissance des fonctions des organes, par suite à la science biologique qui porte le nom de *physiologie*, laquelle nous paraît les contenir toutes. Je ne parle pas de la métaphysique pure, dont le champ se restreint d'heure en heure, et qui finira par n'être plus qu'une rêverie, donnant la main, dans l'ordre des choses de l'esprit, à la poésie, à l'esthétique et autres conceptions qui ne sauraient être que des plaisirs intellectuels, des distractions pour des penseurs délicats. Prenons l'exemple de Félida ; sous l'influence indéniable d'un état maladif, de l'hystérie, nous voyons se développer en elle des phénomènes d'ordre que j'appellerai matériel ou tangible, tels que saignements de nez, vomissements de sang, etc. ; en même temps se montrent des phénomènes d'amnésie, lesquels sont d'ordre purement intellectuel. Entre les deux, on observe des phénomènes mixtes, tels qu'extase, catalepsie, accès de délire, etc. Où est, je le demande, la séparation entre ces accidents, séparation qui ferait distinguer le champ de la psychologie de celui de la physiologie pure ? Cette séparation n'existe pas ; sous l'influence d'un désordre dans la circulation ou dans l'innervation, l'équilibre fonctionnel est partout détruit ; surviennent alors les saignements de nez, dus à une paralysie momentanée des capillaires de la muqueuse qui laisse transsuder le sang ; puis le délire, les paralysies, l'amnésie se montrent, amenés par un trouble fonctionnel analogue (paralysie ou contracture) se passant dans les centres nerveux.

Comment séparer, catégoriser ces phénomènes ? Tous sont dus à la même cause ; matériels, mixtes ou intellectuels, tous doivent être justiciables de la même analyse et de la même science, et cette science, nous l'avons dit, c'est la *Physiologie*. Son domaine doit grandir aux dépens de celui de ses aînées, la métaphysique et la psychologie. Aujourd'hui, bien qu'arbitrairement séparées, ces sciences se prêtent un mutuel appui. Demain se fera la fusion intime, plus tard l'absorption sera complète, et de la métaphysique pure il ne restera que le souvenir.

Dans mes publications précédentes, j'ai peu insisté sur un troisième état qui s'était rarement présenté; j'y dois revenir, car il est devenu assez fréquent.

Depuis deux ans, très souvent lorsque Félida a été vivement émue, au lieu d'entrer en condition seconde après la période de transition, elle entre dans un état qui se rapproche beaucoup d'un accès de folie. Le désordre intellectuel est très grand, le visage exprime une terreur profonde; elle ne reconnaît plus personne, excepté son mari; elle a de véritables hallucinations terrifiantes de la vue et de l'ouïe et se croit entourée de fantômes et d'égorgements. Cet état dure peu (quelques heures), et se termine par une période de transition ordinaire; la malade rentre alors dans la condition seconde dont l'état précédent n'est en quelque sorte que la préface ou l'annexe.

Dans un précédent travail, j'ai été conduit par l'analyse et par les analogies à considérer la condition seconde de Félida comme un somnambulisme parfait, ou mieux *total,* c'est-à-dire comme un état dans lequel tous les sens, toutes les fonctions intellectuelles étant en activité, la personne a les apparences de la veille sans cependant être éveillée. Cette manière de voir a soulevé des objections. J'y insiste cependant, car depuis que ces objections ont été faites, mes réflexions sur le sommeil, les rêves et le somnambulisme ont confirmé mon appréciation. Toutefois il n'est pas superflu d'y revenir.

Je ne saurais m'adresser aux somnambules, puisqu'en immense majorité ils ignorent, comme Félida, ce qui se passe dans leur condition seconde, dans leur somnambulisme; mais je puis demander au lecteur quel qu'il soit de faire un retour sur lui-même et de considérer combien est grande la perfection de certains rêves. Il en peut juger, car il s'en souvient, si surtout, ainsi que l'a fait pendant deux ans M. Victor Egger, il prend le soin d'en écrire les détails au réveil; il sera frappé de leur ressemblance avec la vie ordinaire. Que manque-t-il à ces rêves pour être la vie ordinaire elle-même?…

Il leur manque la cohérence et l'activité. Le dormeur est en effet immobile, et ses conceptions, si parfaites, si complètes qu'elles soient, prises isolément, flottent incohérentes et sans liaison les unes avec les autres; la réminiscence ne tient aucun compte du temps ou de l'espace, et la coordination fait voyager le rêveur sans aucun souci de la vraisemblance.

Si à l'homme endormi vous rendez par la pensée l'activité et le jugement, même incomplet, vous en faites un somnambule. Les observateurs savent que le rêveur actif est presque un homme complet. Il ne lui manque qu'une volonté suffisante pour résister aux suggestions, et que l'équilibre dans le fonctionnement des sens, particulièrement de la vue, laquelle le mettrait en rapport avec le monde extérieur. Est-il téméraire de penser que l'exercice de ce sens, grand directeur de l'activité, lui donnera ce qui lui manque pour être un homme complet? Nous ne le pensons pas. Mais alors nous aurons le spectacle d'une personnalité agissante et parfaite, ne conservant du somnambulisme que l'amnésie. — Telle est Félida.

MM. Egger et Lereboullet, reconnaissant implicitement la réalité de cette hypothèse (¹), préfèrent, pour désigner cet état, le terme de *vigilambulisme* au terme de somnambulisme *total*. Nous n'y contredirons pas, quoique le mot vigilambulisme paraisse être une sorte de pléonasme. Je reconnais volontiers que le mot de somnambulisme n'est pas absolument exact, car Félida n'a jamais été somnambule dans le sens ordinaire du mot, ses périodes de veille et de sommeil étant normales; mais il faut bien user des mots que la langue met à notre disposition, malgré leur insuffisance.

Vous me permettrez de ne pas insister sur une analyse purement psychologique. J'y serais trop inhabile. J'ai, du reste, la confiance que la solution de ce problème sera donnée par les psychologues qui ont pris pour sujet de leurs études le sommeil et ses analogues.

Nous venons d'étudier les modifications survenues dans la condition seconde de Félida; nous sommes conduit naturellement à la transition qui la fait rentrer dans l'état normal.

______

(¹) *Gazette hebdomadaire de Médecine et de Chirurgie* du 8 juin 1887.

Cette transition est de plus en plus courte et identique à là précédente, quant à la perte de connaissance; mais elle en diffère par la durée. Cela s’explique. Dans la condition seconde, Félida est moins souffrante et plus avisée que dans l’autre état, et elle considère cet autre état comme un état maladif dont elle a honte, sentant venir le mal comme toutes les hystériques sentent venir l’attaque; elle le dissimule avec une grande habileté. — J’ai insisté précédemment sur cette habileté; je n’y reviendrai pas; il me suffira de dire que, bien plus que l’an dernier, cette période est presque insaisissable. Il est un autre point par lequel la période de sortie de la condition seconde diffère de la période d’entrée : c’est que, immédiatement après elle, se manifeste l’amnésie; il n’est pas douteux que ce phénomène ne soit morbide; or est-il naturel de croire qu’il appartient à l’état dans lequel il se manifeste, c’est-à-dire à l’état normal ou ordinaire, lequel est parfait en tous autres points, et n’est-il pas plus légitime de croire que c’est pendant le court instant précédent qu’a disparu le souvenir?

Si pour éclairer le raisonnement nous remontons à l’origine de la maladie de Félida, à sa première manifestation, que voyons-nous? Nous voyons une jeune fille hystérique prise d’une perte de connaissance qui la conduit à une condition seconde; mais jusqu’ici nulle amnésie; le souvenir de la vie précédente est complet; elle vit plus ou moins longtemps pendant cette condition, acquiert des idées, enregistre des faits; puis survient une deuxième perte de connaissance. Ici la scène change, Félida est bien rentrée dans la vie normale ordinaire, celle dont elle vivait avant toute maladie; mais à cette existence manque complètement le souvenir de la condition seconde qui vient de finir. — Ce phénomène d’amnésie appartiendrait-il à cet état de vie ordinaire? Nous l’avons dit, cela ne nous paraît pas probable; il serait plus naturel de penser que pendant ce court instant, pendant la courte période de transition qui précède, la mémoire, auparavant complète et parfaite, a vu disparaître un de ses éléments, la reproduction des idées.

En un mot, ainsi que je l’ai dit ailleurs, si Félida ne se souvient pas, ce n’est pas parce qu’au moment où elle a oublié, elle est dans un état morbide, c’est parce qu’à ce moment elle n’a plus la faculté de reproduction, ayant perdu cette faculté dans la petite période de transition précédente.

Serrant de moins près l'analyse, j'avais dit que Félida avait perdu le souvenir parce que dans la période précédente les idées n'avaient pas fait une impression suffisante sur son cerveau; cela n'était pas tout à fait exact, car si cette impression était sans valeur, le souvenir ne reviendrait pas tout entier dans la condition seconde suivante.

Je reviens toujours à dire qu'on peut comparer Félida rentrant dans la vie ordinaire à un convalescent de fièvre typhoïde : il a déliré, puis il a oublié tous les faits de son délire; il n'en est pas moins dans un état physique moral parfait, et c'est la faute au délire s'il ne se souvient plus. Félida n'a point déliré; mais, je le répète, il s'est passé dans ses facultés, pendant la courte période de transition qui a précédé l'amnésie, un désordre limité qui n'a porté que sur la reproduction du souvenir, — je n'y saurais trop insister.

Après la période de transition dont je viens de parler, Félida rentre dans la vie ordinaire, sinon normale; alors se passe le phénomène qui, s'il n'est pas le plus considérable, est certainement le plus frappant, je veux parler de l'amnésie; bien que j'en aie déjà longuement parlé, il me sera permis d'y revenir, conduit par l'ordre logique de cette étude. — Félida revient à elle après des mois entiers d'une autre existence, — mais elle a oublié tout ce qui s'est passé pendant ce temps, si long qu'il soit; rien de changé dans la nature de cet oubli. Il ne porte toujours que *sur ce qui s'est passé* pendant la précédente condition seconde, ainsi que l'ont fait remarquer MM. Egger et Lereboullet dans la savante analyse qu'ils ont publiée; cet oubli n'est toujours qu'un état latent, une éclipse momentanée de la mémoire, car pendant tout ce temps les impressions ont été non seulement perçues, mais conservées, emmagasinées, — la preuve en est dans ce fait déjà signalé et frappant que, pendant la condition seconde qui suit, la mémoire revenue, ces impressions revivent. — Je reconnais avec ces auteurs que cette amnésie n'est pas celle de la dame américaine de Mac Nish et d'autres amnésiques, dont l'oubli complet fait supposer l'absence

même de l'impression. — Pour mieux faire apprécier cette différence, je prendrai un exemple grossier : rien d'étonnant qu'un
ivrogne à jeun ait perdu le souvenir de ce qu'il a fait durant son
ivresse, — pendant ce temps le cerveau était inhabile à percevoir.
Cette particularité, cette limitation de l'amnésie, font précisément
l'originalité de l'histoire de notre malade.

Bien plus que l'an passé, Félida est triste pendant ses courtes
périodes d'état normal. Cette tristesse va jusqu'au désespoir, et
la pauvre femme en voudrait finir avec la vie. Aujourd'hui les
souffrances d'origine hystérique sont pendant ce temps plus
intenses que jamais ; il paraît certain que l'une des causes de la
tristesse toujours croissante de notre malade est la croyance de
plus en plus grande que sa maladie est au-dessus des ressources
de l'art.

M. Egger m'ayant récemment engagé à rechercher si l'amnésie
portait sur des faits d'habitude aussi bien que sur tout autre fait,
j'ai institué des observations sur ce point délicat ; elles ne m'ont
pas encore donné de résultat satisfaisant ; à cette heure je puis
seulement dire que le mari de Félida a remarqué que pendant le
temps où elle est amnésique, sa femme laisse passer l'heure à
laquelle elle a l'habitude de préparer le repas de la famille ; mais
est-ce là une habitude dans le sens exact du mot?... M. Egger ne
l'admet pas, une sensation organique à retour périodique, la faim,
pouvant, si elle est absente ou présente, suggérer ou non l'idée en
question. Quoi qu'il en soit, je donne cette petite observation pour
ce qu'elle vaut. Serait-il possible de faire prendre à Félida des
habitudes réelles, bien qu'elle ait depuis longtemps passé l'âge où
on les contracte? — J'y essayerai, mais, je l'avoue, sans grand
espoir d'y réussir.

Cette observation sur la persistance ou non-persistance des habitudes chez les amnésiques de l'ordre de Félida ne doit pas être
perdue, car elle peut être faite sur les sujets plus jeunes qui seront
ultérieurement étudiés.

Après avoir successivement passé en revue les divers états,
périodes ou conditions qui caractérisent l'existence de Félida, et
indiqué les modifications, peu importantes du reste, qu'il m'a été

donné d'observer pendant cette dernière année, je terminerai cette étude supplémentaire par quelques remarques générales.

MM. Egger et Lereboullet, bien qu'admettant que des phénomènes intermittents (comme l'est l'amnésie de Félida) peuvent être des symptômes d'une lésion permanente, se refusent à croire qu'il en puisse être ainsi chez notre malade, vu la longue durée de ces intermittences. Je n'admets pas cette manière de voir. En effet, je crois avoir établi plus haut que l'oubli est un phénomène non de la condition seconde, qui est la période la plus longue, ni des courts instants de la vie normale, mais plutôt de la période d'entrée dans cette dernière vie, laquelle période est d'une durée presque insaisissable : c'est, je l'ai dit plus haut, pendant ce court moment qu'est déchiré le feuillet du livre. On ne saurait donc arguer de la longue durée des intermittences.

Du reste, l'argument d'après lequel on se refuserait à voir dans un phénomène morbide intermittent le symptôme d'une action permanente peut être réfuté par l'analogie. On voit tous les jours, sous l'influence permanente de l'hystérie, des paralysies, des contractures, etc., durer des mois et des années, guérir et revenir ainsi un grand nombre de fois.

Ce n'est donc pas cette raison qui me ferait repousser l'hypothèse que, chez Félida, l'hystérie provoque une lésion intermittente de la circulation, dans la partie du cerveau où siègent les fonctions intellectuelles, sinon la mémoire seule, dont la localisation (en tant que fonction isolée) n'est pas aussi admissible que j'ai pu le penser.

Je ne crois pas qu'on puisse mettre en doute aujourd'hui que l'activité, le fonctionnement d'un organe, ne soient en rapport étroit avec la quantité de sang qu'il reçoit : ce qui est vrai pour le rein, pour le foie, la rate, etc., ne saurait être faux pour le cerveau ; on sait que les lésions de la couche corticale, chez les paralysés généraux, sont dues à l'hyperémie, laquelle est consécutive à l'abus des fonctions intellectuelles. — L'exercice répété d'un groupe de muscles sous l'influence de la volonté amène manifestement leur hyperémie, et celle-ci seule est l'origine de leur développement hypertrophique, l'hyperémie ayant provoqué ce que j'appellerai l'hypernutrition. Tout le monde sait cela.

Qu'a donc de contraire à la vraisemblance la pensée que le bon fonctionnement du cerveau est en rapport étroit avec l'intégrité de la circulation, etc.? que, par suite, les troubles de la mémoire chez Félida sont dus à un trouble dans l'apport du sang à certaines parties de cet organe? Ou il ne sera plus permis de faire d'hypothèse, et alors que deviendront les sciences biologiques? ou l'on admettra que les accidents de congestion partielle, qu'on observe chez Félida dans diverses parties du corps, rendent possibles des troubles circulatoires du même ordre, sinon semblables, dans le cerveau.

Si, poussant plus loin l'analyse, je me demande si ce trouble est une anémie ou une hyperémie, je croirai plutôt à une anémie par contraction des tuniques vasculaires; l'hyperémie est, en effet, plutôt l'origine d'une exaltation des fonctions, tandis que l'anémie répond à une dépression; or l'amnésie appartient à l'ordre des dépressions intellectuelles; elle est comme le sommeil de la mémoire, et le sommeil s'accompagne d'anémie cérébrale; telle est, du moins, ma conviction.

RELATION D'UN FAIT NOUVEAU D'AMNÉSIE PÉRIODIQUE

En août 1877, j'ai eu la bonne fortune de rencontrer aux eaux des Pyrénées un jeune malade atteint d'une névrose extraordinaire, dans laquelle la perte du souvenir joue un rôle très important. Grâce à l'obligeance de sa mère, qui a bien voulu me communiquer le journal de la maladie de son fils; grâce à M. le docteur Rigal, professeur agrégé à la Faculté de médecine de Paris; grâce aussi à MM. les docteurs Ferrier et de Pauillac, il m'est permis de publier les points les plus importants de cette singulière histoire.

J'exprime ici mes remerciements à Mᵐᵉ X..., qui a bien voulu me communiquer ses notes confidentielles; sans elle, cette relation était presque impossible; Mᵐᵉ X... a très bien compris le but élevé que se propose la science.

Albert X... est âgé de douze ans et demi; il est d'une bonne constitution, et grand pour son âge. Il appartient à une famille honorable et distinguée; il est très intelligent et a reçu d'un précepteur un commencement d'instruction sérieuse. Entouré de personnes pieuses, ses sentiments religieux ont été très développés, et, vu le rôle important que jouent dans cette maladie les phéno- mènes intellectuels, vu l'âge du malade, ce développement ne saurait être passé sous silence.

Albert X... avait environ cinq ans, lorsqu'il a été pris, sans cause connue et sans antécédents héréditaires appréciables, de quintes de toux nerveuses apparaissant régulièrement trois fois par jour; les médecins qui l'ont soigné les ont considérées avec raison comme des accidents choréiques; aucun antipériodique ne put jamais modifier ni leur intensité ni leur mode d'apparition.

Jusqu'aux premiers jours du mois de janvier 1875, cet état, bien que pénible, n'avait pas préoccupé la famille du jeune Albert, lorsque, le 5 de ce mois, un accès de toux spasmodique plus violent que d'habitude étant survenu, le médecin de la famille tenta l'éthé- risation du malade; la période d'excitation dépassa toutes les bornes, sans que la résolution musculaire pût être obtenue. Les phénomènes nerveux furent exaspérés, les accidents choréiques du larynx envahirent d'autres groupes musculaires et se compliquèrent de convulsions, de paralysies diverses, allant jusqu'à la perte de la parole; à cet état s'ajoutèrent des phénomènes intellectuels, tels que des peurs imaginaires et des hallucinations terrifiantes.

Il ne paraît pas que le jeune Albert ait eu des pertes de connais- sance complète, dans le sens ordinaire du mot.

En même temps, la famille est frappée de ce fait qu'Albert a complètement perdu la mémoire du passé; de plus, il ne sait ni lire, ni écrire, ni compter, cause mal: il a complètement oublié tout ce qu'il savait, tout ce qui lui a été enseigné. Il ne reconnaît plus les personnes qui l'entourent, sauf son père et sa mère et la religieuse qui lui donne des soins.

Après quelques jours, vers la fin de janvier, les phénomènes convulsifs et paralytiques avaient disparu; du reste, dans leur intervalle, Albert montait à cheval, sortait avec ou sans son père, et vivait de la vie ordinaire; mais la mémoire n'est point revenue. Enfin, après vingt jours de cet état bizarre, le voile se déchire, et

l'enfant est surpris par le retour du souvenir. Il a la notion entière
du passé ; il sait lire, il peut écrire.

Je n'insisterai pas sur le détail des nombreux phénomènes qui
ont leur origine dans le désordre du système nerveux ; je dirai
seulement qu'à cet état s'ajoute une exaltation religieuse d'une
grande intensité.

Le 2 février, après un très court intervalle de santé parfaite, les
accidents reparaissent ; quelques mots les résument : paralysies et
contractures diverses accompagnées, comme dans la précédente,
d'une grande exaltation religieuse et de terreurs ; en même temps
la mémoire disparaît encore, sans reparaître entre les accidents
nerveux, qui arrivent toujours périodiquement, chaque jour, à cinq
heures du soir.

Cet état complexe dure, cette fois, jusqu'à la fin du mois de mars.
Et c'est seulement à la fin de ce mois que reparaît la mémoire
dont l'éclipse a été beaucoup plus longue que dans la précédente
période morbide. Cette fois le souvenir est revenu graduellement,
et, le 27 mars, la mère inscrivait dans son journal la *guérison
complète de son fils.*

Depuis la fin de mars jusqu'au 14 novembre, Albert X... a vécu
de la vie ordinaire.

Le 10 novembre 1876 reparaissent les accidents hystériques ou
choréiques avec leur périodicité bien connue, paralysies, hoquets,
toux, suffocations, tics, aboiements, terreurs, etc. Le 12, la mémoire
disparaît. Vers le milieu de décembre, l'enfant perd, pendant ses
accès, la vue, la parole et l'ouïe, et les phénomènes choréiques et
l'hyperesthésie acquièrent une telle intensité que, d'après la mère,
le moindre contact produit l'effet d'une décharge électrique ;
malgré ces phénomènes, qui arrivent toujours périodiquement,
l'enfant peut, dans les intervalles, vivre de la vie ordinaire : monter
à cheval, conduire une voiture et causer avec intelligence et lucidité, sans cependant avoir recouvré la mémoire. Celle-ci a disparu
le 12 novembre et ne reparaît que le 19 décembre ; à ce moment,
elle revient tout à coup complète et entière, et la période morbide
est terminée.

Le quatrième accès de cette singulière maladie débute deux mois après, le 22 février 1877. Il est en tout semblable aux précédents, sauf l'apparition pendant les manifestations périodiques de douleurs nerveuses dans les entrailles, qui font horriblement souffrir le malade. Ainsi que dans les trois périodes précédentes, la mémoire a disparu dès les premiers jours pour ne reparaître que le 19 mars. Ce jour-là, dit le journal de Mme X..., *Albert a recouvré toute sa mémoire et sait tout ce qu'il avait appris.*

Depuis ce moment jusqu'à l'heure présente (novembre 1877), la santé du jeune Albert s'est maintenue, mais, cédant à de sages conseils, sa famille va lui faire suivre un traitement hydrothérapique, en attendant les modifications qu'amène la puberté dans l'organisme, modifications sur lesquelles il est très sérieusement permis de compter.

En résumé, Albert X... est atteint d'une névrose générale de l'ordre de l'hystérie, laquelle, bien que rare chez l'homme, y a été cependant maintes fois observée ; aux manifestations singulières de cette névrose s'ajoutent des accidents de chorée et enfin des troubles plus rares qui portent sur la mémoire. Je n'insiste que sur les phénomènes de ce dernier ordre ; eux seuls ont en effet une importance considérable, particulièrement au point de vue psychologique, les autres manifestations morbides, malgré la singularité de leur expression, étant connues de tous.

Quatre fois, en deux ans et six mois, Albert X... a présenté des périodes morbides dont la moindre a duré près d'un mois. Quatre fois il a perdu complètement la mémoire, et ce phénomène d'amnésie a duré tout le temps des périodes, tandis que des accidents nouveaux d'un autre ordre étaient franchement intermittents. — Il est certain que, comme chez Félida, l'amnésie a été chez Albert un mode d'expression de la diathèse qui domine sa constitution.

L'amnésie d'Albert X... n'était pas semblable à celle de Félida ; elle était plus complète, plus profonde ; Albert perd, en effet, le souvenir de tout ce qu'il avait appris et d'idées dites générales. En cela il est semblable à la dame américaine de Mac Nish. Cependant, il n'a jamais eu les apparences du dédoublement de la personnalité. — Je ferai observer qu'il n'a pas oublié certaines notions dans lesquelles l'habitude entre pour une très grande part. Je signale ce fait à M. Victor Egger. Albert sait toujours monter à cheval, conduire une voiture; enfin il n'a jamais oublié ses prières ni le moment de les dire; sa mère m'a tout spécialement signalé cette circonstance.

Au sujet de la lecture, j'ai à faire une remarque : dans les retours du souvenir du jeune Albert, cette notion est revenue tout d'un coup, entière et parfaite. Pendant l'amnésie, l'enfant ne voyant dans les caractères imprimés ou écrits que des signes sans valeur, tout à coup leur ensemble a eu un sens pour lui; en un mot, il n'a pas eu à réapprendre lentement à lire, — autre ressemblance avec la dame de Mac Nish.

J'ajouterai que la mère d'Albert est la seule personne qu'il ait toujours reconnue pendant son amnésie, et dans son entourage, son père ou l'un ou l'autre de ses frères ou sœurs, mais pas toujours les mêmes. Tantôt il reconnaissait une levrette qu'il aime beaucoup; tantôt, ayant oublié son existence, il la transformait, grâce à des hallucinations de la vue, en un monstre épouvantable.

Si les lésions de la mémoire que j'ai observées chez Félida X... et chez Albert X... sont d'une grande rareté, la diathèse qui les a produites est assez connue; cependant elle ne l'est pas encore assez pour qu'il soit permis de s'arrêter dans son étude. J'ai la confiance que l'analyse bien faite des futurs faits de cet ordre perfectionnera leur thérapeutique. Ce désir n'est pas superflu, car il faut reconnaître que le traitement des accidents de cette nature est entouré d'un vague qui laisse une prise déplorable au charlatanisme de tout genre.

Décembre 1877.

AUTRES HYPOTHÈSES SUR LA DOUBLE CONSCIENCE

(*Revue scientifique* du 31 août 1878.)

Il y a deux ans, au Congrès de l'Association française pour l'avancement des sciences, à Clermont, et depuis dans la *Revue scientifique*, j'ai raconté l'histoire d'une jeune femme qui présente, à son plus haut degré, le phénomène de la double conscience, de la double personnalité. — Bien que son état ait peu changé, quant au fond, et que je n'aie encore expliqué cet état que par des hypothèses, je crois qu'il n'est pas sans intérêt d'y revenir.

J'estime, en effet, que ce sujet est de ceux qu'on ne saurait trop étudier, et qu'il devra la lumière aux débats qu'il peut soulever, et aux réflexions des penseurs qu'intéressent les problèmes de la physiologie cérébrale.

Il est donc certain qu'une personne vivant d'une vie ordinaire peut avoir comme deux existences saines et complètes, et que, dans l'une de ces deux existences elle ignore absolument tout ce qu'elle a fait dans l'autre, tandis que dans l'autre condition elle a la notion complète de toute sa vie.

Si le fait était unique, isolé dans la science, il ne serait que curieux, et cela ne serait pas suffisant, mais il n'en est pas ainsi.

Un journal des États-Unis, le *Medical Repository* (janvier 1816), raconte un fait semblable, reproduit depuis par Mac Nish [1], et plus tard par M. Taine [2]. MM. Bouchut, Warlomont, Dufay de Blois, Mesnet, moi-même, etc., avons observé des faits qui ont avec l'his-

[1] Mac Nish, *Philosophy of sleep.*
[2] Taine, *De l'intelligence.*

toire de Félida des analogies suffisantes, et il est permis de penser que l'histoire des névroses extraordinaires et des miracles en contient d'autres qu'une idée préconçue a défigurés; car si les hommes changent dans l'appréciation des états morbides, ceux-ci ne changent point.

Ainsi se trouve posé le problème redoutable de l'unité du moi et peut-être ébranlée la croyance à la personnalité, à l'individualité, croyance qui est la base de l'étude de l'homme intellectuel et de sa responsabilité morale.

Je vais rappeler en quelques mots la situation de Félida; je l'ai plusieurs fois racontée, et mon insistance peut ressembler à une redite; — j'insisterai cependant jusqu'à ce que j'aie trouvé, soit par moi, soit par d'autres, l'explication du phénomène de la double conscience. — Ce phénomène est trop considérable pour n'être pas approfondi; d'autre part, si ni moi ni d'autres ne trouvons aujourd'hui une explication satisfaisante, nos recherches et nos réflexions seront utiles aux travailleurs de l'avenir.

Félida X..., qui a aujourd'hui trente-cinq ans, est au premier abord semblable à tout le monde; cette ressemblance est si grande que, devenue très habile à dissimuler son amnésie et les troubles qui l'accompagnent, — elle cache très bien une infirmité dont elle a honte, et seuls, son mari et moi, dans son entourage, savons discerner la condition dans laquelle elle se trouve à un moment donné. — Couturière et mère de famille, elle remplit, à la satisfaction de tous, ses obligations et ses devoirs; d'une bonne constitution, elle n'est qu'amaigrie par des douleurs nerveuses et par de fréquentes hémorragies pulmonaires ou autres, lesquelles ont leur origine dans la diathèse hystérique qui domine sa vie.

Nous l'abordons dans sa condition seconde, qui est de beaucoup son état le plus ordinaire. — Rien de frappant, elle est absolument comme tout le monde. Enjouée et d'un heureux naturel, elle souffre peu des douleurs dont j'ai parlé plus haut; son intelligence et toutes ses fonctions cérébrales, y compris la mémoire, sont parfaitement complètes.

Un jour, le plus souvent quand elle a eu quelque chagrin, elle éprouve à la tête une sorte de serrement, une sensation à elle connue qui lui annonce son prochain changement d'état. Alors elle *écrit*. Lui demandant il y a peu de jours l'explication de cet acte, elle me répondit : « Comment ferais-je si je n'écrivais pas ce que j'aurai à faire? Je suis couturière : j'ai sans cesse à travailler d'après des mesures déterminées; j'aurais l'air d'une imbécile auprès de mon entourage si je ne savais pas les dimensions exactes des manches ou des corsages que j'ai à tailler. »

Bientôt, Félida est prise d'une perte de connaissance complète, mais tellement courte (une fraction de seconde), qu'elle peut la dissimuler à tous. A peine ferme-t-elle les yeux, puis revient à elle et continue sans mot dire l'ouvrage commencé. Alors elle consulte son *écrit* pour ne pas commettre les erreurs qu'elle redoute ; mais elle est en quelque sorte une autre personne, car elle ignore absolument tout ce qu'elle a dit, tout ce qu'elle a fait, tout ce qui s'est passé pendant la période précédente, celle-ci eût-elle duré deux ou trois mois. Cette autre vie, c'est l'état normal, c'est la personnalité, le naturel qui caractérisaient Félida à l'âge de quatorze ans, avant toute maladie. Cette période, qui n'occupe aujourd'hui qu'un trentième ou un quarantième de l'existence, ne diffère de la période précédente que par le caractère. Alors Félida est morose, désolée ; elle se sent atteinte d'une infirmité intellectuelle déplorable, et elle en éprouve un chagrin qui va jusqu'au désespoir, — jusqu'au suicide.

Bientôt, aujourd'hui, après quelques heures, survient une période de transition semblable à celle que j'ai décrite, et notre jeune femme rentre dans la condition seconde qui constitue presque toute son existence.

On le comprend, la caractéristique de l'état normal de Félida est l'absence de souvenir du passé, si proche qu'il soit, si bien qu'arrivant chez elle à l'improviste, en dehors de l'habitude que j'ai de sa physionomie, je n'ai d'autre moyen de savoir dans quelles conditions elle se trouve que d'apprendre d'elle, par des questions adroites, si elle se souvient de toute sa vie. — Le souvenir complet, c'est la condition seconde ; le souvenir tronqué, la vie incomplète, c'est l'état normal.

Je ne saurais passer sous silence un troisième état qui n'est qu'un accessoire de la condition seconde, c'est un état qui se rapproche de la folie, avec hallucinations terrifiantes. Félida est épouvantée par des fantômes terribles qui lui apparaissent surtout quand elle ferme les yeux ou qu'elle est dans l'obscurité. Cet épiphénomène, fréquent aujourd'hui, peut être considéré comme une marque du peu de solidité de ses fonctions intellectuelles. S'il n'est pas la folie, une personne qui peut le présenter souvent est-elle absolument saine d'esprit ?

Un fait récent, un drame intime, donnera la mesure de la profondeur de la séparation que creuse l'absence du souvenir entre les deux existences de Félida, — c'est comme un abîme.

Au mois d'avril de cette année, étant en condition seconde, Félida croit avoir la certitude que son mari a une maîtresse ; prise d'un affreux désespoir, elle se pend. Mais ses mesures sont mal prises, ses pieds renversent une table, les voisins accourent et on la rappelle à la vie. Cette épouvantable secousse n'a rien changé à son état. Elle s'est pendue en condition seconde, en condition seconde elle s'est retrouvée. « Comme je serais heureuse, me disait-elle deux jours après, si j'avais ma crise ! (C'est ainsi qu'elle désigne ses courtes périodes de la vie normale.) Alors au moins j'ignore mon malheur. » Et elle l'ignore, en effet, si bien que pendant les périodes d'état normal subséquentes, elle a eu et a aujourd'hui les relations les plus amicales avec la personne qu'elle croit, dans l'autre condition, être la complice de son mari. Certainement celle-ci n'y doit rien comprendre.

J'ai raconté ailleurs qu'à l'âge de seize ans, Félida est devenue grosse étant en condition seconde et qu'elle l'ignorait absolument dans l'autre état. On le voit, l'intensité de la séparation entre les deux conditions n'a pas changé.

Je ne reviendrai ni sur les détails ni sur l'analyse de cet état morbide aujourd'hui. J'en ai dit assez pour fixer les esprits. J'ai hâte d'arriver à exposer les hypothèses les plus probables sur la nature même de la lésion intellectuelle qui atteint cette jeune femme.

Ce ne sont que des hypothèses, je le reconnais ; dans l'état actuel de la science, la psycho-physiologie ne nous donne aucune explication certaine ; mais ces suppositions n'en ont pas moins une importance, car, ainsi que le dit un grand physicien anglais, M. Crookes : « Les hypothèses sont les poteaux indicateurs qui nous guident sur la route des recherches. »

Félida est hystérique depuis plus de vingt ans, c'est dire que sa constitution est dominée par une diathèse qu'on pourrait nommer la mère des états étranges et des miracles. A l'hystérie elle a dû les convulsions, les sommeils subits, le somnambulisme spontané, etc., que j'ai observés chez elle, il y a vingt ans. Elle lui doit aujourd'hui les douleurs qui la tourmentent, et des congestions et des hyperémies locales et passagères qui vont souvent jusqu'à l'hémorragie. Ces accidents sont dus au relâchement des tuniques d'un vaisseau et se montrent dans le département de celui-ci.

Supposer qu'il se passe dans le département d'un vaisseau du cerveau, département presque entièrement circonscrit, comme chacun sait, un phénomène semblable est absolument légitime.

Certes, nul ne saurait douter que les fonctions du cerveau, de même que celles des autres organes, ne soient sous la dépendance étroite, absolue de la quantité du sang qu'il reçoit. Pour beaucoup, c'est l'hyperémie ; — penser peu, dormir, c'est l'ischémie, l'anémie. — De là à supposer que le désordre de la circulation cérébrale c'est le désordre dans les fonctions du cerveau, il n'y a qu'un pas.

Il existerait donc un rapport étroit entre l'état d'amnésie momentané de Félida et la quantité de sang que reçoivent telle ou telle partie, tels ou tels éléments du cerveau. La chose me paraît parfaitement admissible. Un savant, dont l'autorité est considérable en ces matières, M. Luys, pense de même.

Mais où commence la difficulté, où le terrain est moins solide, c'est quand nous cherchons à comprendre comment la quantité plus ou moins grande du sang reçu par le cerveau peut être l'origine de certains troubles intellectuels. Si la doctrine, du reste probable, des localisations cérébrales était générale et certaine, rien ne serait plus simple ; pour donner un exemple : il est parfaitement légitime de croire que si une personne devient passagèrement aphasique, cet état peut être dû à la diminution, par une cause quelconque, de la quantité du sang reçu par la troisième circonvolution frontale gauche. Mais chez Félida, c'est la mémoire qui est atteinte. Quel peut être le rapport entre le sang reçu par le cerveau et une fonction d'une localisation limitée improbable, puisqu'elle est liée à toutes les autres ?

De plus, comment comprendre qu'une diminution dans l'afflux du sang au cerveau puisse être de très longue durée, ainsi que le sont quelquefois les amnésies de Félida, alors que la contraction des tuniques vasculaires qui causerait cette diminution ne peut être, comme toute contraction musculaire, que de très courte durée. Serait-ce alors une contracture ou un état cataleptique de l'élément musculaire des tuniques ? ou suffirait-il d'un arrêt momentané dans l'afflux du sang pour altérer suffisamment la faculté mémoire ?... Autant de doutes, autant de difficultés. C'est vraiment à s'y perdre.

Aussi je fais un pressant appel au savoir et aux réflexions de ceux qu'intéresse le sujet.

J'ai pu croire et j'ai imprimé que Félida est une somnambule *totale,* c'est-à-dire une somnambule à laquelle l'éveil complet de tous les sens y compris la vue, et par suite le fonctionnement de la coordination des idées, donnent l'apparence de la veille, et j'avais été conduit à cette pensée par l'analyse attentive du sommeil et du

somnambulisme et par l'analogie qu'a Félida avec la somnambule
de M. Dufay. Mais je supposais que l'éveil de la vue devait suffire
pour faire du somnambulisme de Félida une personnalité complète ;
or, il n'en est rien, car depuis j'ai dû reconnaître qu'il y a des
somnambules qui y voient. Tels, le séminariste de Bordeaux, le
somnambule de M. Mesnet, etc., etc. Ils ne voient que certaines
choses, je le veux bien, mais le sens est éveillé sans que pour cela
ils aient dans cet état les idées assez coordonnées pour posséder
une personnalité complète telle que la personnalité, si parfaite, de
Félida dans la condition seconde ; de plus, il a fini par me répugner
de croire qu'une personne avec laquelle je puis m'entretenir raison-
nablement pendant des heures entières des choses les plus variées,
alors qu'elle est en condition seconde, puisse être en état de somnambulisme.

Et puis serait-elle une somnambule totale, comme je l'ai cru, ce
ne serait que reculer la difficulté. Car, qu'est-ce au fond qu'un somnambule ? Il faudrait commencer par le savoir.

M. Victor Egger et plus particulièrement M. Luys m'ont récemment suggéré une explication de l'état de Félida qui a une grande
importance au point de vue psychologique. Voici cette hypothèse :

Il doit être tout d'abord reconnu ou rappelé qu'il est deux ordres
de facultés : les unes, que j'appellerai doubles, sont les facultés :
sensitives, motrices ou sensorielles ; les autres simples ou unes, par
exemple : la faculté du langage, la mémoire, le jugement, etc., etc.
Les premières sont doubles parce que nous pouvons voir avec
chaque œil isolément, ou faire ensemble des mouvements différents.
Les autres sont simples parce qu'un homme n'a qu'une mémoire,
qu'un jugement, qu'une faculté de langage ; celles-ci, d'un ordre
plus élevé que les autres, constituent seules la personnalité.

Or, le cerveau étant composé de deux hémisphères, les fonctions
doubles siégeraient à la fois dans des points correspondants des
deux hémisphères et les simples ne siégeraient que dans un des
deux hémisphères, soit le droit, soit le gauche, — il en résulterait
que dans l'état ordinaire, une personne marcherait et entendrait
avec les deux hémisphères, parlerait ou se souviendrait avec un
seul. — Rien d'étonnant à cela ; n'est-il pas aujourd'hui hors de

doute que la faculté du langage ne siège qu'à gauche? Cette unilatéralité paraît du reste aussi certaine à M. Broca pour les autres facultés de l'esprit que pour la faculté du langage.

Cela étant admis, appliquons-le au cas qui nous occupe. Félida ayant comme deux existences vivrait et penserait, tantôt avec un hémisphère complet ou avec le cerveau tout entier, — tantôt avec un hémisphère incomplet, où manque la faculté mémoire. Je ferai remarquer que, puisqu'elle parle pendant son amnésie, c'est qu'alors elle vit avec l'hémisphère gauche. — Ce serait donc le droit dans lequel on pourrait supposer qu'existe la mémoire.

Allant plus loin dans l'interprétation du phénomène, voici ce qui se passerait chez Félida :

Sous l'empire de l'hystérie, à un moment donné il se ferait dans une artère cérébrale une modification dans le cours du sang qui alimente un hémisphère, et le fonctionnement de cet hémisphère serait arrêté. Félida n'aurait plus alors à sa disposition que l'autre côté du cerveau, complet du reste, mais dont la faculté mémoire est absente en totalité ou en partie. Le phénomène morbide initial, ou cause, relâchement ou contraction des vaisseaux afférents, se passerait au moment même où Félida sort de sa condition seconde ; car il ne faut pas oublier que l'amnésie n'accompagne que les périodes d'existence normale.

Je suis loin de penser que cette explication donne la solution de toutes les difficultés ; mais c'est celle qui, jusqu'à ce jour, me paraît la meilleure.

Examinons maintenant un autre côté de la question. — Si Félida, ou toute autre personne atteinte de double conscience, commettait un crime ou un délit, dans quelle mesure serait-elle responsable?

Préoccupé de l'importance d'une réponse, j'ai prié de m'éclairer un certain nombre de légistes et de magistrats de Bordeaux, dans le jugement et les lumières desquels j'ai, comme tout le monde, la plus entière confiance.

Ils ont, dans l'ensemble, conclu à la responsabilité limitée. Je vais m'expliquer en citant textuellement l'opinion de l'un d'eux :

« Répondant à la question que vous voulez bien me poser en ces termes : *Semblable personne serait-elle responsable?* je n'hésite

pas à répondre : En principe *oui*. La responsabilité légale en effet
repose sur le principe de la liberté humaine et n'exige, par consé-
quent, que la démonstration d'une volonté maîtresse de ses actes.
Or, vous vous chargez de démontrer vous-même que la volonté
non seulement n'est pas abolie dans les divers états morbides que
traverse Félida X..., mais même qu'elle ne souffre aucune altération
appréciable; c'est la mémoire seule qui est atteinte.

» Toutefois, ce principe général posé, il pourrait se présenter des
cas dans lesquels ces troubles de mémoire pourraient et devraient
entraîner une exonération de responsabilité, mais à titre d'exception
confirmant la règle que je pose. — Par exemple, Félida X... ayant
reçu un dépôt pendant son état dit anormal, en refuserait la resti-
tution une fois revenue à l'état normal, et cela parce qu'elle en
aurait perdu le souvenir; la volonté n'étant pour rien dans cette
tentative d'appropriation du bien d'autrui, on ne pourrait évidemment pas y voir un abus de confiance qualifié. »

Une réponse absolue ne serait donc pas possible, et le juge aurait
à apprécier l'acte en lui-même, l'espèce, comme on dit au Palais, et
à rechercher quelle a pu être sur cet acte l'action d'une incontestable absence de souvenir.

Des aliénistes éminents pensent autrement. Une personne, disent-
ils, qui peut présenter une altération aussi profonde d'une des
facultés intellectuelles, — vu la solidarité qui unit entre elles toutes
les facultés de l'esprit, ne saurait être considérée comme complète
et parfaite comme *compos mentis,* comme responsable.

Ne serait-il pas plus légitime de croire qu'une semblable personne
ne saurait être responsable que des actes accomplis dans les périodes
d'état normal, qui sont du reste ceux dont elle a toujours connaissance? — Félida et ses semblables ne seraient toujours que partiellement responsables; alors leur état serait assimilé à nombre
d'autres qui entraînent *de plano* l'irresponsabilité, l'ivresse, la folie
transitoire, les délires, l'accès du somnambulisme, etc.

Les tribunaux n'ont eu jusqu'à ce jour à apprécier aucun fait
semblable; mais il peut n'en pas être ainsi demain.

DÉDUCTIONS THÉRAPEUTIQUES

QU'ON PEUT TIRER DE L'HISTOIRE DE FÉLIDA

Travail présenté à la Société des Sciences physiques et naturelles de Bordeaux, publié dans les *Annales* en 1879.

———

J'ai déjà présenté à l'Académie des sciences morales et politiques, et publié dans la *Revue scientifique* l'histoire de Félida X... Je ne saurais donc revenir sur les détails que j'ai donnés dans ces publications. Cependant, je crois devoir en faire ici comme un court résumé, cet exposé étant nécessaire aux déductions physiologiques et thérapeutiques qu'on peut en tirer.

Vers la fin de 1858, il y a vingt ans, j'ai été appelé à donner mes soins à une jeune fille de seize ans qu'on croyait folle ; on le croyait, vu la singularité des phénomènes qu'elle présentait. Une courte étude me convainquit que cette jeune fille, Félida X..., n'était qu'hystérique. Elle présentait, en effet, la plupart des symptômes de cette maladie dans sa forme grave : convulsions, hémorragies, anesthésies et hyperesthésies locales et passagères, etc., plus un phénomène plus étrange que les autres et que je vais décrire. C'est lui qui donnait le change à l'entourage de la malade, et qui peut être caractérisé par les noms de dédoublement de la personnalité ou de double conscience.

Félida, couturière de son état, travaille tout le jour à des travaux d'aiguille. A un moment donné, sans cause connue, après avoir éprouvé, dit-elle, un sentiment de pression aux tempes, elle est prise d'un assoupissement, d'un état de torpeur qui ressemble au sommeil, et qui n'est point lui, — état quelquefois observé chez les hystériques. Cette torpeur, dont rien ne peut l'éveiller, dure quelques minutes; après ce temps, elle ouvre les yeux, sa physionomie exprime la gaieté, et elle entre dans une autre existence, que je nomme sa condition seconde.

Continuant l'ouvrage commencé, elle vit ainsi comme auparavant, ayant une personnalité saine et complète qui ne diffère, je l'ai dit, de la précédente que par la nature du caractère. Il y a vingt ans, cette condition seconde durait quelques heures sur vingt-quatre, souvent quelques instants; je dirai plus loin comment aujourd'hui elle constitue presque toute la vie. La sortie de la condition seconde est semblable à l'entrée : torpeur ou assoupissement et retour à l'état normal. Seulement, dans l'état normal, Félida ignore absolument tout ce qui s'est passé pendant la condition seconde dont elle sort; quelle que soit sa durée et quelle que soit l'importance des faits accomplis, l'amnésie est absolue; mais c'est une amnésie limitée et qui ne porte pas sur les notions ou idées générales ou anciennement acquises, car Félida sait toujours lire, écrire, compter, etc.

De plus, si la mémoire manque, un de ses éléments, la conservation des idées, persiste, car dans la condition seconde qui suivra, Félida reprendra la suite interrompue de ses souvenirs. En un mot, l'amnésie est un phénomène de l'état normal. Il en est de même chez l'homme qui sort de l'ivresse ou de tout autre état pathologique : il ne sait pas ce qui s'est passé pendant une période de temps pendant laquelle son cerveau était inhabile à fonctionner normalement.

Je dois faire remarquer ici que si pendant ses périodes d'état normal Félida ignore absolument tout ce qui s'est passé pendant les conditions secondes, pendant celles-ci, ainsi que je l'ai dit plus haut, la chaîne des souvenirs se renoue; en un mot, elle sait alors, non seulement tout ce qu'elle a fait, tout ce qui s'est passé pendant les conditions secondes précédentes, mais aussi tout ce qui s'est passé pendant les états normaux interposés. Si bien que son existence morbide accidentelle ou surajoutée est supérieure à son existence normale. Elle le sent si bien qu'aujourd'hui elle nomme *crises* ses courtes périodes d'état normal ; on comprend que je n'ai pas à la détromper, ce serait accroître son chagrin.

Le fait que la chaîne des souvenirs se renoue à chaque condition seconde nouvelle a été observé d'autres fois. On sait l'histoire d'une jeune fille qui, ayant été outragée pendant une période de sommeil provoqué, l'ignorait dans son état normal, et le raconta à sa mère pendant une période de sommeil semblable. Forbes-Winslow cite aussi le fait d'un ivrogne qui, pendant une période d'ivresse, avait remis un paquet à une adresse inexacte, et qui, sortant de l'ivresse, crut l'avoir perdu. Il ne se souvint de cette adresse que lorsqu'il se grisa de nouveau.

Pendant environ trois ans, j'ai observé cette succession de phénomènes jusqu'au moment où Félida étant devenue mère d'un enfant conçu à son insu dans la condition seconde, je l'ai perdue de vue.

Mais au même moment, entre autres symptômes de l'hystérie confirmée, notre jeune malade présentait des troubles circulatoires qui, à mon sens, ont une importance considérable. Ces troubles étaient des hémorragies, des congestions locales, se manifestant par des vomissements de sang, des saignements de nez, etc.

Quinze ou seize années s'écoulent, pendant lesquelles rien n'est changé, si ce n'est que les hémorragies et les congestions locales sont devenues plus fréquentes et que la durée des conditions secondes s'est singulièrement accrue. En 1858, cet état durait au maximum deux heures sur vingt-quatre. Vers 1874, comme aujourd'hui, après avoir duré autant que les périodes d'état normal, douze heures sur vingt-quatre, il s'est accru sans cesse, et constituant presque toute la vie, il dure deux ou trois mois contre quelques instants ou quelques heures d'état normal. Rien n'est singulier comme l'existence de cette pauvre femme ; sa vie ressemble à un livre auquel on aurait arraché de loin en loin des feuillets, elle n'a pas et ne saurait avoir plus de suite. Mais je n'insiste pas sur ces détails, leur développement me détournerait du but de ma communication.

Au point de vue de ce but, le fait le plus considérable c'est qu'aujourd'hui, comme toujours depuis vingt ans, se montrent les mêmes phénomènes circulatoires, hémorragies des muqueuses, gonflements et hyperémie limitée de la peau, semblables aux stigmates dont on a voulu faire trop facilement des miracles. Une fois même Félida a eu une hémorragie, ou plutôt un suintement de sang par la peau de la région postérieure du cou.

Le phénomène intellectuel qui se manifeste par l'altération de la mémoire a donc lieu en même temps que les altérations de la circulation.

Examinons s'il est entre les deux un rapport de cause à effet.

Avant d'aller plus loin, rappelons un fait incontesté, c'est qu'il existe un rapport étroit entre l'exercice d'une fonction et la quantité de sang que reçoit l'organe chargé d'exécuter cette fonction. Cela est vrai pour les muscles, pour les reins comme pour le cerveau. Ainsi, en ce qui touche ce dernier organe, on sait, si on admet l'opinion d'Hammond, que, pendant le sommeil, qui est le repos des fonctions intellectuelles, le cerveau reçoit une quantité de sang plus petite que pendant la veille. On sait, par contre, que chez les paralysés généraux où l'exercice de ces mêmes fonctions a été ou est excessif, la désorganisation de l'organe central est précisément due à une hyperémie constante ou souvent répétée. Il est d'expression vulgaire de dire : *Trop travailler porte le sang à la tête.*

Cela étant admis, il paraît certain que la cessation ou l'exaltation momentanée d'une fonction dépendra du plus ou du moins de sang que reçoivent la partie ou les parties du cerveau préposées à l'exécution de cette fonction ; ainsi, les éclipses de mémoire de Félida seraient dues à des anémies cérébrales partielles ou à des actions circulatoires analogues.

Cette donnée nous conduit à deux propositions que nous allons examiner successivement.

La première touche la localisation de la mémoire.

La deuxième, et c'est particulièrement celle qui fait le sujet de ces lignes, a trait à l'action que peut avoir la médecine sur la circulation dans le cerveau et par suite sur le fonctionnement des facultés de l'esprit.

Si chez Félida nous voyons s'altérer, sous l'influence d'une anémie partielle, la faculté mémoire, cette altération coexistant avec l'état parfait de toutes les autres facultés, il est naturel d'en déduire qu'elle ne porte que sur les éléments de la mémoire. Mais où sont ces éléments? Dans quelles parties du cerveau se trouvent-ils? En un mot, la mémoire est-elle localisable?

Si le mot de localisation devait être entendu dans le sens courant comme indiquant un siège dans un point limité, cela ne saurait être vrai, car l'exercice de la mémoire est commun à toutes les facultés de l'esprit, aucune d'elles ne saurait fonctionner sans mémoire. Dans une publication précédente, j'avais émis la pensée que chez Félida la fonction du langage articulé, dont on sait le siège situé à gauche, demeurant intacte, alors que la mémoire est atteinte, celle-ci devait siéger à droite; mais la fonction du langage ne peut elle-même se passer de mémoire, donc il serait difficile d'admettre que l'hémisphère droit a le monopole de la mémoire; mais rien ne s'oppose à ce que le mot de localisation soit entendu autrement : au lieu d'être limitée en un point déterminé, la mémoire serait comme disséminée; en un mot, les éléments des facultés seraient épars dans les diverses parties de l'organe central.

En août 1878, j'ai dit cette pensée nouvelle à M. de Quatrefages, et ce savant n'a pas paru éloigné de l'admettre. Il y aurait, disait-il en la développant, comme des cellules mnémoniques qui seraient éparses parmi les cellules présidant aux autres facultés. C'est une vue de l'esprit, je le veux bien, mais qui peut avoir son importance. Aussi ai-je été heureux de voir que M. Brown-Séquard, dont nul ne contestera la science et l'autorité, a exprimé la même pensée dans sa leçon d'ouverture au Collège de France le 2 décembre 1878.

Après avoir dit qu'il aurait à émettre des doctrines nouvelles sur les fonctions du cerveau, il dit :

« Que les cellules nerveuses de l'encéphale formant les centres doués d'une fonction cérébrale quelconque, loin de former un groupe ou une agglomération dans une partie distincte ou bien délimitée, sont au contraire disséminées de telle manière que chaque fonction a des éléments pour son exercice dans des parties variées de l'encéphale. »

De ce qui précède, il résulte que si la mémoire n'est pas localisable d'une façon limitée, elle doit l'être, comme les autres facultés, d'une façon que j'appellerai *disséminée*.

Mais s'il en est ainsi, comment admettre qu'une action sur la circulation, une dilatation ou un resserrement de vaisseau sanguin puissent agir sur les éléments disséminés dans le cerveau?

J'avoue que dans l'état actuel de la science, il est impossible de donner une réponse précise; on peut cependant, par une analogie, faire comprendre comment la chose est possible. Si entre deux hommes qui, sur un violon, exécutent le même air, c'est-à-dire la même succession de notes, il existe la différence du musicien ordinaire au musicien de talent ou de génie, c'est que ce dernier, en variant la pression du doigt ou le mode d'attaque de l'archet sur la corde, sait donner au son une qualité ou une expression particulières. Si une variation dans la pression du doigt peut produire de semblables effets, ne peut-on pas attendre un effet analogue, quasi insaisissable, d'une variation dans la constriction ou dans le relâchement d'un vaisseau qui porte le sang au siège d'une fonction intellectuelle?

Si, enfin, l'action de la volonté sur les muscles de la main et des doigts peut produire de tels résultats, est-il déraisonnable de croire que l'action de certaines maladies ou de certains agents thérapeutiques peut avoir sur les éléments contractiles des vaisseaux un effet comparable?

Pour me résumer, le système nerveux des vaisseaux cérébraux aurait sur les fonctions intellectuelles une action excitante ou modérante, et dans le fait qui nous occupe, l'un des éléments constitutifs de la faculté mémoire devrait sa disparition momentanée à une action temporaire de l'hystérie sur ce système.

Ma deuxième proposition a trait à l'action que peut avoir la médecine sur la circulation dans le cerveau et par suite sur les fonctions de cet organe.

La compression des carotides a une action certaine sur la

quantité de sang que reçoit l'organe central. En effet l'expérience a démontré par les observations de Blaud de Beaucaire, de Merz et de Fevez, que cette compression était un moyen excellent de faire cesser les accès de migraine et les convulsions des enfants. Albert de Bonn a réussi à modérer ainsi les attaques d'épilepsie. Trousseau appuie la vérité de ces faits de son autorité et de sa haute expérience. Or, que sont les maladies sur lesquelles agit ainsi ce moyen purement mécanique? Ce sont des maladies fonctionnelles du cerveau.

A côté de ce fait certain, il en existe d'autres qui peuvent être interprétés dans le même sens. Tout le monde sait que l'on travaille moins bien, que les facultés intellectuelles sont moins nettes, pendant la digestion; or, à ce moment, l'équilibre général de la circulation est altéré par l'afflux plus grand du sang à l'estomac; de là, une légère atteinte au fonctionnement des facultés. Pendant le sommeil les facultés intellectuelles fonctionnent, mais mal, leur équilibre est rompu; si le sommeil est profond, elles fonctionnent très peu ou point; or, qu'est le sommeil, si ce n'est un état relatif d'anémie cérébrale?

Provoquer le sommeil par des manœuvres externes ou par des agents hypnotiques internes peut donc être un moyen d'agir sur la circulation du cerveau.

L'expérience m'a démontré que le strabisme convergent chez les épileptiques provoque l'accès. Or, n'est-il pas probable que ce strabisme agit sur le cerveau d'une façon contraire à la compression de la carotide, en comprimant par la contraction de certains muscles moteurs de l'œil les quelques veines qui retirent le sang de la base du cerveau et qu'on sait passer dans l'orbite? L'électricité, le chaud, le froid, l'opium, le seigle ergoté, la digitale, le curare, l'attitude, l'hydrothérapie, etc., sont ou peuvent être des modificateurs de la circulation. Il en est certainement nombre d'autres dont l'action peut être démontrée par l'expérience.

Le médecin est donc dès aujourd'hui en possession de moyens nombreux qui peuvent agir sur la quantité de sang que reçoit le cerveau. Et si mon hypothèse (qui, en ce qui touche certaines fonctions, est une certitude) était admise, l'expérimentation augmenterait bien vite le nombre, la variété et l'efficacité de ces moyens.

Est-ce à dire pour cela que la médecine soit en mesure de conjurer les innombrables altérations fonctionnelles du cerveau? Nous ne le pensons pas, pour aujourd'hui, mais il est permis de l'attendre de recherches faites dans le sens que j'indique.

SUR LES ALTÉRATIONS DE LA PERSONNALITÉ

Mémoire publié dans la *Revue scientifique* du 17 novembre 1883 à l'occasion des discussions nombreuses dont l'observation de Félida avait été l'origine.

Littré définit la personnalité : *Ce qui fait qu'une personne est elle, et non pas une autre;* mais cette définition générale s'applique à la personne tout entière, soit physique, soit morale; en effet, un individu diffère d'un autre, et par ses traits, son âge et sa taille; et par son caractère, son intelligence et ses mœurs : or, dans les lignes qui vont suivre, je n'ai l'intention d'étudier que la personnalité qui n'est pas physique; elle sera intellectuelle ou morale, le qualificatif importe peu.

Je crois au préalable devoir rechercher si la personnalité est le propre de l'homme; s'il est, en un mot, des animaux qui la possèdent. La chose est certaine ou probable, mais seulement pour quelques animaux dits supérieurs, ou plutôt pour ceux dont l'homme fait ses compagnons : tel chien a parfaitement son individualité physique et morale, son maître ne le confondra pas avec un autre chien, et s'il parlait, nous saurions certainement que son intelligence ou sa moralité ne sont pas celles d'un autre chien. En descendant l'échelle de la sociabilité, la valeur de la personnalité diminue : moindre pour le cheval ou le bœuf, sa notion devient obscure pour l'oiseau, douteuse pour l'insecte, et nulle pour les animaux inférieurs. Tous les merles, tous les rossignols se connaissent sans doute entre eux, puisque nous savons qu'ils ne se trompent pas de femelle; mais nous n'avons pas la notion de ces différences ou de ces responsabilités; de plus, pour nous, toutes les couleuvres, toutes les anguilles, toutes les huîtres sont semblables les unes aux autres; il est absolument permis de douter que telle ou telle d'entre elles aient une responsabilité; sans toutefois pouvoir affirmer que telle couleuvre ou telle anguille n'a pas, de sa personnalité propre, ou de celle de ses congénères, une notion quelconque.

Chez l'homme, la personnalité joue un rôle prépondérant : il est le plus élevé des êtres organisés, et son existence est, en quelque sorte, liée à la notion de son individualité, de son *moi*. L'homme, à la fois esprit et matière, est double; mais en tant qu'esprit, il est *un;* l'unité du moi est un axiome qui, dans l'application à l'état social, est une fiction nécessaire : je n'ai pas ici à développer cette pensée; mais si cet axiome : *le moi est un,* n'est pas gravement ébranlé par un nombre de faits bien observés, il est atteint en tant qu'affirmation certaine, et si l'exception est rare, très rare, elle est possible; or, si elle est possible, on doit compter avec elle. La responsabilité est étroitement liée à l'unité du moi : si celle-ci était absolue, inébranlable, inaltérable, la responsabilité atteindrait tout acte de l'homme. Mais il n'en saurait être ainsi; car l'homme ivre, le délirant, l'aliéné, etc., ne sauraient être responsables d'actes commis par eux en dehors de leur volonté raisonnable, alors qu'ils n'avaient pas conscience de ces actes. L'acte conscient, seul, tombe sous le coup de la responsabilité; encore faut-il que la conscience de celui qui l'a commis soit entière.

L'étude qui suit tend donc à restreindre le champ de la responsabilité humaine. L'exposé des faits sur lesquels elle est basée accroît, je le reconnais, les difficultés d'une question déjà bien ardue; mais qu'y faire? Les faits ont une brutalité devant laquelle il faut s'incliner, et tous les raisonnements du monde ne pourraient prévaloir contre eux : à la théorie de s'en accommoder.

J'ajouterai que dans les lignes qui suivent je n'ai pas la pensée de m'occuper des altérations volontaires de la personnalité; il est en effet nombre de gens, malfaiteurs pour la plupart, qui ont un intérêt quelconque à se faire passer pour d'autres personnes. Ceux-là ne relèvent ni de la médecine ni de la psychologie, mais bien de la police correctionnelle.

Je n'ai pas davantage à m'occuper des acteurs qui, jouant un rôle, peuvent prendre avec la plus grande perfection la personnalité de ce rôle et entrent complètement, comme ils le disent, « dans la peau du bonhomme ».

L'homme valide et sain d'esprit a parfaitement la notion de sa personnalité ; il sait qui il est, et sa mémoire lui rappelle qui il a été, sa conscience le dirige dans ses actes et, avec l'aide de son intelligence et de sa moralité, il vit de sa vie propre. De plus, pour ceux qui l'entourent, il est une personne différente des autres, ayant des caractères plus ou moins distinctifs.

Mais l'intégrité de cet état n'est pas le lot de tout le monde : il est nombre de circonstances dans lesquelles l'homme perd la notion de son moi, où il se croit une autre personne, où il ignore ce qu'il a été ; en un mot, il donne à l'observateur le spectacle d'un homme, ou qui croit être ce qu'il n'est pas, ou qui, ignorant ce qu'il est, agit, bien que sain d'esprit, comme si deux personnalités s'ignorant mutuellement, se succédaient en lui. De là, l'indication d'étudier successivement deux groupes d'altérations de la personnalité : 1° celles qui sont dues à un état morbide des facultés intellectuelles d'une origine quelconque ; 2° celles qu'on peut observer chez des personnes qui, tout en étant saines d'esprit dans le sens ordinaire du mot, sont momentanément dans des états particuliers provoqués ou spontanés, ou sont sous la dépendance de névroses diverses, telles que l'épilepsie, la chorée, l'hystérie.

Les altérations du premier groupe s'observent à la suite de l'ingestion de diverses substances ; elles sont aussi des épiphénomènes de certaines maladies et de l'aliénation mentale.

J'entrerai ici dans quelques détails sans trop insister cependant sur des faits connus de tout le monde.

L'opium, la belladone, le haschisch, l'éther, le chloroforme, les alcools, etc., font souvent croire aux personnes qui sont sous leur influence qu'elles sont transformées, soit en une autre personne, soit en un animal quelconque ou en un être surnaturel. On est fondé à croire que les loups-garous ou lycanthropes ont pu devoir l'idée qu'ils étaient transformés en loups dévorants, non seulement à une exaltation intellectuelle spéciale, mais à certaines pratiques où le datura et la belladone entraient pour leur part. J'en dirai autant des sorcières, qui, même devant le bourreau, soutenaient que, transformées en diables volants, elles étaient allées, par les airs, au sabbat, à cheval sur un manche à balai.

En ce qui concerne le chloroforme, il n'est pas un chirurgien de quelque expérience, qui n'ait entendu le patient qu'il avait endormi dire qu'il était transformé en ange, en séraphin, etc., en un mot en une autre personne, ou qui, à son réveil, ne raconte qu'il a rêvé quelque chose de semblable; mais je ne parle ici qu'incidemment de ce dernier fait, car l'étude des rêves (dans lesquels ont lieu les modifications de la personnalité) m'entraînerait sur un terrain que je ne veux pas aborder aujourd'hui.

On voit quelquefois des ivrognes s'attribuer les mérites et la puissance de personnes qu'ils croient être en eux, ou bien être convaincus qu'ils ne sont pas eux-mêmes, mais bien telle ou telle autre personne.

Dans une communication récente à l'Académie de médecine de Paris, M. Leudet, de Rouen, a cité des exemples qui tendent à prouver que l'intoxication par l'oxyde de carbone a pu produire l'inconscience : deux personnes ayant subi l'action de ce gaz délétère ont vu leur personnalité s'altérer momentanément à un tel point qu'ils ont agi d'une façon en apparence raisonnable, mais sans se rendre compte de leurs actions et sans en conserver le moindre souvenir.

Avant d'étudier les altérations de la personnalité dues à un état morbide des facultés intellectuelles, je crois devoir dire un mot de celles qui peuvent être dues à des états particuliers ou à des dispositions individuelles. Je veux parler de quelques actes réflexes et de la *distraction*. Ces altérations sont sans doute très passagères et de peu d'importance, mais elles n'en méritent pas moins d'être signalées.

Un individu reçoit un coup, un soufflet; il le rend aussitôt; sa main, ainsi qu'on le dit, « est partie toute seule », sans qu'il l'ait voulu, sans qu'il en ait conscience; peut-être, s'il avait eu le temps de la réflexion, eût-il agi autrement.

Je sais un homme honnête qui, étant un jour chez un banquier, mit dans sa poche une clef avec laquelle il occupait ses doigts; il l'emporte. Un moment après, on vient la lui réclamer; c'était la clef d'une caisse contenant plusieurs millions : il ignorait absolument l'avoir prise. Ici aussi, l'altération de la personnalité était de peu d'importance et n'avait que peu duré; mais elle n'en existait pas moins.

L'affaiblissement intellectuel qui accompagne certaines convalescences a pu provoquer des altérations de la personnalité. M. Galinier en a publié un exemple remarquable dans la *Revue philosophique* de 1877. Un de ses malades, convalescent d'un anthrax qui avait amené de graves accidents, bien que d'ailleurs il fût sain d'esprit, ne se croyait plus *lui : ce n'est pas moi qui suis ici,* disait-il. Il croyait être une autre personne, particulièrement un Chinois.

Au premier rang de ceux chez lesquels on observe une altération de la personnalité due à un état morbide des facultés intellectuelles, je placerai les personnes qui, agissant sous l'influence d'une impulsion dont ils n'ont pas conscience, ignorent complètement leur acte, ou n'en ont qu'une notion obscure : ce sont les *impulsifs. Je ne savais pas ce que je faisais; le coup est parti, sans que j'aie pu m'en rendre compte,* etc. Telles sont vulgairement les phrases qu'ils emploient.

Ou l'individu n'a qu'une conscience obscure de son acte, ou il l'ignore complètement; de là, des degrés dans la responsabilité que le juge apprécie, sachant bien, du reste, que l'excuse est banale, et qu'il n'est pas un criminel qui ne cherche, par des mensonges de cette nature, à tromper la justice. Quoique la plupart du temps banale et mensongère, l'excuse dont nous venons de parler est vraie dans certains cas; alors l'acte inconscient a été accompli comme par une autre personne, incarnée dans celle qui paraît en être l'auteur; c'est là le véritable automatisme.

Ici je ne saurais mieux faire que de citer un passage du rapport remarquable que M. Mesnet a lu récemment à l'Académie de médecine sur le prix Falret. « La notion du *moi,* plus particulièrement atteinte, reste suspendue, et alors même que les autres facultés, se réveillant plus ou moins incomplètes, semblent présider aux actes accomplis par le malade, l'être inconscient n'obéit en réalité qu'à une activité purement mécanique, née de la dissociation violente opérée entre les centres perceptifs supérieurs annihilés et les centres secondaires ou moteurs. C'est l'automatisme, activité inconsciente, souvent brutale, qui échappe à toute action directrice. »

Les principaux impulsifs sont les épileptiques, les hystériques et certains somnambules. Guidés automatiquement par une idée, quelquefois criminelle, ils peuvent commettre des attentats horribles, et trop souvent, hélas! en les frappant, la société n'atteint que des innocents.

Il est de notion vulgaire que beaucoup d'aliénés croient être ce qu'ils ne sont pas : des Empereurs, des Dieux, la Sainte Vierge, etc. Chez eux cette fausse notion est plus ou moins solidement enracinée; la plupart du temps, en discutant avec eux, il est facile de les faire tomber dans des contradictions qui les exaspèrent; ils arrêtent alors la discussion par cette phrase, toujours la même : *Tout ce que vous me direz n'empêche pas que je suis la Sainte Vierge* ou *l'empereur de la Chine,* etc. Le nombre des faits de cet ordre est très considérable : aussi je ne citerai qu'un exemple comme type.

P..., âgée aujourd'hui de trente-quatre ans, célibataire, est depuis cinq ans internée à l'asile des aliénées de Bordeaux. En 1874, sans cause connue, elle a perdu subitement la raison. Sa folie est une manie tranquille avec tendance à la tristesse. Dès les premiers temps de sa maladie, elle a cru qu'il existait en elle une autre personne; aujourd'hui, cette aberration s'est caractérisée de plus en plus. Voici ce que me raconte à ce sujet le médecin en chef de l'asile, M. Taguet :

Il y a quelques mois, elle le prend à part et lui dit : « J'ai à vous consulter, monsieur, au sujet d'une grosseur qu'*elle* porte dans le sein droit; *elle* en souffre et désirerait savoir ce qu'*elle* doit faire. » En effet, P... a dans le sein droit une petite tumeur d'une nature, du reste, peu dangereuse. Je l'interroge : d'après ses réponses, elle est convaincue que cette tumeur appartient à une *autre* personne; il est impossible de lui faire comprendre que c'est bien elle qui la porte. « Je n'ai rien, dit-elle, je me porte bien; mais *elle* a une grosseur dans le sein qui la préoccupe. » Je dois ajouter que, dans ces derniers temps, l'intelligence de P... a beaucoup baissé; elle marche rapidement à la démence, et il est très difficile de lui faire suivre une idée; elle divague et tombe rapidement dans l'incohérence. Il est cependant très certain que, dès les premiers temps de sa maladie, elle a cru contenir en elle une autre personne, et qu'elle lui attribue le mal qu'elle porte.

Des malades atteintes d'hystéro-épilepsie ont présenté des phénomènes du même ordre. Je ne parle pas ici de l'automatisme qui suit l'accès caractéristique de cette maladie et qui provoque des actes impulsifs, trop souvent criminels.

Cet automatisme, altération de la personnalité, ne dure que quelques instants : aussi ne ferai-je que le signaler. Je fais allusion à des faits où le changement de la personnalité dure un certain temps et donne l'apparence de la double conscience.

L'exemple le plus remarquable que possède la science est rapporté par le docteur Camuset dans la *Revue philosophique* de M. Ribot, en 1882. En voici l'analyse :

Un jeune homme de dix-sept ans, d'une bonne constitution, est atteint d'hystéro-épilepsie, névrose qui, pour le dire en passant, est assez mal définie.

Parmi les nombreux phénomènes de sa maladie, convulsifs et autres, il en est un particulièrement intéressant. Un jour, après une attaque violente, il a oublié tout ce qu'il a fait jusqu'à ce moment et il a comme une personnalité nouvelle ; tout en lui est différent : caractère, sens moral, vivacité intellectuelle, aptitudes ; il a oublié jusqu'au métier de tailleur qu'on lui avait péniblement enseigné. Il a fallu procéder à sa rééducation. Cette seconde personnalité a duré environ un an ; puis à la suite d'un accès semblable au premier, notre malade est rentré dans son état primitif, récupérant tout d'un coup ses habitudes, ses allures, son sens moral et sa petite instruction d'autrefois. A ce moment, il avait oublié tout ce qui s'était passé pendant l'année de sa deuxième personnalité.

Un traumatisme cérébral a pu, dans une circonstance, devenir l'origine d'une perturbation extraordinaire du sentiment de la personnalité ; je veux parler de l'observation très remarquable au sujet de laquelle M. Mesnet a publié un mémoire sur l'*automatisme de la mémoire et du souvenir dans le somnambulisme pathologique.* C'est l'histoire d'un sergent qui, ayant été blessé à Bazeilles d'une balle qui lui a fracturé le pariétal gauche, fut atteint d'une hémiplégie qui dura environ un an ; il était guéri de cet accident, lorsque, étant à l'hôpital Saint-Antoine, M. Mesnet a pu observer chez lui les phénomènes suivants :

« Depuis quatre années (le mémoire est de 1874), la vie de F... présente deux phases essentiellement distinctes : l'une normale, l'autre pathologique. Dans son état ordinaire, F... est un homme assez intelligent pour pourvoir à ses besoins, pour gagner sa vie ; il a été chanteur dans un café des Champs-Élysées, et ses fonctions de sergent, lorsqu'il était au régiment, révèlent certaines aptitudes qui l'avaient fait remarquer de ses chefs. A l'hôpital, il est serviable, bienveillant, et n'a donné lieu à aucun reproche pour sa conduite. Sa santé générale ne laisse rien à désirer.

» La phase pathologique peut être caractérisée de la manière suivante. La transition de l'état normal à l'état de maladie se fait en un instant d'une manière insensible. Ses sens se ferment aux excitations du dehors ; le monde extérieur cesse d'exister pour lui ; il n'agit plus qu'avec le mouvement automatique de son cerveau. Complètement isolé du milieu dans lequel il est placé, on le voit aller, venir, faire, agir comme s'il avait le plein exercice de ses sens et de son intelligence, à tel point qu'une personne non prévenue de son état se rencontrerait sur son passage sans se douter des singuliers phénomènes qu'il présente. Si l'on veut diriger ses mouvements, il se soumet comme un automate et marche dans la direction qu'on a voulu lui donner. Pendant toute la durée de l'accès, les fonctions instinctives et les appétits s'accomplissent comme à l'état de santé ; la sensibilité générale de la peau et des muscles est éteinte ; l'ouïe, le goût et l'odorat n'existent plus ; la vue n'est pas absolument éteinte, car le malade paraît n'être pas insensible aux reflets des objets brillants ; le toucher seul est conservé et paraît même plus développé qu'à l'état normal. »

On le voit : ce malade a comme deux personnalités, ou du moins sa personnalité normale a subi une telle atteinte sous l'influence d'un état accidentel du cerveau qu'il est impossible de caractériser, que les actes de sa seconde vie n'ont aucun lien ou n'ont qu'un lien très faible avec ceux de sa vie normale. Bien plus, ses sentiments sont différents, car, bien que dans sa vie ordinaire on n'ait aucun reproche à lui faire au point de vue de la probité, dans sa phase pathologique, agissant sous l'influence d'une sorte de manie du vol, il met dans sa poche, sous les yeux mêmes des personnes qui l'entourent et de la présence desquelles il ne se doute pas, tous les objets de valeur qui sont à sa portée. Ainsi M. Mesnet m'a conté que, l'ayant un jour conduit chez lui pendant sa crise, le malade se mit à soustraire toutes les pièces d'argenterie et autres objets brillants qui étaient sur les tables.

Un traumatisme cérébral peut donc, ainsi que nombre de maladies spontanées du cerveau, devenir l'origine d'une altération de la personnalité.

On lit dans les *Archives allemandes de Psychologie* une observation qui présente avec la précédente quelque analogie.

» Un agent de police ayant reçu de nombreux coups à la tête a vu son intelligence se troubler d'une façon singulière; sans être aliéné, il croit être double, dit toujours *nous* en parlant de lui-même et à table dit volontiers : *moi je suis rassasié, mais l'autre ne l'est pas;* enfin il tente de se suicider pour tuer *l'autre.* Bientôt, il était aisé de s'y attendre, ce malade est devenu complètement fou, et, tombé plus tard dans la démence, il a succombé. A l'autopsie, on a trouvé une inégalité considérable entre les deux hémisphères cérébraux. Cette inégalité peut, dans une certaine mesure, donner l'explication de la croyance qu'avait ce malheureux de la présence en lui de deux personnes différentes. Cette explication s'accorde avec l'hypothèse ingénieuse de Luys qui croit que les dédoublements de la personnalité sont dus à des fonctionnements alternatifs des deux hémisphères cérébraux. »-

La chorée a pu devenir aussi l'origine d'une altération considérable de la personnalité; j'ai déjà publié, en 1877, un fait de ce genre. Je vais en rappeler les phases principales.

Un enfant de douze ans et demi, le jeune Albert de X..., très intelligent, présente des accidents choréiques : il a des convulsions, des paralysies diverses, des pertes de la parole, des peurs imaginaires et des hallucinations terrifiantes; en même temps, il a complètement perdu la mémoire du passé, il a oublié tout ce qu'il savait, ne sait plus lire, écrire, compter, etc. Cet état dure vingt jours, pendant lesquels il vit de sa vie ordinaire: mais la perte complète de la mémoire du passé lui a fait comme une personnalité nouvelle; quatre fois ce malade a présenté des accès semblables : aujourd'hui le jeune Albert de X..., âgé de dix-neuf ans, et complètement guéri, a une personnalité parfaite.

L'accident singulier que je rapporte n'était chez ce jeune homme qu'un épiphénomène d'un état général dérivé de la chorée. On sait les singuliers accidents que cette névrose, proche parente de l'hystérie, peut provoquer.

La notion que nous avons de notre personnalité est absolument subordonnée à l'intégrité physiologique de notre système nerveux : les faits précédents le démontrent de la façon la plus nette ; je crois cependant y devoir insister.

M. Luys, dans son remarquable *Traité des maladies mentales*, le fait ressortir avec autorité ; tel malade anesthésique partiellement n'a plus de bras ; tel autre, poussé par une impulsion maladive, donne des coups de pied ; il n'est plus lui, il est un cheval. Je ne saurais mieux faire que de citer textuellement notre savant confrère :

« Les éléments qui entrent dans la constitution de la personnalité physique, surexcités, réagissent d'une façon concordante, et leurs manifestations excessives donnent la note en quelque sorte de leur état de surchauffe. »

Le fait suivant donne une idée exacte de l'influence d'un état pathologique du système nerveux sur la personnalité ; une femme hystérique me racontait qu'un jour, assistant à une très belle cérémonie religieuse, elle avait perdu la notion de ce qui l'entourait et s'était envolée ; elle n'était plus elle, mais un ange planant dans les espaces et montant vers les cieux. Or un examen attentif prouvait que toute la partie de son corps en contact avec la chaise sur laquelle elle était assise était anesthésique, si bien que, ne se sentant pas assise, et l'exaltation religieuse aidant, elle avait cru voler ; comme pour voler il faut des ailes, sa personnalité s'était transformée en celle d'un ange. Combien de miracles n'ont-ils pas une origine semblable !...

M. Krishaber a décrit, en 1873, sous le nom de *Névropathie cérébro-cardiaque*, un état pathologique spécial du système nerveux et il a appuyé sa description sur trente-huit observations. Sans discuter ici à savoir si l'ensemble des symptômes décrits constitue une entité morbide, je dirai que presque tous ces malades ont présenté, de la façon la plus accusée, des altérations de la personnalité. Bien qu'aucun ne soit aliéné, ils se croient doubles, autres qu'eux-mêmes, ils contiennent en eux une autre personne, etc. Ils comprennent parfaitement, ayant toute leur raison, qu'ils ne sont pas dans la vérité ; mais ils ne peuvent s'empêcher de croire à cette dualité.

Les somnambules, que leur état soit spontané ou provoqué, perdent aussi la notion de leur personnalité ; la séparation entre l'existence ordinaire et la période d'accès, ou condition seconde, peut être complète, absolue ; il en est ainsi la plupart du temps. En un mot, le malade, à son réveil, a perdu le souvenir de tout ce qui s'est passé, de tout ce qu'il a fait pendant son sommeil ; mais il s'en souvient dans l'accès suivant : s'il a commis quelque acte criminel ou délictueux, c'est comme une autre personne qui a commis cet acte, il peut dire en toute conscience qu'il est innocent.

Bien que les faits de cet ordre soient nombreux, je crois devoir citer, comme type, l'exemple suivant que j'emprunte à la *Philosophie du sommeil*, de Mac Nish (p. 113).

M. Dyce rapporte, dans les *Edinburgh philosophical Transactions*, le fait suivant, dont une somnambule spontanée, du nom de Maria C..., fait le sujet :

Une domestique, d'un caractère dépravé, ayant remarqué que cette jeune femme ignorait à son réveil ce qui s'était passé pendant ses accès, introduisit à la dérobée dans la maison un jeune homme qu'elle connaissait et lui procura ainsi l'occasion de traiter Maria de la manière la plus brutale et la plus perfide. Les misérables mirent leur projet à exécution en la bâillonnant avec des draps de lit ; par ce moyen et d'autres ils vainquirent la résistance qu'elle opposait à leur scélératesse, même dans son état de somnambulisme. A son réveil elle n'avait aucune connaissance de l'outrage subi ; mais, quelques jours plus tard, étant retombée en somnambulisme, ces événements lui revenaient à la mémoire, et elle racontait à sa mère tous les odieux détails.

Les faits qui précèdent donnent l'idée d'altérations de la personnalité, soit spontanées, soit d'origine morbide ; d'autres altérations peuvent être en quelque sorte suggérées chez des individus, sains d'esprit d'ailleurs, mais mis accidentellement dans des états particuliers.

J'ai vu, en 1880, dans le service du professeur Charcot, une jeune femme qui, dans le sommeil hypnotique, perdait, avec la plus grande facilité, la notion de sa personnalité; la simple affirmation de celui qui l'avait endormie suffisait à la convaincre; ainsi B..., étant hynoptisée par l'interne du service, celui-ci lui disait : *Tu es M. X...* Aussitôt, prenant un air sérieux, elle imitait les gestes qu'elle voyait chaque jour faire à M. X... pour endormir les malades, reproduisait ses attitudes et cherchait à imiter sa voix : en un mot, elle donnait les preuves les plus manifestes qu'elle croyait bien véritablement être M. X...

Dans la *Revue philosophique* de mars 1883, M. Charles Richet a publié sous ce titre : *La Personnalité dans le somnambulisme,* un travail important basé sur des observations curieuses. Je ne saurais mieux faire que de les reproduire en entier; on y voit avec quelle facilité certaines personnes, perdant le souvenir de leur personnalité propre, peuvent prendre une personnalité nouvelle; en un mot, combien, dans l'état de somnambulisme provoqué, le sentiment de la personnalité est, pour ainsi dire, peu adhérent au *moi.*

« Endormies et soumises à certaines influences, A... et B... oublient qui elles sont : leur âge, leurs vêtements, leur sexe, leur situation sociale, leur nationalité, le lieu et l'heure où elles vivent. Tout cela a disparu. Il ne reste plus dans l'intelligence qu'une seule image, qu'une seule conscience : c'est la conscience et l'image de l'être nouveau qui apparaît dans leur imagination.

» Elles ont perdu la notion de leur ancienne existence. Elles vivent, parlent, pensent, absolument comme le type qu'on leur a présenté. Avec quelle prodigieuse intensité de vie se trouvent réalisés ces types, ceux-là seuls qui ont assisté à ces expériences peuvent le savoir. Une description ne saurait en donner qu'une image bien affaiblie et imparfaite.

» Au lieu de concevoir un type, elles le réalisent, l'objectivent. Ce n'est pas à la façon de l'halluciné, qui assiste en spectateur à des images se déroulant devant lui; c'est comme un acteur qui, pris de folie, s'imaginerait que le drame qu'il joue est une réalité, non une fiction, et qu'il a été transformé, de corps et d'âme, dans le personnage qu'il est chargé de jouer.

» Pour que cette transformation de la personnalité s'opère, il suffit d'un mot prononcé avec une certaine autorité. Je dis à A... : « Vous voilà une vieille femme; » elle se voit changée en vieille femme, et sa physionomie, sa démarche, ses sentiments, sont ceux d'une vieille femme. Je dis à B... : « Vous voilà une petite fille; » et elle prend aussitôt le langage, les jeux, les goûts d'une petite fille.

» Encore que le récit de ces scènes soit tout à fait terne et incolore comparé à ce que donne le spectacle de ces étonnantes et subites transformations, je vais cependant essayer d'en indiquer plusieurs.

» Voici quelques-unes des *objectivations* de M... :

» *En paysanne*. Elle se frotte les yeux, s'étire. « Quelle heure est-il? quatre heures du matin ! » (Elle marche comme si elle faisait traîner ses sabots.) « Voyons, il faut que je me lève! allons à l'étable. Hue ! la rousse ! allons, tourne-toi... (Elle fait semblant de traire une vache.) « Laisse-moi tranquille, Gros-Jean. Voyons, Gros-Jean, laisse-moi tranquille, que je te dis !... Quand j'aurai fini mon ouvrage. Tu sais bien que je n'ai pas fini mon ouvrage. Ah ! oui, oui ! plus tard... »

» *En actrice*. « Sa figure prend un aspect souriant, au lieu de l'air dur et ennuyé qu'elle avait tout à l'heure. « Vous voyez bien ma jupe. Eh bien, c'est mon directeur qui l'a fait rallonger (1). Ils sont assommants, ces directeurs. Moi, je trouve que plus la jupe est courte, mieux ça vaut. Il y en a toujours trop. Simple feuille de vigne. Mon Dieu, c'est assez ! Tu trouves aussi, n'est-ce pas, mon petit, qu'il n'y a pas besoin d'autre chose qu'une feuille de vigne. Regarde donc cette grande bringue de Lucie, a-t-elle des jambes, hein !

» Dis donc, mon petit! (Elle se met à rire.) Tu es bien timide avec les femmes; tu as tort. Viens donc me voir quelquefois. Tu sais, à trois heures, je suis chez moi tous les jours. Viens donc me faire une petite visite, et apporte-moi quelque chose. »

» *En général*. « Passez-moi ma longue-vue. C'est bien ! c'est bien ! Où est le commandant du premier zouaves? Il y a là des Kroumirs ! Je les vois qui montent le ravin... Commandant, prenez une compagnie et chargez-moi ces gens-là. Qu'on prenne aussi une batterie

(1) C'est une femme, très respectable mère de famille, et très religieuse de sentiments, qui parle.

de campagne... Ils sont bons, ces zouaves! Comme ils grimpent bien! Qu'est-ce que vous me voulez, vous?... Comment, pas d'ordre? (*A part.*) (1). C'est un mauvais officier, celui-là; il ne sait rien faire. — Vous, tenez... à gauche. Allez vite. — (*A part.*) Celui-là vaut mieux... Ce n'est pas encore tout à fait bien. (*Haut.*) Voyons, mon cheval, mon épée! (Elle fait le geste de boucler son épée à la ceinture.) Avançons! Ah! je suis blessé!»

» *En prêtre.* (Elle s'imagine être l'archevêque de Paris, sa figure prend un aspect très sérieux. Sa voix est d'une douceur mielleuse et traînante qui contraste avec le ton rude et cassant qu'elle avait dans l'objectivation précédente.) (*A part.*) «Il faut pourtant que j'achève mon mandement. »(Elle se prend la tête entre les mains et réfléchit.) (*Haut.*) «Ah! c'est vous, Monsieur le grand vicaire; que me voulez-vous? Je ne voudrais pas être dérangé... Oui, c'est aujourd'hui le 1ᵉʳ janvier, et il faut aller à la cathédrale... Toute cette foule est bien respectueuse, n'est-ce pas, Monsieur le grand vicaire? Il y a beaucoup de religion dans le peuple, quoi qu'on fasse. Ah! un enfant! qu'il approche, je vais le bénir. Bien, mon enfant. (Elle lui donne sa bague [imaginaire] à baiser.) (Pendant toute cette scène, avec la main droite elle fait à droite et à gauche des gestes de bénédiction...) «Maintenant, j'ai une corvée : Il faut que j'aille présenter mes hommages au Président de la République... «Mon- » sieur le Président, je viens vous offrir tous mes vœux. L'Église » espère que vous vivrez de longues années; elle sait qu'elle n'a » rien à craindre, malgré de cruelles attaques, tant qu'à la tête du » gouvernement de la République se trouve un parfait honnête » homme...» (Elle se tait et semble écouter avec attention.) (*A part.*) «Oui, de l'eau bénite de cour. Enfin!... Prions! » (Elle s'agenouille.)

» *En religieuse.* Elle se met aussitôt à genoux et commence à réciter ses prières en faisant force signes de croix; puis elle se relève : «Allons à l'hôpital. Il y a un blessé dans cette salle. Eh bien! mon ami, n'est-ce pas que cela va mieux ce matin? Voyons! laissez-moi défaire votre bandage. (Elle fait le geste de dérouler une bande.) Je vais avec beaucoup de douceur; n'est-ce pas que cela

---

(1) Les *apartés* de ces dialogues sont aussi très intéressants. Ils sont dits à voix très basse mais distincte, en remuant à peine les lèvres.

vous soulage? Voyons! mon pauvre ami, ayez autant de courage devant la douleur que devant l'ennemi. »

» Je pourrais encore citer d'autres objectivations de A... soit en vieille femme, soit en petite fille, soit en jeune homme, soit en *cocotte*. Mais il me paraît que les exemples donnés ci-dessus sont suffisants pour qu'on se fasse quelque idée de cette transformation absolue de la personnalité dans tel ou tel type imaginaire. Ce n'est pas un simple rêve : c'est un *rêve vécu*.

» Les objectivations de B... sont tout aussi saisissantes que celles de A... En voici quelques-unes :

» *En général.* Elle fait « Hum ! hum ! » à plusieurs reprises, prend un air dur et parle d'un ton saccadé... « Allons boire ! — Garçon, une absinthe ! Qu'est-ce que ce godelureau? Allons, laissez-moi passer... Qu'est-ce que tu me veux ? » (On lui remet un papier, qu'elle fait semblant de lire.) « Qu'est-ce qui est là ? » (Rép. C'est un homme de la 1re du 3.) — « Ah! bon ! voilà ! (Elle griffonne quelque chose d'illisible.) Vous remettrez ça au capitaine adjudant-major. Et filez vite. — Eh bien ! et cette absinthe? » (On lui demande s'il est décoré.) « Parbleu ! » — (Rép. C'est qu'il a couru des histoires sur votre compte.) — « Ah! quelles histoires? Ah! mais! Ah! mais! Sacrebleu! Quelles histoires? Prenez garde de m'échauffer les oreilles. Qu'est-ce qui m'a f.... un clampin comme ça? » (Elle se met dans une violente colère, qui se termine par une crise de nerfs.)

» *En matelot.* Elle marche en titubant, comme le matelot qui descend à terre après une longue traversée. « Ah! te voilà, ma vieille branche ! allons vadrouiller ! »

» *En vieille femme.* On lui demande : « Comment allez-vous ! » elle baisse la tête en disant : « Hein ! » — « Comment allez-vous? » Elle dit de nouveau : « Hein ! Parlez plus haut, j'ai l'oreille dure. » Elle s'assoit en geignant, tousse, se tâte la poitrine, les genoux, en se disant à elle-même : « C'est les douleurs ! Aïe ! Aïe ! — Ah! vous m'amenez votre fille ! Elle est gentille, cette enfant. Embrasse-moi, mignonne, et va jouer. Avez-vous un peu de tabac? »

» *En petite fille* (1). Elle parle comme une petite fille de cinq à

____

(1) Cette objectivation a duré une heure et demie, sans que B... se soit démentie une seule fois dans son langage enfantin ou dans ses allures.

six ans : « *Ze* veux *zouer*. Raconte-moi quelque *sôse*. Jouons à cache-cache, etc. » Elle court en riant, se cache, fait *cou*. Ce jeu, très fatiguant pour nous, dure près d'un quart d'heure. Il est remplacé par colin-maillard, puis cache-tampon, etc. Ensuite elle veut jouer à la *pépé*, la berce. On lui fait raconter l'histoire du petit Chaperon rouge, elle dit que c'est très joli, mais triste. On lui demande si c'est moral, et elle répond qu'elle ne sait pas ce que c'est que moral. Elle ne veut pas raconter d'autre histoire, se fâche, tire la langue, pleure, tape du pied, etc.; ne veut pas d'un polichinelle parce que c'est un joujou de petit garçon, dit qu'elle sera bien sage, demande sa poupée ou des confitures.

» *En M. X..., pâtissier*. Cette dernière objectivation était particulièrement intéressante, car, il y a plusieurs années, étant au service de M. X..., elle fut brutalisée et frappée par lui, si bien que la justice s'en mêla, je crois. B... s'imagine être ce M. X... : sa figure change et prend un air sérieux. Quand les *pratiques* arrivent, elle les reçoit très bien. « Parfaitement, Monsieur, pour ce soir à huit heures, vous aurez votre glace! Monsieur veut-il me donner son nom? Excusez-moi s'il n'y a personne; mais j'ai des employés qui sont si négligents. B...! B...! Vous verrez que cette sotte-là est partie. Et vous, Monsieur, que me voulez-vous? (Réponse : Je suis commissaire de police, et je viens savoir pourquoi vous avez frappé votre domestique.) — « Monsieur, je ne l'ai pas frappée. » (Rép. : Cependant elle se plaint.) — Elle prend un air tout à fait embarrassé. « Monsieur, elle se plaint à tort. Je l'ai peut-être poussée, mais je ne lui ai pas fait de mal. Je vous assure, Monsieur le commissaire de police, qu'elle exagère. Elle a fait un esclandre devant le magasin... » (Elle prend un air de plus en plus embarrassé.) « Que cette fille s'en aille. Je vous assure qu'elle exagère. Et puis je ne demande qu'à entrer en arrangement avec elle. Je lui donnerai des dédommagements convenables. » (Réponse : Vous avez battu vos enfants.) « Monsieur je n'ai pas *des* enfants : j'ai un enfant, et je ne l'ai pas battu. »

L'expérience de Braid, celle de nombre d'observateurs, la mienne propre et la pratique journalière de la Salpêtrière permettent de penser que, chez les personnes artificiellement endormies, cette faiblesse du sentiment de la personnalité est en quelque sorte la règle.

Il est sans doute fort singulier de voir qu'il est des gens si faciles à persuader que l'affirmation la plus simple trouve créance en eux ; dans la vie ordinaire, on rencontre cependant nombre de personnes si aptes à se laisser influencer, qu'on a créé pour eux le dicton : « Faire voir des vessies pour des lanternes », dicton dont je prie le lecteur d'excuser la vulgarité ; mais la facilité de persuasion n'est pas seulement basée sur la faiblesse d'esprit de celui qu'on persuade, elle l'est aussi sur la force ou l'autorité de celui qui persuade. A quoi servirait l'éloquence ?... On sait cela depuis les croisades.

Quelle différence avec la réalité ? Quel est celui de mes lecteurs qui, si on lui disait : « Vous n'êtes pas M. X..., vous êtes M. Y..., » ne répondrait, en levant les épaules : *Vous vous moquez de moi, je sais bien qui je suis ?* Notre conscience, en effet, nous dit qui nous sommes, et notre souvenir, qui nous avons été ; des états morbides accidentels peuvent seuls ébranler ou nous faire perdre cette notion, laquelle, chez l'homme valide et sain d'esprit, est solidement adhérente au *moi*.

De toutes les névroses, l'hystérie est, de beaucoup, celle qui provoque le plus souvent les altérations de la personnalité ; elle domine la pathologie de la femme. Aussi est-ce chez les femmes qu'on observe le plus souvent des troubles de cette nature ; les principaux faits connus sont des cas dans lesquels la malade, tout en continuant à vivre comme tout le monde, perd, pendant un temps plus ou moins long, le souvenir d'une période de sa vie ; cette perte de mémoire est plus ou moins complète, elle l'a toujours été assez pour que le *moi* paraisse atteint dans son unité, et pour que la personne qui en est le sujet semble avoir comme deux existences différentes, séparées par une courte période de transition quelconque.

Au fond, ces altérations de la personnalité ne sont que des maladies de la mémoire. M. Ribot, dans son beau livre sur ces maladies, l'a dit excellemment. En effet, si la personne elle-même peut penser qu'elle est double, ou qu'une autre qu'elle a accompli un acte qu'elle a oublié, l'observateur sait bien que cette personne est une, et que si ses actes sont bizarres et incohérents, la faute en est à l'absence d'un lien qui, chez tout le monde, unit entre eux tous les actes qui se succèdent.

En publiant, il y a quelques années, l'histoire de Félida X..., j'ai pu engager les observateurs à faire des recherches sur ce sujet difficile; des faits nouveaux ont été publiés, des faits anciens rappelés, et, sans qu'il soit possible de dire que la science est faite sur ce sujet, il est permis de penser que la question est en bonne voie. Aussi j'ai pensé qu'il était de grand intérêt de réunir ici les principaux faits d'altérations de la personnalité, qu'il est possible de comprendre sous le nom de double conscience, de dédoublement.

Un journal de médecine des États-Unis, le *Medical Repository*, a publié, en 1816, une observation qui est devenue célèbre, sous le nom d'*Histoire de la dame américaine de Mac Nish*; cette observation est due au docteur Mitchell, qui en tenait les particularités du major Elliot, professeur à l'Académie militaire de West-Point. Quelques années plus tard, elle a été reproduite par Franck, dans sa *Pathologie interne*, et enfin, dans ces dernières années, par Mac Nish, dans sa *Philosophie du sommeil*; c'est à ce dernier auteur qu'elle a été généralement empruntée. Je vais traduire presque textuellement Mac Nish, n'ayant pas pu me procurer le *Medical Repository*.

Une jeune dame instruite, bien élevée et d'une bonne constitution, fut prise tout d'un coup, et sans avertissement préalable, d'un sommeil profond, qui se prolongea plusieurs heures au delà du temps ordinaire; à son réveil, elle avait oublié tout ce qu'elle savait, sa mémoire était comme une *tabula rasa*, et n'avait conservé aucune notion ni des mots ni des choses; il fallut tout lui enseigner à nouveau; ainsi elle dut réapprendre à lire, à écrire, à compter; peu à peu, elle se familiarisa avec les personnes et avec les objets de son entourage, qui étaient pour elle comme si elle les voyait pour la première fois; ses progrès furent rapides. Après un temps assez long, plusieurs mois, elle fut, sans cause connue, atteinte d'un sommeil semblable à celui qui avait précédé sa nouvelle vie. A son réveil, elle se trouva exactement dans l'état où elle était avant son premier sommeil; mais elle n'avait aucun souvenir de tout ce qui s'était passé pendant l'intervalle; en un mot, dans l'état ancien, elle ignorait l'état nouveau. C'est ainsi qu'elle nommait ses deux vies, lesquelles se continuaient isolément et alternativement par le souvenir. Pendant plus de quatre ans cette jeune dame a présenté à peu près périodiquement ces phénomènes. Dans un état ou dans l'autre, elle n'a pas plus de souvenance de son double caractère que deux personnes distinctes n'en ont de leurs natures respectives; par exemple, dans les périodes d'*état ancien*, elle possède toutes les connaissances qu'elle a acquises dans son enfance et sa jeunesse; de son état nouveau, elle ne sait que ce qu'elle a appris depuis son premier sommeil. Si une personne lui est présentée dans un de ses états, elle est obligée de l'étudier et de la connaître dans les deux, pour en avoir la notion complète. — Et il en est de même de toute chose. — Dans son état ancien, elle a une très belle écriture, celle qu'elle a toujours eue, tandis que dans son état nouveau, son écriture est mauvaise, gauche, comme enfantine : c'est qu'elle n'a eu ni le temps ni les moyens de la perfectionner. Ainsi qu'il a été dit plus haut, cette succession de phénomènes a duré quatre années, et Mme X... était arrivée à se tirer très bien d'affaire, sans trop d'embarras, dans ses rapports avec sa famille.

Dans son livre sur les *Maladies de la mémoire*, M. Ribot traite implicitement des altérations de la personnalité, car ces altérations ne sont, la plupart du temps, ainsi que je l'ai dit plus haut, que des amnésies. Le sentiment de notre personnalité n'est-il pas basé sur notre mémoire?... Si nous ignorions notre existence passée, nous ne saurions être nous-mêmes. En un mot, l'état de conscience qui constitue notre personnalité a la mémoire pour base.

Le livre de M. Ribot, basé sur des faits, en rapporte un grand nombre qui sont peu connus; je n'en citerai par extrait que quelques-uns.

Une femme de vingt-six ans fut prise, à la suite d'un excès de travail, d'une attaque d'hystérie de la plus grande violence. Après cette attaque, elle perdit la plus grande partie de ses souvenirs; ainsi, quoique, avant sa maladie, elle gagnât sa vie en donnant des leçons, elle avait oublié ce qui sert à écrire et ne comprenait l'utilité ni d'une plume ni d'un crayon. Cet état ne dura que quelques semaines, après lesquelles sa personnalité redevint entière.

Une jeune femme, robuste et d'une bonne santé, faillit se noyer dans une rivière. Quand elle reprit connaissance, elle était privée de tous ses sens, sauf la vue et le toucher; elle était comme un animal privé de cerveau; sa personnalité était altérée au point qu'il fallut tout lui réapprendre. Cet état dura plusieurs mois, pendant lesquels l'expérience de tous les jours et les soins de sa famille avancèrent sa rééducation; sa santé générale était parfaite. Un jour, sous l'influence d'un violent accès de jalousie, tout le passé lui revint à la mémoire, et elle se réveilla comme d'un long sommeil de douze mois; mais elle avait perdu le souvenir de tout ce qui s'était passé pendant cette longue période de temps. Cependant sa personnalité, long-temps altérée, était redevenue complète.

Le professeur Sharpey raconte l'histoire d'une femme de vingt-quatre ans, chez laquelle une tendance irrésistible inaugura une période de sommeil de deux mois. Je dirai, en passant, que ce phénomène, le sommeil dit léthargique, n'est pas rare chez les hystériques. A son réveil, elle était comme une autre personne; elle avait oublié presque tout ce qu'elle avait appris; tout lui semblait nouveau. Il fallut procéder à sa rééducation, et on a réussi, grâce à de nombreux soins, à en faire une personne suffisamment instruite et vivant de la vie de tout le monde. Cependant il ne faut pas se dissimuler que, bien qu'elle fût toujours la même femme, c'était une autre personnalité, un autre *moi* qui l'animait.

Le livre de M. Ribot renferme nombre d'autres exemples. Je ne lui ai emprunté que le sommaire des plus saillants.

Il est des exemples beaucoup plus tranchés de dédoublement de la personnalité. L'hystérie est toujours la diathèse dominante chez les personnes qui présentent ces phénomènes singuliers. L'obser-vation la plus curieuse est le fait remarquable publié par M. Dufay, de Blois, dans la *Revue scientifique* de 1876, sous le titre : *La Notion de la personnalité.*

Il s'agit d'une jeune fille qui était somnambule depuis son enfance, et chez laquelle, pendant une douzaine d'années, M. Dufay a pu observer les faits suivants, qui sont des épiphénomènes du somnam-bulisme chez une hystérique. Ces accidents particuliers se sont surtout développés à la suite d'une immersion dans l'eau froide pendant une période d'accès.

Je ne saurais mieux faire que de citer textuellement M. Dufay [1] :

Il est huit heures du soir; plusieurs ouvrières travaillent autour d'une table sur laquelle est posée une lampe; Mˡˡᵉ R. L... dirige les travaux et y prend elle-même une part active, non sans causer avec gaieté. Tout à coup

(1) Ce fait a été relaté plus haut.

un bruit se fait entendre : c'est son front qui vient de tomber brusquement sur le bord de la table, le buste s'étant ployé en avant. Voilà le début de l'accès... Elle se redresse après quelques secondes, arraché avec dépit ses lunettes et continue le travail qu'elle avait commencé, n'ayant plus besoin des verres concaves qu'une myopie considérable lui rend nécessaires dans l'état normal, et se plaçant même de manière à ce que son ouvrage soit moins exposé à la lumière de la lampe. A-t-elle besoin d'enfiler son aiguille, elle plonge ses deux mains sous la table, cherchant l'ombre, et réussit en moins d'une seconde à introduire la soie dans le chas, ce qu'elle ne fait qu'avec difficulté lorsqu'elle est à l'état normal, aidée de ses lunettes et d'une vive lumière. Elle cause en travaillant, et une personne qui n'a pas été témoin du commencement de l'accès pourrait ne s'apercevoir de rien, si Mlle L. R... ne changeait de façon de parler dès qu'elle est en somnambulisme. Alors, en effet, elle parle *nègre*, remplaçant *je* par *moi*, comme les enfants; ainsi elle dit : *Quand moi est bête.* Cela signifie : Quand je ne suis pas en somnambulisme.

Son intelligence, déjà plus qu'ordinaire, acquiert pendant l'accès un développement remarquable; sa mémoire devient extraordinaire, et Mlle R... peut raconter les moindres événements dont elle a eu connaissance à une époque quelconque, que les faits aient eu lieu pendant l'état normal ou pendant un accès de somnambulisme; mais, de ces souvenirs, tous ceux relatifs aux périodes de somnambulisme se voilent complètement dès que l'accès a cessé, et il m'est souvent arrivé d'exciter chez Mlle R. L... un étonnement allant jusqu'à la stupéfaction en lui rappelant des faits entièrement oubliés de la *fille bête,* suivant son expression, et que la somnambule m'avait fait connaître. La différence de ces deux manières d'être est on ne peut plus tranchée.

On le voit, le fait est incontestable, Mlle R. L... a comme deux personnalités. Bien qu'elle soit toujours Mlle R. L..., elle a non seulement deux manières d'être distinctes pour celui qui l'observe, mais aussi pour elle-même; en effet, elle parle de l'*autre* à la troisième personne, et elle ignore dans son état premier ce que cette autre a fait dans l'état second.

Je n'ai pas la pensée de raconter ici l'histoire de Félida X...; cette histoire est certainement dans l'esprit du lecteur. Je n'en dirai que ce qui touche plus particulièrement à mon sujet.

Ainsi que la malade de M. Dufay, Félida, comme elle hystérique, est prise tout d'un coup d'une perte de connaissance, aujourd'hui d'une durée insaisissable, et elle devient, pour ainsi dire, une autre

personne. Tout est changé : son caractère est plus gai, son intelligence plus développée, ses sens exaltés ; en un mot, dans sa condition
seconde, Félida est une personne supérieure à ce qu'elle est dans sa
condition première ou vie ordinaire ; de plus, dans cette condition
seconde, elle a le parfait souvenir des moindres détails de ses deux
vies. Bientôt, après une perte de connaissance semblable à la
première, elle redevient la Félida d'avant sa maladie, mais elle a
oublié tout ce qui s'est passé et tout ce qu'elle a fait pendant son
autre existence ; l'oubli établit ainsi entre ses deux vies une
séparation absolue. Félida donne alors, comme la dame américaine,
comme la somnambule du docteur Dufay, le curieux spectacle de
deux personnalités séparées coexistant alternativement chez la
même personne. Aujourd'hui, en 1883, la vie presque entière de
cette jeune femme se passe en condition seconde ; c'est la somnambule de Dufay.

De ce qui précède, il ressort que la personnalité peut être altérée
à des degrés très différents, et aussi pendant des temps qui varient
d'un instant à l'existence presque entière.

Pendant ce temps, si l'individu est bien toujours pour l'observateur la même personne, ses actes sont différents de ce qu'ils
seraient si sa personnalité n'était pas altérée. Un homme doux de
caractère devient méchant ou féroce ; son intelligence peut d'ordinaire devenir éclatante ; il agit comme poussé par une volonté qui
n'est pas la sienne, qui est celle d'un autre, laquelle s'est momentanément incarnée en lui, et, revenu à l'état normal, il n'a aucun
souvenir de ce qu'il a fait.

Ici se pose naturellement le problème redoutable de la responsabilité ; car, intimement liée à l'intégrité de la personne intellectuelle,
la responsabilité est, dans ces cas, plus ou moins atteinte.

Il est de notion élémentaire que *nul ne saurait être responsable
d'un acte s'il n'a eu l'intention de l'accomplir*. La loi a des
circonstances atténuantes, et le magistrat peut réserver l'acquitte-
ment pour l'inculpé qui a agi sans avoir la conscience de son acte ;
mais, si l'indication est claire, rien de plus douteux et de plus
troublé que l'interprétation de ces mots : *Avoir la conscience de
son acte*. En effet, s'il est évident qu'un homme ivre ne saurait être

punissable d'un acte commis pendant l'ivresse, qu'eût fait ou que ferait la justice, si une personne comme Félida ou comme la dame américaine de Mac Nish, vivant pendant de longues périodes de temps en condition seconde, avait commis ou commettait un acte punissable pendant cette condition qui n'est pas sa personnalité réelle, mais qui est cependant sa vie à peu près ordinaire? D'une sorte d'enquête que j'ai faite à ce sujet, il résulte qu'elle serait fort embarrassée. En fait, je le répète, si pour certaines altérations de la personnalité, rien n'est plus aisé que de conclure à l'irresponsabilité, il est des cas où, dans l'état actuel de notre connaissance de l'homme, rien n'est plus difficile.

Je ne prétends pas, on le comprend, donner ici une solution tendant à écarter un embarras que je partage; mais j'émettrai une espérance : c'est que la connaissance de l'homme fera des progrès non moins grands dans l'esprit des magistrats que dans celui des médecins, et que nous finirons par ne plus voir des criminels, aliénés, épileptiques ou hystériques, frappés par une justice aveugle.

Que la société se protège contre leurs fureurs, rien de plus légitime; mais que ce soit comme contre la rage du chien ou la férocité du loup. Ce que l'on ne saurait comprendre, c'est qu'elle frappe comme responsable un criminel qui n'est lui-même qu'une victime de la maladie (1).

1883.

(1) J'ai récemment appris qu'un philosophe éminent se propose de publier bientôt un livre sur les *Maladies de la personnalité,* livre qui sera la suite naturelle des *Maladies de la mémoir* et des *Maladies de la volonté.* Le travail qui va paraître sera certainement conçu plus particulièrement au point de vue psychologique; celui-ci étant l'œuvre d'un médecin, j'espère qu'ils se compléteront un peu l'un l'autre et que leur ensemble jettera quelques lumières sur une question encore fort obscure.

LE DÉDOUBLEMENT DE LA PERSONNALITÉ
ET LE SOMNAMBULISME

(Publié dans la *Revue scientifique* du 2 août 1890.)

Il y a quelques années, j'ai émis, dans cette *Revue*, à propos de l'histoire de Félida, l'hypothèse que le dédoublement de la personnalité n'était qu'une exagération du somnambulisme, *un somnambulisme total*, mais j'avais renoncé à cette explication. Depuis ce temps, d'autres faits ont été observés qui m'engagent à revenir à cette idée, adoptée, du reste, par la plupart des observateurs d'aujourd'hui. Je vais citer quelques-uns de ces faits, en y ajoutant une analyse de l'histoire de Félida et en les interprétant à ce point de vue. J'ajouterai quelques généralités sur le sujet.

La conscience, la personnalité, le moi sont, comme le dit Littré, *ce qui fait qu'une personne est* ELLE *et non pas une autre;* bien que ces mots aient une signification différente, ils rendent la même pensée que tout le monde comprend. Chacun de nous a donc sa personnalité, laquelle est un ensemble de faits physiques moraux et intellectuels qui nous caractérisent. Seulement, il est des états morbides qui altèrent cette personnalité et qui donnent à celui qui en est atteint l'apparence d'avoir deux *moi*, deux personnalités, deux consciences. C'est le plus caractérisé de ces états dont je vais m'occuper.

L'état dont il est ici question est comme un maximum; il en est donc d'autres où le moi est plus ou moins dédoublé. Je vais en rappeler quelques-uns qui sont plus connus qu'analysés scientifiquement.

Le plus vulgaire est le rêve; il est de tous les jours. Dans le rêve, l'intelligence privée de la coordination des idées et de l'action des sens représente une personnalité différente de celle de la veille, personnalité souvent considérable bien qu'incomplète. Tous nous avons deux existences : la veille et le sommeil ; l'ivrogne a aussi deux vies : l'état ordinaire et l'ivresse pendant laquelle il peut agir avec une apparence de raison.

Il en est de même de l'aliéné qui, de plus, croit souvent être une autre personne ; enfin le somnambulisme spontané ou provoqué.

Dans ce dernier état, qui n'est qu'un rêve avec coordination des idées et action des sens plus ou moins complète, le dédoublement de la personnalité peut aller, nous le verrons plus tard, jusqu'à la perfection. Il est donc, entre l'état de santé parfaite et la double conscience, des états intermédiaires comme des degrés qui justifient l'adage, *natura non facit saltus*.

Pour la démonstration de l'hypothèse que *la double conscience n'est qu'un somnambulisme total*, je vais citer des faits ayant pour sujet des somnambules extraordinaires et les cas de double conscience les plus caractérisés que je connaisse.

Il sera facile au lecteur de voir que les derniers ne sont que l'exagération des premiers. J'emprunte les faits de somnambulisme à MM. Dufay, Mesnet et Tissié — l'observation de ce dernier a été désignée sous le titre : *les Aliénés voyageurs* — et ceux de double conscience à MM. Camuzet, Bonamaison, Mac Nish et à moi-même.

1° *Fait de M. Dufay* (Voir précédemment, page 65.)

2° *Fait de M. Mesnet* (¹). — F..., blessé au combat de Bazeilles d'un coup de feu à la tête, a depuis quatre ans, dans sa vie, deux phases distinctes, une normale, l'autre pathologique. Sa santé est excellente, et dans son état ordinaire, il est intelligent et gagne sa vie comme chanteur de café-concert. Tout d'un coup, ses sens se ferment aux excitants extérieurs, et après quelques instants il sort de cet état transitoire, allant, venant et agissant comme s'il avait ses sens et son intelligence en plein exercice, à tel point qu'une personne non prévenue de son état le rencontrerait sans se douter de rien. Pendant ses crises, les fonctions instinctives et les appétits s'accomplissent comme à l'état de santé ; il mange, boit, fume,

(¹) *De l'automatisme de la mémoire et du souvenir. (Union médicale,* 1874.)

s'habille, se déshabille et se couche à ses heures habituelles. Il est complètement anesthésique et n'a ni goût ni odorat; sa vue est imparfaite, mais le toucher est très développé.

Ses accès, variables de durée, sont séparés par des états normaux de quinze à vingt jours, sans périodicité fixe. J'ajouterai que tous les actes auxquels se livre F... pendant ses accès ne sont que la répétition des habitudes de la veille, sauf une idée qu'il n'a que pendant ses conditions secondes : le penchant au vol. Enfin tout le temps que dure l'accès est une phase de son existence dont, au réveil, il n'a pas conscience. L'oubli est absolument complet, la séparation entre les deux vie est absolue.

3° *Fait de M. Tissié.* — Albert D..., âgé de trente ans, est un névropathe héréditaire. Son père est mort de ramollissement cérébral; il a perdu un frère de méningite à trente-cinq ans et un autre de ses frères est hypocondriaque. Dès l'âge de huit ans, à la suite d'une chute, Albert a commencé de souffrir de violentes migraines accompagnées de vomissements. La caractéristique de son état morbide actuel est le besoin de marcher : il va à l'aventure, sachant se diriger, faisant jusqu'à 70 kilomètres par jour et quelquefois davantage. Voici ce qui se passe : Albert rêve pendant la nuit qu'il doit se rendre dans une ville quelconque, et, le matin, éveillé ou ayant l'air de l'être, il continue son rêve et part, abandonnant sa famille et ses intérêts. En général, il voit dans ses rêves une personne à lui connue qui l'invite à le suivre dans une ville où il trouvera du travail, car il est laborieux, et son souci constant est d'améliorer sa situation et celle de sa femme, que par ses fugues répétées il a réduite à la misère. Après avoir dans sa condition seconde fouillé les meubles où sa femme cache ses économies, il part, mais il ignore les ressources qu'il a sur lui; aussi se laisse-t-il voler, prenant un billet de banque pour un chiffon de papier, ou régalant sans compter les gens qu'il rencontre sur son chemin. Arrêté nombre de fois comme vagabond, Albert connaît toutes les prisons de l'Europe et nombre d'hôpitaux.

Ce somnambulisme singulier a commencé à l'âge de douze ans; depuis ce temps, Albert a visité la France, l'Algérie, l'Allemagne, la Hollande, la Belgique, la Turquie, la Hongrie, la Suisse et la Russie, où il a failli être pendu comme nihiliste, presque toujours à pied et à l'état de rêve, plutôt à l'état de double conscience ou en somnambulisme total.

Sa mémoire est très grande, et, pendant le sommeil provoqué, il se rappelle toute sa vie, celle de la période somnambulique et celle de la veille. Tandis qu'à l'état de veille, il ne se rappelle jamais son autre personnalité, quelquefois seulement il se souvient des rêves actifs du commencement de sa condition seconde. Les rêves ambulatoires d'Albert sont de deux sortes; les uns se manifestent dans son lit : alors il dort comme tout le monde, voit des villes et agite les jambes comme s'il marchait; les autres sont ceux dans lesquels la deuxième personnalité est complète et où il part véritablement pour un lieu quelconque.

L'existence de ces deux sortes de rêves pourrait faire douter de la véracité de notre malade, si les nombreux certificats des médecins, les feuilles d'écrou et les feuilles de route ne contrôlaient pas les dires de ce nouveau Juif-Errant.

En résumé, Albert présente deux états, deux personnalités : l'une dans laquelle il veille comme tout le monde, et l'autre dans laquelle il est en voyage. Cette dernière a deux formes : la première n'est qu'un rêve sans autre action que le mouvement des jambes simulant la marche, la deuxième est un somnambulisme total, un état de double conscience dans lequel il fait les voyages extravagants que nous avons dits et dont il ne se souvient plus après à l'état de veille, mais qu'il raconte très bien à l'état de sommeil provoqué. Ces états durent quinze, vingt jours et souvent davantage.

Albert est plus intelligent, plus spirituel, dans sa condition seconde et dans le sommeil provoqué que dans son état ordinaire; en fait, c'est un hystérique somnambule diurne.

Je pense que pour ce malade il ne saurait y avoir de doute : sa nouvelle personnalité est bien un somnambulisme total.

Ce récit n'est qu'une simple analyse de l'observation si curieuse et si intéressante que M. Tissié vient de publier dans son livre : *les Rêves, leur physiologie, leur pathologie,* et surtout dans sa thèse : *les Aliénés voyageurs* (¹).

4ᶜ *Fait de M. Camuset* (²). — En 1880, M. L..., âgé dix-sept ans, entre à l'asile de Bonneval; il est hystérique et fils d'hystérique. Un jour, travaillant aux champs, il est pris d'une grande peur causée par la vue d'une vipère et a une violente attaque d'hystérie. A sa reprise de connaissance, il est tout autre, son caractère a changé complètement : de querelleur et voleur, il est devenu doux et serviable; il est en condition seconde, il a complètement perdu le souvenir du passé et se croit encore à Saint-Urbain, colonie pénitentiaire d'où il avait été envoyé à Bonneval. Il ne reconnaît rien de ce qu'il voit à Bonneval, et il a non seulement oublié tout ce qui s'est passé, mais il ne sait plus le métier de tailleur qu'il avait appris.

(¹) Tissié, *Les Aliénés voyageurs.* Paris, Doin, 1887. — Tissié, *Les Rêves, physiologie et pathologie.* Paris, Alcan, 1890.
(²) Camuset, *Annales médico-psychologiques,* 1882.

Cette condition seconde dure un an, après laquelle, à la suite d'une violente attaque d'hystérie, il redevient ce qu'il était auparavant, vicieux, querelleur, gourmand et arrogant; enfin, il finit par s'évader. Repris, il a présenté des phases semblables (1). Enfin il a dû faire son service militaire. Plus tard, nous le retrouvons à Rochefort, soldat d'infanterie de marine; il a servi de sujet à MM. Bouru et Burot (2).

Je demeure convaincu que si ce malade, considéré avec juste raison, du reste, comme atteint d'hystéro-épilepsie, avait été ou était étudié au point de vue du sommeil, on trouverait que dans son enfance, troublée par la misère et le vagabondage, il était somnambule, et que ces conditions secondes ne sont que les exagérations de ses accès.

Je lis dans la *Revue de l'Hypnotisme* du 1er février 1890 une observation d'hypnose spontanée ou de grande hystérie de M. Bonamaison, de Saint-Dizier. Le fait principal de cette observation est la double conscience. Or, le somnambulisme de la malade est indiscutable.

5° *Fait de M. Bonamaison.* — Mlle X..., pensionnaire de Saint-Dizier, a vingt-six ans. Elle est grande, brune, de bonne constitution et intelligente. Elle est manifestement atteinte de grande hystérie. Chaque matin elle est prise d'une attaque de sommeil qui dure quatre ou cinq heures. Chaque soir, entre six et sept heures, et presque d'emblée, son regard devient fixe. Elle cesse la conversation ou le travail commencé et reste immobile dans la position qu'elle occupe; cet état dure de quelques secondes à deux minutes environ. Ici, je laisse la parole à l'auteur :

« ... Puis une inspiration prolongée indique que la malade est entrée en somnambulisme. Elle jette alors autour d'elle un regard étonné, en disant aux personnes présentes : « Bonjour ! » ou bien encore : « Ah ! vous voilà ! » Puis paraît se souvenir et reprend la conversation ou le travail interrompu au point où elle les avait quittés.

» Quelquefois, la phase cataleptoïde est si courte qu'elle passe inaperçue et que la malade paraît être passée sans transition de l'état normal à l'état second. Dans ce cas, les personnes qui sont autour d'elle et qui ignorent cette étrange anomalie ne peuvent s'en apercevoir. Mais, pour un observateur attentif et prévenu, une modification sensible s'est produite dans

(1) Voisin, *Archives de Neurologie*, 1885.
(2) Bouru et Burot, *Suggestion mentale*. Paris, Alcan, 1887.

les allures et le caractère de Mˡˡᵉ X... L'expression de sa physionomie est différente. Les yeux sont plus brillants, l'allure plus dégagée et plus vive. Elle cause, rit, avec plus d'animation. Très docile à l'état normal, elle devient, à l'état second, volontaire et capricieuse. Elle s'occupe de préférence, dans cet état, à des ouvrages de broderie et de couture, minutieux et difficiles, qu'elle conduit avec une activité fébrile et une dextérité peu commune. Pendant l'attaque de somnambulisme, la malade a gardé le souvenir de tout ce qui s'est passé pendant l'état normal et les attaques de somnambulisme précédentes...

» ... Revenue à l'état normal, la malade a complètement oublié tout ce qui s'est passé et tout ce qu'elle a dit pendant l'attaque de somnambulisme. Mais il arrive assez souvent que le lendemain elle cherche à renouer la conversation ou à continuer la lecture ou l'ouvrage commencé pendant la période de somnambulisme précédente, et qu'elle avait oubliés pendant l'état normal. »

6° *Fait de Mac Nish.* — Une jeune dame, instruite, bien élevée et d'une bonne constitution, fut prise tout d'un coup, et sans avertissement préalable, d'un sommeil profond qui se prolongea plusieurs heures au delà du temps ordinaire (¹).

A son réveil, elle avait oublié tout ce qu'elle savait; sa mémoire était comme une *tabula rasa* : elle n'avait conservé aucune notion ni des mots ni des choses. Il fallut tout lui enseigner de nouveau; ainsi elle dut réapprendre à écrire, à compter. Peu à peu elle se familiarisa avec les personnes et avec les objets de son entourage, qui étaient pour elle comme si elle les voyait pour la première fois. Ses progrès furent rapides.

Après un temps assez long, plusieurs mois, elle fut, sans cause connue, atteinte d'un sommeil semblable à celui qui avait précédé sa nouvelle vie. A son réveil, elle se trouva exactement dans l'état où elle était avant son premier sommeil, mais elle n'avait aucun souvenir de tout ce qui s'était passé pendant l'intervalle. En un mot, dans l'*état ancien*, elle ignorait l'*état nouveau.* C'est ainsi qu'elle nommait ses deux vies, lesquelles se continuaient isolément et alternativement par le souvenir. Pendant plus de quatre ans, cette jeune dame a présenté à peu près périodiquement ces phénomènes dans un état ou dans l'autre; elle n'a pas plus de souvenance de son double caractère que deux personnes distinctes n'en ont de leur nature respective : par exemple, dans les périodes d'*état ancien,* elle possède toutes les connaissances qu'elle a acquises dans son enfance et dans sa jeunesse; de son *état nouveau,* elle ne sait que ce qu'elle a appris depuis son premier sommeil. Si une personne lui est présentée dans un de ces

____

(¹) Mac Nish, *Philosophy of sleep*, 1831. D'après Mitchel et Nott, *Médical Repository,* janvier 1816.

états, elle est obligée de l'étudier et de la connaître dans les deux pour en avoir la notion complète, et il en est de même de toute chose. Dans son *état ancien*, elle a une très belle écriture, celle qu'elle a toujours eue, tandis que dans son *état nouveau* son écriture est mauvaise, gauche, comme enfantine. C'est qu'elle n'a eu ni le temps ni les moyens de la perfectionner. Ainsi qu'il a été dit plus haut, cette succession de phénomènes a duré quatre années, et Mme X... était arrivée à se tirer d'affaire sans trop d'embarras dans ses rapports avec sa famille.

Je n'ai pas la pensée de raconter à nouveau l'histoire de Félida X... Cette observation est bien connue et a été le point de départ de nombreux travaux. J'en veux seulement faire un extrait pour la rapprocher d'autres faits qui lui sont comparables et tirer des conclusions de cette comparaison. J'y ajouterai l'état actuel de cette malade, que j'observe depuis trente-deux ans.

7° *Fait d'Azam* (analyse de l'histoire de Félida racontée plus haut). — En 1858, je fus appelé pour donner des soins à une jeune fille, Félida X... que ses parents croyaient folle. Elle avait alors quinze ans. C'était une hystérique avec convulsions, laborieuse et intelligente, et d'un caractère sérieux et presque triste. Voici le phénomène principal qui se présentait et qui avait épouvanté la famille et l'entourage :

Presque chaque jour, sans cause connue, ou sous l'empire de la moindre émotion, elle est prise de ce qu'elle appelle « sa crise ». En fait, elle entre dans son deuxième état. Voici comment : elle est assise, un ouvrage de couture à la main. Tout d'un coup, après une douleur aux tempes, elle s'endort d'un sommeil profond, dont rien ne peut la tirer et qui dure deux à trois minutes ; puis elle s'éveille. Mais elle est différente de ce qu'elle était auparavant : elle est gaie, rieuse, continue en fredonnant l'ouvrage commencé, fait des plaisanteries avec son entourage ; son intelligence est plus vive, et elle ne souffre pas des nombreuses douleurs névralgiques de son état ordinaire. Dans cet état, que j'ai nommé sa *condition seconde*, Félida a la connaissance parfaite de toute sa vie, se souvenant non seulement de son existence ordinaire, mais des états semblables à celui dans lequel elle se trouve. En 1858, cette condition seconde durait de une à trois heures chaque jour, quelquefois moins. Après ce temps, nouvelle perte de connaissance, et Félida s'éveille dans son état ordinaire. Mais elle est sombre, morose, et elle a la conscience de sa maladie ; ce qui l'attriste le plus, c'est l'ignorance complète où elle est de tout ce qui s'est passé pendant la période qui précède, quelle qu'ait été sa durée. Je ne rappellerai qu'un exemple de cette lacune de la mémoire :

Étant en condition seconde, elle s'est abandonnée à un jeune homme qui devait être son mari, et un jour, dans son état normal, elle m'a consulté sur les phénomènes singuliers qu'elle éprouvait dans son ventre. La grossesse était évidente, mais je me gardai de le lui dire. Un moment après, la condition seconde étant survenue, Félida me dit en riant : « Je vous ai raconté tout à l'heure toute espèce d'histoires. Je sais très bien que je suis grosse. »

Il en était ainsi en 1858. Dans les années suivantes, les périodes de condition seconde se sont accrues et elles ont égalé en durée les périodes d'état normal. Alors Félida présentait ce phénomène singulier que pendant une semaine, par exemple, bien qu'elle fût dans son état normal, elle ignorait absolument ce qu'elle avait fait et tout ce qui s'était passé pendant la semaine précédente, et que, dans la semaine suivante, en condition seconde, elle connaissait toute sa vie. Puis, ces conditions secondes ayant depassé en durée la vie normale, il s'est trouvé que, pendant nombre d'années, les périodes d'état normal ne duraient que trois à quatre jours, souvent moins, contre trois à quatre mois de condition seconde. Alors, pendant ces trois à quatre jours, l'existence de Félida était intolérable, car elle ignorait absolument presque toute sa vie.

Pour comprendre cette situation, je prie le lecteur de s'imaginer (c'est difficile) que, dans sa vie passée, il y ait de temps en temps des lacunes de deux à trois mois survenues au hasard et effaçant le souvenir d'actes plus ou moins importants de son existence. Il comprendra alors quelle est l'importance du souvenir. N'est-ce pas lui qui fait de notre existence un ensemble complet? Sans lui, la personnalité ne saurait se comprendre. L'existence de Félida est, depuis trente-deux ans, je l'ai déjà dit ailleurs, semblable à un livre dont on aurait de loin en loin déchiré les feuillets, tantôt un, tantôt vingt ou trente. Quelle singulière lecture! S'il ne manque qu'un feuillet, le sens peut encore être saisi; s'il en manque vingt, c'est impossible. — A qui, par exemple, n'est-il pas arrivé de lire à bâtons rompus un feuilleton dans un ancien journal quotidien dont il manque des numéros?

Aujourd'hui Félida a quarante-sept ans. Sa santé générale est mauvaise, car elle a un kyste de l'ovaire. Voici, au point de vue intellectuel, quel est son état :

Depuis environ neuf à dix ans, ces périodes de condition seconde ont diminué de longueur, et bientôt, comme quinze ans auparavant, elles ont égalé celles de la vie normale. Puis, celles-ci se sont accrues peu à peu. Enfin, à l'heure actuelle, en 1890, les conditions secondes, que son mari appelle sa *petite raison,* ne durent plus que quelques heures, et apparaissent tous les vingt-cinq à trente jours, si bien que Félida est à peu près guérie.

De l'exposé des faits qui précèdent, il résulte qu'il existe des personnes qui paraissent avoir deux existences simultanées et alternantes, absolument séparées par l'absence du souvenir. Je crois que l'explication de ce fait singulier est dans l'analyse du sommeil. J'ai déjà, en commençant, annoncé cette explication.

L'un des phénomènes les plus curieux du sommeil est le somnambulisme, dont le principal caractère est l'oubli au réveil. Chez ceux qui en sont atteints, l'activité physique et intellectuelle, éteinte dans le sommeil complet, fonctionne dans une certaine mesure. Or, le nombre des somnambules est considérable, surtout parmi les enfants, et du cas simple où celui-ci accomplit un acte limité, jusqu'au somnambule extraordinaire, qui paraît avoir une existence indépendante de la veille, il est un grand nombre de degrés. Voyons si l'exagération de ce somnambulisme extraordinaire ne nous conduit pas à l'état qui, d'après son caractère le plus frappant, mérite le nom de double conscience ou de dédoublement de la personnalité.

Je reconnais qu'au premier abord l'assimilation de la double conscience au somnambulisme peut paraître singulière. Elle est cependant acceptée par les observateurs actuels, et, je l'ai dit en commençant après l'avoir énoncé en 1875, j'y reviens, la croyant exacte.

Étudiant la question au fond, recherchons les divers degrés qui nous conduisent de ce sommeil de tout le monde à la condition seconde, et nous verrons comment ces malades ne sont autre chose que des somnambules dont tous les sens et toutes les facultés sont actifs, des individus, en un mot, qui sont dans un état de *somnambulisme total*.

Notre dormeur est un enfant de huit à dix ans et dort profondément, comme on dort à son âge. On lui parle doucement et d'une voix monotone; il ne s'éveille pas, mais répond. On dirige sa pensée à volonté, et on lui fait dire ce qu'il aurait tu pendant la veille. Bien plus, il obéit au désir d'autrui, se retourne, boit, etc. Toutes les mères savent cela.

L'activité obéissante du dormeur peut aller plus loin encore. On sait l'histoire du jeune officier de marine auquel ses camarades s'amusaient à suggérer des rêves et qui, dormant sur un banc, se précipite sur le pont croyant plonger et sauver son meilleur ami qu'on lui disait se noyer. Il en est de même pour le somnambulisme provoqué, où la suggestion peut avoir des résultats extraordinaires, mais nous n'avons pas à en parler. Je dirai cependant que dans le somnambulisme provoqué ou non, d'où que vienne l'ordre, qu'il passe par le sens de l'ouïe ou par le sens musculaire, les facultés de l'esprit flottant indécises, sans volonté, sans coordination, subissent facilement l'influence étrangère à l'insu de la personne endormie. Celle-ci, après avoir agi ou parlé, s'éveille sans avoir conservé le moindre souvenir de ses actes ou de ses paroles.

Mais l'activité de notre dormeur peut être plus grande; ses sens s'éveillent en partie, il marche endormi : il est somnambule dans le sens vulgaire du mot.

Examinons ce somnambule. Chaque faculté de son esprit qui s'éveille partiellement ou isolément lui donne un degré de perfection de plus; bien mieux, cette faculté peut être isolément exaltée et dans son fonctionnement dépasser de beaucoup la puissance normale. Alors le dormeur devient un prodige : il entend par le talon, voit par le creux de l'estomac, prédit l'avenir, donne des consultations infaillibles, est en rapport avec Dieu ou les saints et sait ce qui se passe à mille lieues de lui; il est ce que dans certains milieux on nomme un excellent *sujet :* c'est un miracle. Mais, la plupart du temps, le principal des sens, la vue, est incomplet ou aboli; de plus, les idées des somnambules étant privées d'équilibre et de coordination, peuvent être dirigées à tort et à travers; les sens n'agissent pas ou agissent mal, et notre malade ne saurait avoir du monde extérieur qu'une idée fausse ou incomplète.

Que faudrait-il pour que ce somnambule fût parfait? Il faudrait le fonctionnement total des facultés ou des sens, particulièrement du maître d'entre eux : de la vue. Celle-ci, en effet, donne la notion exacte du monde extérieur, par suite rectifie les idées et aide à les coordonner.

Or, ce somnambule si complet ressemble fort à un homme ordinaire; il lui ressemble pour tout le monde, sauf pour son entourage. Pour les initiés seulement, il est en condition seconde, à l'état de double conscience; sa personnalité s'est dédoublée : la preuve en est qu'après l'accès, il a oublié, comme un somnambule qu'il est, tout ce qui s'est passé pendant sa durée. C'est là précisément ce qui arrive pour les cas de dédoublement de personnalité dont j'ai cité les observations.

Par l'analyse qui précède, je crois avoir établi que l'éveil successif des sens et des facultés constitue une gradation du sommeil ordinaire au somnambulisme que j'appellerai *total*, lequel donne à la personne étudiée l'apparence d'être double. On peut, j'y reviens, rencontrer des individus qui ont les apparences de tout le monde et qui cependant, étant en condition seconde, ne sont que des somnambules, lesquels à leur réveil auront tout oublié.

Je ne me dissimule pas les questions troublantes que pose cette possibilité, si rare qu'elle soit, surtout au point de vue de la responsabilité; mais le devoir de la science n'est pas de rechercher les conséquences de ses affirmations; il est à la fois plus grand et plus étroit : c'est d'établir la vérité en se basant sur des faits certains et bien observés.

Reportons-nous au temps où l'on brûlait les femmes hystériques comme sorcières, parce que, ayant sur le corps des points d'anesthésie, elles avaient été, disait-on, touchées par le diable; aujourd'hui nous haussons les épaules. Nos descendants ne hausseront-ils pas les épaules à leur tour, en un temps où, vu la loi inéluctable du progrès, on aura des explications que nous ne pouvons pas donner aujourd'hui et où ce qui nous étonne n'étonnera plus personne? Contentons-nous d'enregistrer les faits après les avoir bien observés; d'autres en tireront mieux que nous les conséquences.

Alors peut-être on verra les magistrats et les médecins plus généralement au courant des progrès de la science, alors on connaîtra mieux ces états singuliers qui peuvent rendre un criminel irresponsable, et l'on déjouera mieux les roueries de ceux qui, sachant que ces états existent, les simuleront pour s'en faire un brevet d'innocence, et aussi les exagérations des avocats qui les exploiteront. En ces temps, on fera pour *tous les médecins* une médecine légale en rapport avec les progrès de la psychologie et de la physiologie, ce qui n'existe pas aujourd'hui.

1890.

TROISIÈME PARTIE

MÉMOIRES SUR DIVERS SUJETS

DE

PSYCHO-PHYSIOLOGIE

LES TROUBLES INTELLECTUELS

PROVOQUÉS PAR LES TRAUMATISMES CÉRÉBRAUX

(*Archives générales de Médecine,* février 1881.)

J'ai eu un moment la pensée, comme juge du concours d'agrégation en chirurgie de 1880, de donner comme sujet d'une thèse la question qui fait l'objet de cette étude; mais j'y ai renoncé devant les observations de mes collègues du jury, observations dont je reconnais la justesse.

Les faits qui s'y rapportent sont sans doute très nombreux, presque quotidiens, mais ils sont épars dans la chirurgie et dans la médecine mentale; de plus, il est permis de se demander s'ils ont été bien observés, et surtout bien interprétés. En fait, la question n'est pas mûre, et la poser serait embarrasser un candidat; un jury de concours aurait-il alors le droit de s'étonner si elle était traitée d'une façon insuffisante?

Pour faire une œuvre utile, il faut non seulement rechercher et interpréter les faits passés, mais étudier avec méthode des faits nouveaux et appliquer à tous les données fournies par la physiologie cérébrale éclairée par les découvertes récentes.

Grâce au concours bienveillant et empressé d'un grand nombre de chirurgiens et d'aliénistes qui sont l'honneur de la médecine française et dont on verra les noms plus loin, j'ai pu réunir des observations précieuses, et, en rapprochant leurs opinions, j'ai pu dire l'état actuel de la science sur la question que je traite; je prie ces hommes éminents de recevoir ici tous mes remerciements.

Ils sont encore nombreux les partisans de cette idée : que ce qui touche aux fonctions intellectuelles appartient en entier à la Philosophie, et pour lesquels est bien osé le médecin qui entre dans un domaine qu'ils croient être le leur; laissons-leur cette pensée. Il n'en est pas moins vrai que le cerveau nous appartient tout entier dans sa substance comme dans toutes ses fonctions, et que l'étude de ces fonctions, la plus profitable à l'humanité qui puisse être faite, relève de la médecine.

Je reconnais qu'aujourd'hui le médecin n'est pas assez philosophe, mais il peut le devenir, tandis que jamais le philosophe ne deviendra médecin; c'est dans ces conditions qu'il sera donné d'appliquer au bien de l'homme des notions trop peu utilisées jusqu'ici, et que l'étude méthodique des troubles de la pensée nous donnera sur son organe des indications analogues à celles que nous donne l'observation des troubles de la digestion sur l'état de l'estomac.

J'entreprends avec ces idées l'étude qui suit, certain qu'elle est incomplète; il serait *aujourd'hui* difficile qu'il en fût autrement, mais j'ai la confiance que ceux qui la liront voudront bien m'accorder leur indulgence.

Rien ne semble, au premier abord, plus facile que de réunir des observations de blessés qui, ayant été soignés ou guéris de traumatismes cérébraux, ont présenté des troubles des fonctions intellectuelles; je dirai plus, il n'est pas une seule relation des milliers de faits de fracture du crâne dans laquelle on ne trouve ces mots : *délire, troubles intellectuels*, etc. Mais de quel délire et de quels troubles intellectuels veut-on parler? La plupart du temps il n'est donné aucun détail; bien plus, il n'est pas un chirurgien ayant quelque pratique qui n'ait vu nombre de blessés présentant des phénomènes de cet ordre. Celui qui écrit ces lignes est du nombre. — Eh bien! faute d'une analyse suffisante faite au moment opportun, presque toujours les souvenirs comme les observations sont insuffisants et partant inutiles. De cela il résulte que les relations qui peuvent nous aider dans cette étude sont assez rares, et que pour faire un travail sérieux j'ai dû faire des recherches sans nombre, interpréter les faits déjà publiés, prendre des observations nouvelles, rechercher des faits nouveaux et m'enquérir de l'opinion des hommes les plus compétents.

FAITS

OBSERVATION I (communiquée par M. Legrand du Saulle, inédite). — Un notaire de petite ville, âgé de trente-huit ans, de bonne constitution, fait une chute de voiture, il est relevé sans connaissance et demeure ainsi pendant plusieurs heures ; très bien soigné, il guérit et reprend ses occupations ordinaires. Cinq ans après, sa femme remarque chez lui quelques bizarreries de caractère ; ses clients s'étonnent de lui voir émettre des opinions singulières, et il est amené à Paris à M. Legrand du Saulle, qui reconnaît facilement en lui une paralysie générale commençante ; mais la cause en est obscure, car M. X... avait une existence des plus régulières et n'a aucune hérédité morbide ; enfin, sollicitée par les questions de l'éminent aliéniste, Mme X... se souvient de l'accident arrivé il y a cinq ans et des variations singulières du caractère et des sentiments qu'elle a observées chez son mari ; de plus, elle dit à M. Legrand du Saulle combien fréquemment son mari se plaignait de douleurs de tête d'une extrême violence qui le forçaient à interrompre son travail. — Les obscurités s'éclaircissent : M. X... est atteint d'une paralysie générale qui a pour cause le traumatisme cérébral et, pendant cinq années, il a passé par les phases prodromiques de cette terrible maladie, lesquelles portent, chacun le sait, surtout sur le caractère, les sentiments et l'intelligence.

OBS. II (inédite). — X..., âgé de trente-huit ans, vu par moi dans le service de M. Péan, en juin 1880, a été blessé à la tête d'un coup de feu, en 1870 ; une balle a pénétré dans le crâne, au niveau de la partie supérieure du sillon de Rolando, du côté gauche, à 9 centimètres au-dessus du trou auditif. X... perd connaissance pendant un quart d'heure, après il revient à lui et est transporté dans une ambulance voisine ; après divers accidents aigus, parmi lesquels je note une paralysie complète du côté droit et une aphasie qui ne dure que deux ou trois jours, X... est trépané et le chirurgien extrait de la blessure la plus grande partie de la balle et des esquilles osseuses ; à la suite, amélioration, puis guérison, mais persistance d'un trajet fistuleux ; la guérison se maintient pendant un an ; après ce temps, et en 1873, accidents épileptiformes siégeant dans le côté droit et revenant très fréquemment : il est cependant possible à X... de reprendre son état de peintre en bâtiments. A la fin de 1873, après un léger excès, X... perd connaissance pendant un quart d'heure et les accidents épileptiformes augmentent d'intensité. Pendant les années suivantes, ils s'accroissent encore, et l'existence de X... devient intolérable.

En mai 1880, il entre à l'hôpital Saint-Louis, dans le service de M. Péan, qui le trépane et extrait un fragment de balle accompagné d'esquilles qui entretenaient le trajet fistuleux. En juin 1880, X... est en voie de guérison.

Ce jeune homme, très intelligent, me rend parfaitement compte des divers phénomènes intellectuels qui se sont succédé chez lui : pendant les premiers temps, il a eu quelques difficultés à parler, il avait comme une sorte de grasseyement, mais il est probable que cette difficulté était due à la paralysie du côté droit de la langue, et il est possible que l'aphasie des deux ou trois premiers jours ait eu cette origine apparente.

Jamais, à aucun moment, la mémoire ne lui a fait défaut, mais il hésitait dans ses comptes et éprouvait comme une sorte de torpeur intellectuelle; son intelligence était, dit-il, moins alerte. Quant à son caractère, il était totalement changé : doux et patient avant sa blessure, X... était devenu susceptible et irritable à l'excès, un rien le fâchait. Il lui semble que depuis l'opération il est revenu à son état ordinaire.

OBS. III. — On lit dans la thèse d'agrégation de Bauchet le fait suivant :

Un jeune homme fait une chute d'un lieu élevé, perd connaissance et, après quelques soins, paraît guérir. D'un caractère doux et facile avant l'accident, il est devenu d'une susceptibilité exagérée; veut-on fixer son attention, il ne le fait qu'avec les plus grandes difficultés et, pour peu qu'on insiste, il s'emporte en paroles de colère; quand il ne se fâche pas, il est hargneux et maussade. Il succombe le neuvième jour et, à l'autopsie, on trouve les traces d'une violente contusion du cerveau.

M. Bauchet croit que la contusion cérébrale amène le plus souvent, après guérison, la propension à la colère, des bizarreries de caractère, des cauche-mars et des rêvasseries.

OBS. IV (fait cité par M. Bauchet, d'après le baron Larrey). — En 1817, M. D..., officier, âgé de vingt-six ans, reçoit en faisant des armes un coup de fleuret qui, pénétrant par l'orbite, lèse le lobe antérieur gauche. Il guérit après un mois d'accidents variés; mais, après ce temps, il a perdu la mémoire des substantifs et des noms propres, bien que, à d'autres points de vue, les souvenirs soient restés complets; ainsi, il se rappelle fort bien les physionomies, les paysages; en un mot, rien de ce qui touche à l'imagi-nation proprement dite n'est altéré; ainsi, il reconnaît très bien M. Larrey, mais ignore son nom; il décrit avec précision les pièces de la batterie d'un fusil, mais ne peut les nommer; enfin, dans son entourage on remarque qu'il est devenu triste et mélancolique, particulièrement lorsqu'on lui parle de ses campagnes ou de tout ce qui a trait à l'art militaire.

OBS. V (inédite). — Un jeune garçon de treize ans est apporté en mai 1879 dans le service de Broca; il est tombé d'un cerisier et un échalas a perforé la voûte orbitaire et lésé la partie antérieure du lobe frontal gauche. L'extrémité de l'échalas est restée dans la plaie. Le fragment de bois est extrait par Broca, et le malade guérit. Cependant, il demeure aphasique et présente quelques accidents de paralysie du côté droit.

Avant l'accident, cet enfant avait un très bon caractère, était très doux et très obéissant; il était aussi l'un des meilleurs élèves de son école; aujourd'hui, il est indiscipliné, grincheux, violent, rempli de malice, et, quand on le gronde, ne semble pas se rendre compte de ses torts; en un mot, il semble avoir perdu, au moins en partie, le sens moral, et n'a plus le rang qu'il occupait dans sa classe. Chez lui, l'aphasie a été complète pendant les trois premières semaines; seulement, après ce temps, il dit *tatan, tatan,* et répète constamment ce mot. Quelques jours après, il dit *papa,* et pendant trois mois n'a pu prononcer que ces deux mots. Puis, la parole est revenue lentement, et on a pu constater qu'il n'avait pas perdu la mémoire.

Obs. VI (recueillie par M. Marie, interne de Broca, inédite, extrait). — D..., terrassier, âgé de dix-neuf ans, a reçu le 13 février 1880 un coup de bêche sur la tête, mais ne perd pas connaissance et a pu faire à pied un assez long trajet. Le lendemain seulement, il a de l'embarras de la parole et est pris de délire.

Entré à l'hôpital Necker, il est placé dans le service de Broca.

La blessure, au fond de laquelle on constate l'existence d'un liquide transparent à mouvements rythmiques, siège au niveau de la troisième circonvolution frontale gauche. La mémoire est abolie en partie, et D... est nettement aphasique. Pendant les jours suivants, l'aphasie diminue; cependant, sept jours après l'accident, il disait encore rue *Laconcordaire* pour rue *Lacordaire.* Quinze jours après, D... était complètement guéri.

Obs. VII (inédite). — Un homme de quarante-sept ans entre en mai 1880 dans le service de M. Duplay, à l'hôpital Lariboisière; il a fait une chute sur la tête et paraît n'avoir éprouvé qu'une commotion cérébrale ordinaire. Cependant, il a perdu complètement connaissance; cet état dure dix heures; la nuit suivante, et pendant vingt-quatre heures, il est pris d'un délire tranquille qui consiste en un bavardage incohérent roulant sur les choses de son état.

J'ai rapporté ce fait surtout comme exemple du délire ordinaire. En effet, dans la plus grande majorité des cas, le délire est tranquille; je n'ai observé d'exception bien tranchée que chez les épileptiques et particulièrement chez les alcooliques.

Obs. VIII (inédite). — En mai 1880 a été apporté dans le service de M. Tillaux, à l'hôpital Beaujon, un homme de trente-six ans qui avait fait une chute de sept mètres de haut : il a perdu connaissance pendant environ deux heures, et ne présente aucune fracture. Le lendemain, son intelligence paraît complète, sauf un peu d'hébétude, mais le malade a perdu complètement le souvenir, non seulement des circonstances de l'accident, mais de tout ce qui s'est passé pendant la journée qui l'a précédé. Les jours suivants, la mémoire est revenue peu à peu. J'ai revu souvent ce malade, et après quinze à vingt jours, s'il ignorait les circonstances de sa chute, il se souvenait parfaitement de la journée de la veille.

Cette amnésie était limitée à ce qui s'était passé pendant la journée précédente, car toutes les notions antérieurement acquises étaient restées intactes; ainsi il se souvenait parfaitement de son adresse, savait toujours lire, écrire, compter, etc.

Obs. IX (inédite). — En septembre 1880, on apporte dans le service de M. Demons, à l'hôpital Saint-André de Bordeaux, un homme de vingt-deux ans, serrurier-ajusteur. Cet homme, travaillant sur le pont d'un transport de l'État en construction, a fait une chute d'environ vingt mètres, et il n'a d'autre blessure qu'une forte contusion à la partie latérale gauche de la tête; il a perdu entièrement connaissance et ne revient à lui que douze heures après l'accident. Après quelques heures d'hébétude alternant avec de l'agitation il reprend possession de toutes ses facultés, mais il a non seulement perdu le souvenir de son accident, mais de tout ce qu'il a fait la veille. Je l'interroge cinq jours après, la mémoire lui est revenue en partie, mais il lui est impossible de dire le point du navire sur lequel il travaillait; il sait, mais très mal, qu'il est venu le matin à pied à l'heure habituelle, mais ses souvenirs s'arrêtent au moment où il a commencé son travail. Quarante jours plus tard, X... se souvient très bien des circonstances de la course à pied qui a précédé son arrivée au chantier, mais ses souvenirs s'arrêtent dix minutes environ avant l'accident; ainsi, il ne se rappelle pas être monté à l'échelle qui lui a donné accès sur le pont du navire. Il est probable que cette lacune, de peu d'importance, sera comblée plus tard.

Il est impossible de rencontrer un exemple plus net de lésions de la mémoire, les autres facultés étant absolument intactes, et d'étudier une amnésie rétrograde plus caractérisée.

Obs. X. — A la suite de l'accident du chemin de fer de l'Ouest du 3 février 1880, plusieurs blessés furent apportés à l'hôpital Beaujon. L'un d'eux, M. L..., fut placé dans le service de M. Tillaux; cet éminent chirurgien m'a raconté son histoire, et j'ai pu, quatre mois après, étudier ce blessé qui, complètement guéri, habite Bois-Colombes.

M. L... est un homme d'environ trente ans, de bonne constitution, et exerce la profession d'employé de commerce.

Dans l'accident de Levallois-Perret, il a été atteint surtout à la tête. Porté sans connaissance dans le service de M. Tillaux, il est demeuré ainsi pendant quatre jours; après ce temps, il se trouve dans l'hôpital sans pouvoir s'imaginer comment et pourquoi il a été apporté. Non seulement il a perdu le souvenir de l'accident dont il est l'une des victimes, mais aussi d'une certaine période du temps qui l'a précédé, il est comme hébété; cependant, après quelques jours, ses facultés renaissent peu à peu et la mémoire des fait antérieurs lui est revenue; ce retour de la mémoire s'est effectué par le retour graduel et successif des souvenirs en commençant par les plus anciens, ainsi du reste qu'il est d'usage; en même temps il a la conscience que ses facultés se sont affaiblies, il a de la peine à faire un raisonnement, est incapable d'attention et a perdu la mémoire de l'orthographe et du calcul; ainsi, il écrit *enfan* pour *enfants*, et se trompe dans les calculs les plus élémentaires; cette perte de l'orthographe et de l'habitude de chiffrer ont une telle importance, que L... ne peut conserver les fonctions d'employé d'administration qui lui avaient été rendues après sa guérison; de plus, la perte de mémoire porte sur les dates et sur les noms propres de la façon la plus gênante pour lui.

Les troubles intellectuels proprement dits ne sont pas les seuls à remarquer chez L... Dans une lettre qu'il m'a adressée, il rapporte que pendant les cinquante jours qui ont suivi l'accident, et alors même que sa guérison paraissait complète, son caractère s'était singulièrement modifié, sa vivacité naturelle était devenue de la violence, il était irascible, soupçonneux, susceptible à l'excès et d'une impatience qui dépassait toutes les bornes. Ainsi que je l'ai dit plus haut, j'ai étudié avec soin M. L... quatre mois après l'accident; il est dans un état parfait de santé intellectuelle et physique, sa conversation est enjouée et sa mémoire est complète de tout ce qui a précédé l'accident; il a la parfaite conscience de l'hébétude dans laquelle il a été plongé pendant les jours qui ont suivi son retour à la connaissance, et il raconte avec précision le retour progressif de ses facultés; il a aujourd'hui la confiance qu'il est bien l'homme qu'il était avant d'avoir été frappé; en fait, l'attention la plus soutenue et l'interrogatoire le plus complet ne m'ont fait découvrir en lui pour le moment la moindre altération des facultés intellectuelles. M. L..., précisant le point du crâne qui a été atteint, indique la partie postérieure de la tête, un peu à droite; la lésion n'a été qu'une commotion cérébrale, mais d'une extrême violence.

Obs. XI (inédite, recueillie par M. Thibierge, interne du service). — M..., cocher de fiacre, est apporté le 2 mai 1880 dans les salles de M. Gosselin, à la Charité. Étant en état d'ivresse il est tombé de son siège; il est sans connaissance et présente des ecchymoses dans la région temporo-pariétale gauche et un peu d'écoulement de sang par l'oreille du même côté. Le coma dure pendant trois jours entiers pendant lesquels cependant le malade a quelques heures de connaissance; ainsi, pendant ce temps, il a semblé qu'il reconnaissait sa femme et il s'est levé chaque nuit de son lit pour uriner contre le mur.

Vers le septième jour le coma a pris fin, mais incomplètement; ainsi M... répond quand on l'interroge ou plutôt cherche à répondre, car il remue ses lèvres sans émettre aucun son; il se lève encore de temps à autre pour uriner contre les murs; enfin la parole revient, mais il est impossible au malade de dire les substantifs, il les remplace par des circonlocutions qu'il n'arrive pas toujours à parfaire. Le 26 mai, c'est-à-dire vingt-quatre jours après l'accident, M... sort de la Charité à peu près guéri, mais il est presque sourd de l'oreille gauche, a l'air un peu hébété et a encore des lacunes dans la mémoire; ainsi il ne peut dire ni le nom de son patron ni celui de la rue où est sa remise. Chez M... le trouble intellectuel a porté sur l'ensemble des facultés et plus particulièrement sur la faculté du langage.

Je dois à l'obligeance d'un médecin distingué de Paris, M. Clavel, l'observation suivante :

Obs. XII (inédite). — M. D. R..., âgé de quarante ans, négociant, montant un cheval difficile, est désarçonné et traîné pendant quelques mètres. Il perd connaissance pendant environ une heure. Après ce temps, M. D. R... ouvre les yeux, reconnaît les assistants, ne présente aucune forme de délire, mais ignore absolument les circonstances de sa chute; il nie même être monté à cheval, bien que cet acte ait précédé de quelques heures l'accident dont il a été victime.

Pendant les trois jours qui suivent, ses idées prennent plus de précision, et la légère hébétude qu'avait M. D. R... au début disparaît complètement. Cependant le souvenir ne revient pas, et deux mois après il n'était pas encore complet. Cependant, à ce moment, sa santé est parfaite au physique comme au moral.

Obs. XIII. — L'observation qui suit est extraite d'une histoire bien connue, celle d'un somnambule traumatique que M. Mesnet a eu la bonne fortune d'étudier pendant de longs mois, et dont il a publié les détails dans un travail très remarqué et très considérable ayant pour titre : *De l'Automatisme de la mémoire et du souvenir*. — Grâce à l'obligeance de ce savant confrère j'ai pu étudier ce malade à peu près guéri, du moins des accidents intellectuels qu'il a présentés, mais je ne rapporterai ici que ce qui touche au sujet que je me suis proposé de traiter.

D..., dans une des batailles livrées en 1870, est atteint par une balle qui lui fracture le pariétal gauche; il perd connaissance, mais seulement un quart d'heure après, et ne reprend ses sens qu'à Mayence, où il a été transporté par une ambulance prussienne. Peu de temps après apparaissent des troubles intellectuels se manifestant par des accès périodiques, caractérisés surtout par l'occlusion partielle des organes des sens, et par une action cérébrale différente de l'état de veille. Depuis cette époque, même depuis la guérison de l'hémiplégie, les accès n'ont point cessé de se reproduire toujours semblables à eux-mêmes, à la différence près de la périodicité plus ou moins éloignée et de la durée de l'accès.

Au moment où M. Mesnet étudie X..., en 1874, il est somnambule depuis quatre années. Les troubles de la motilité ont disparu, la lésion intellectuelle seule persiste avec des troubles considérables, pendant les accès du somnambulisme, de la sensibilité générale et des sens.

Je n'entrerai pas dans les détails de cette observation si curieuse, si précieuse même pour ce qui touche au somnambulisme; je ferai seulement une remarque : tous les actes auxquels se livre X... pendant ses accès ne sont que la répétition des actes de la veille, sauf un seul : X... est enclin au vol ou plutôt à la soustraction de tous les objets qui lui tombent sous la main et qu'il cache indifféremment là où il se trouve. Ainsi M. Mesnet l'ayant un jour conduit dans sa maison pendant un accès, les assistants le virent s'emparer avec mystère de tous les objets brillants placés à sa portée : argenterie, bijoux, etc. On les lui reprenait avec la plus grande facilité sans qu'il s'en doutât; cet état singulier, cette existence partagée comme en deux phases distinctes, a duré plusieurs années; puis, petit à petit, les accès de somnambulisme ont diminué et disparu.

Je ne retiendrai de ce fait remarquable qu'un point : un homme blessé d'un coup de feu qui a intéressé le cerveau au niveau de la partie supérieure du sillon de Rolando et paraît avoir atteint les deux circonvolutions pariétale et frontale ascendantes, cet homme, dis-je, est devenu somnambule, et pendant ses accès est pris d'une irrésistible tendance au vol; nous verrons plus loin que ce fait n'est pas isolé.

Obs. XIV à XVIII (faits de M. Durieux, de Ribérac). — 1° En 1869, un jeune garçon d'écurie reçoit un coup de pied de cheval qui l'atteint au-dessus du sourcil droit, et perd connaissance pendant quelques instants. Revenu à lui, il a perdu le souvenir de ce qu'il avait fait pendant la demi-heure qui a précédé l'accident. Or, pendant ce temps, il avait reçu une somme d'argent dont il avait donné quittance. L'importance de ce fait exclut la pensée qu'on pourrait avoir que si ce blessé a oublié ce qui s'est passé pendant cette demi-heure, c'est que rien, pendant ce temps, n'avait fait sur son esprit une impression suffisante.

2° En 1870, un homme robuste, renversé par sa voiture, éprouve une violente commotion cérébrale; après une perte de connaissance d'un quart d'heure à vingt minutes, il revient à lui, mais il a complètement perdu le souvenir de son voyage et de tout ce qui s'y rapporte. Avant le moment où il a été renversé, était-il en voiture? Que venait-il faire à Ribérac? etc. Il ne pouvait coordonner les idées qui représentaient les réponses à lui faites. — Ce phénomène torturait ce malade qui, malgré sa vive intelligence, ne pouvait parvenir, quelque obstination qu'il y mît, à retrouver le fil de ses souvenirs.

3° En 1875, C..., domestique d'un propriétaire des environs de Ribérac, fait une chute de cheval. Le sommet de sa tête porte contre une pierre et il a une commotion cérébrale sans fracture. Il a perdu connaissance pendant environ vingt minutes, et après sa guérison C... ne s'est jamais souvenu de ce qu'il avait fait depuis son départ de la maison de son maître, des personnes qu'il avait vues en ville et des commissions dont il s'était acquitté.

4° Un ouvrier maçon tombe d'un échafaudage et perd connaissance pendant une demi-heure. Revenu à lui, son souvenir le plus récent est celui d'un repas qu'il avait pris deux heures auparavant.

5° M. C... tombe d'une échelle; il a une commotion cérébrale légère suivie de stupeur; revenu à lui, il n'a pu se souvenir qu'après bien des efforts des circonstances de l'accident. Il finit cependant par avoir un souvenir confus du bruit qu'a fait l'échelon en se brisant.

Je reviendrai plus loin sur ce phénomène singulier de la perte du souvenir des faits antérieurs à la commotion cérébrale, phénomène auquel on peut donner le nom *d'amnésie rétrograde d'origine traumatique.*

Obs. XIX (inédite). — En mai 1863, on apporte dans mon service de clinique, à l'hôpital Saint-André de Bordeaux, un employé de chemin de fer qui vient d'être frappé dans la région temporo-pariétale par l'extrémité d'une barre de fer. Il a perdu connaissance et ne recouvre ses sens qu'environ deux heures après son entrée, et à son réveil il est plongé dans une sorte d'hébétude et ne peut articuler une parole; il exprime par gestes quelques idées. Le lendemain, bien qu'il articule des sons, il est complètement aphasique. Deux jours après, la faculté du langage lui est revenue en partie, mais il fait des fautes singulières ; ainsi, étant dans l'impossibilité de me dire le lieu de sa naissance, il demande un crayon et écrit qu'il est né dans la *commince de Méos* ; nous lui disons qu'il a voulu dire : *commune de Mios ;* par un signe de tête il nous dit que notre supposition est exacte. Je n'insisterai pas sur la description de cette aphasie traumatique ; il me suffit de constater quel a été le trouble intellectuel provoqué chez cet homme par une commotion du cerveau. Il est vrai que cette commotion avait son siège principal au niveau de la troisième circonvolution frontale. J'ajouterai qu'après un traitement rationnel le malade a complètement guéri.

J'extrais les faits suivants d'un travail très remarquable que M. Ribot a publié dans la *Revue philosophique* (août 1880) sur les *désordres généraux de la mémoire :*

OBS. XX à XXII. — 1° Le mécanicien d'un navire à vapeur tombe sur le dos, et le derrière de sa tête heurte contre un objet dur ; revenu à lui, il recouvre assez vite une parfaite santé physique et conserve le souvenir de toutes les années écoulées avant son accident, mais à partir de ce moment la mémoire n'existe plus, même pour les faits strictement personnels. Ainsi, à l'hôpital, il ne peut dire s'il est venu en voiture, à pied ou en chemin de fer ; en sortant de déjeuner, il oublie qu'il vient de le faire ; il n'a aucune idée du jour, ni de la semaine, ni de l'heure. Cette sorte d'infirmité disparut peu à peu par une médication appropriée.

2° Un homme conduisant en cabriolet sa femme et son enfant, le cheval s'emporta. Après de vains efforts pour en devenir maître, le conducteur fut violemment jeté à terre et reçut une forte secousse du cerveau. En revenant à lui, il avait oublié les antécédents immédiats de l'accident, et après six mois il n'a aucun souvenir des efforts qu'il a faits pour maîtriser le cheval ni de la terreur de sa femme et de son enfant.

3° Un officier, étant au manège et son cheval s'étant abattu, tombe sur le côté droit du corps. Il remonte à cheval bien qu'un peu étourdi et continue sa leçon pendant trois quarts d'heure. Cependant, il disait de temps en temps à l'écuyer : « Je sors comme d'un rêve ! que m'est-il donc arrivé ? » Du reste, sa parole est libre et il ne se plaint que de confusion dans la tête. Il a oublié et sa chute et tout ce qui s'est passé avant sa leçon au manège, les ordres qu'il a donnés, les personnes qu'il a vues, etc. Chaque fois qu'on lui parle, il croit toujours voir son interlocuteur pour la première fois. En un mot, *rien n'existe pour lui que l'action du moment.* Le lendemain, après un sommeil tranquille, la mémoire lui est revenue pour des faits très antérieurs ; mais la journée de la veille continue à ne pas exister pour lui. Enfin, petit à petit, la mémoire de cette journée s'est reconstituée en commençant par les faits les plus éloignés.

J'extrais les faits suivants de la thèse du Dʳ Delfau, de Montauban : *Sur quelques phénomènes consécutifs des lésions du crâne et de l'encéphale.*

Obs. XXIII à XXXII. — 1º P..., maçon, âgé de dix-huit ans, est entré deux fois à l'hôpital Cochin, pour deux chutes sur la tête faites à six mois d'intervalle. La première n'a présenté que peu de phénomènes dignes d'intérêt.

Après la deuxième, il est comme hébété, répond lentement et par monosyllabes, a perdu la mémoire des faits antérieurs, ne sait pas où il est, et divague de temps en temps. Après quinze jours, il est complètement guéri.

2º Un charretier a fait, il y a deux ans, une chute sur la tempe gauche; après divers incidents qui ne touchent pas à notre sujet, il éprouve un trouble de la mémoire, oublie, par exemple, les noms des personnes qu'il connaît très bien et est tourmenté par des cauchemars. Aujourd'hui même, c'est-à-dire très longtemps après l'accident, sa mémoire est très diminuée.

3º D'après Gama, le père Mabillon vit son intelligence, très faible pendant son enfance, se développer à la suite d'une opération de trépan qui lui fut faite pour une fracture du crâne.

4º Samuel Cooper raconte qu'un malade atteint de folie recouvra la raison par suite d'une commotion fortuite du cerveau.

5º Un blessé affirmait à son médecin qu'il calculait plus facilement depuis qu'il avait eu le pariétal défoncé.

6º Samuel Cooper rapporte le fait suivant :

Une dame de Regent's Park, emportée par ses chevaux, fait une chute sur la tête; guérie, elle ne s'est jamais souvenue de l'accident. Son amnésie remonte à deux ou trois jours avant l'accident dont elle a été victime.

7º M. Gosselin a traité à Cochin, en 1858, un peintre qui, après une chute sur la tête, était resté trois jours sans connaissance. Pendant plus d'un mois qu'il est resté à l'hôpital, il a soutenu qu'il n'était pas tombé et qu'il n'était jamais allé travailler au Palais-Royal, où était arrivé son accident.

8º Esquirol, sur 734 cas de folies dues à des causes physiques, en rapporte 18 à des chutes sur la tête.

Dagonet et Marcé citent des faits semblables. De plus, Esquirol rapporte le fait d'un enfant de trois ans qui pendant son enfance, après une chute sur la tête, a souffert de douleurs de tête violentes et est devenu aliéné à l'âge de dix-sept ans.

9º Une dame revenant d'une promenade à cheval se heurte la tête contre une porte; elle est renversée sans connaissance. Quelques mois après elle devient maniaque et meurt après deux ans d'une fièvre cérébrale. Rust rapporte plusieurs cas analogues.

Je donne ces faits sans les garantir, car les observations qu'on pourrait faire à leur sujet sont innombrables.

10° Gama, dans son *Traité des plaies de la tête*, rapporte le fait suivant :
Le 20 décembre 1819, M. C..., officier, fait en patinant une chute sur le côté gauche de la tête et perd connaissance pendant plusieurs heures. Le lendemain on le trouve divaguant et gesticulant dans sa chambre. Puis, pendant les deux années qui suivent, sa conduite devient singulière. Il a contracté des habitudes étranges; sept ans après surviennent des accidents du côté des sens; la mémoire se perd, et il meurt en octobre 1825.

Il paraît probable que cet officier, chez lequel on a trouvé à l'autopsie une méningo-encéphalite chronique, est mort de paralysie générale; mais la notion scientifique de cette maladie ne datant que de 1822, on comprend qu'en 1825 l'interprétation de ce fait ait pu être erronée; du reste les observations de ce genre sont très communes.

11° Un aliéné, âgé de cinquante-cinq ans, a fait une chute sur la tête à l'âge de quatorze ans. En 1866, à l'âge de cinquante-quatre ans, il fait une chute semblable; porté à la Pitié, il en sort après quatre mois et dix jours. A ce moment, il a perdu le souvenir de tout ce qui s'est passé avant son accident. Il a des absences, est par moment comme idiot et peut être considéré comme aliéné. Il avait des antécédents héréditaires. Si les traumatismes n'ont pas été la cause immédiate et directe de la folie chez ce malade, il est du moins permis de penser qu'ils ont joué un rôle important dans sa production.

Cette observation a ceci de particulier que la maladie mentale de cet homme paraît avoir été ou être (car il est encore vivant) une vésanie proprement dite.

Les *Archives de Médecine* ont publié en 1876 un mémoire important de M. Etcheveria ayant pour titre : *De la Trépanation dans l'épilepsie par traumatismes du crâne*. Ce mémoire renferme des faits d'un certain intérêt quant au sujet qui nous occupe.

OBS. XXXIV à XXXVIII. — 1° Un garçon de vingt et un ans est devenu épileptique à la suite d'un traumatisme du crâne arrivé à l'âge de huit ans et demi; il avait été blessé sur le côté gauche de la protubérance occipitale. Son médecin, M. Edwards, diagnostique une exostose consécutive à sa chute, le trépane, enlève l'exostose, et il guérit.

2° J. C... fait en 1859 une chute et se fracture avec enfoncement le pariétal droit. Il perd l'intelligence et la mémoire et devient épileptique; huit ans après on le trépane, mais il meurt des suites de l'opération.

3° Un jeune homme de dix-huit ans a eu la tête violemment contusionnée dans son enfance par les roues d'une voiture; il est pris de manie homicide avec attaques d'épilepsie. On le trépane et on excise le fragment du pariétal droit qui comprimait le cerveau. Il guérit de ses attaques, mais il était devenu singulièrement menteur et dangereux.

Je pourrais rapporter d'autres faits semblables, mais il me suffira de dire que sur un total de 783 épileptiques, dont pour 618 cas l'étiologie est bien constatée, M. Etcheveria en a rencontré 63 qui devaient leur maladie à des traumatismes cérébraux. 34 sur ces 63 étaient en même temps aliénés. Je n'insiste pas davantage sur une cause d'épilepsie acceptée de tous les praticiens. Malheureusement les observations qui précèdent manquent de détails, comme du reste la plupart de celles qu'on rencontre dans les auteurs..

M. Dufour a publié en 1872 une thèse portant le titre suivant : *De quelques accidents consécutifs aux lésions traumatiques du crâne et de l'encéphale.*

Même sujet que la thèse du Dʳ Delfau. Nous y relevons les faits suivants :

Obs. de XXXVIII à XLII. — 1° Un militaire dont Larrey rapporte l'histoire est frappé, en 1816, par un biscaïen qui lui fracture la partie latérale gauche du frontal. Il est trépané et guérit. « Mais, ainsi que l'exprime sa physionomie, il est devenu insensible à toute sensation agréable ou pénible et ne paraît avoir d'intelligence que pour alimenter sa mélancolie et parcourir le cercle habituel de ses rêveries chagrines.

» Il est tellement insociable que l'isolement est son plus irrésistible besoin. Aussi a-t-il demandé sa retraite pour s'établir loin de tout le monde. Depuis son accident, il a perdu le souvenir de tout ce qui s'est passé dans son enfance; auparavant il se rappelait les plus petits détails de toute sa vie.

» On observe aussi un affaiblissement de la mémoire et une sorte d'aphasie consistant dans l'oubli de certains mots. »

2° En 1807, un aide-major nommé Surville, blessé par un éclat d'obus à la partie supérieure et moyenne de la tempe droite, avait perdu la mémoire des noms et des lieux et la faculté de chiffrer, puis la mémoire tout entière.

3° P..., invalide, a reçu sur la tête en 1823 de nombreux coups de sabre ; réformé et admis aux Invalides en 1825, il se faisait remarquer par une tristesse extrême et par son goût pour l'isolement. Quoique jeune, il est inaccessible à toute distraction et n'a jamais pu sympathiser avec aucun soldat de sa division.

Bien que ceux-ci fissent tous leurs efforts pour distraire cet infortuné, il a fini par se suicider.

4° En 1872, M. Gosselin a soigné à Beaujon un Anglais qui, à la suite d'une chute dans un escalier, est resté neuf jours sans connaissance. Il se remet peu à peu, mais pendant quinze jours présente une grande torpeur intellectuelle. Après ce temps, il répond à toutes les questions ; seulement il lui arrive de temps en temps de parler d'un autre sujet que de celui dont on s'occupe. Jusqu'au vingt-huitième jour, il a conservé la manie d'uriner contre les murs de la salle, comme le malade d'une des observations précédentes. (Voir Obs. XI, p. 164.)

En outre de ces faits, la thèse de M. Dufour cite Esquirol qui, de 1826 à 1833, sur 1,375 aliénés, en compte 20 qui devaient leur maladie à des coups reçus sur la tête ; et à la Salpêtrière et à sa maison de santé il en a compté 18 sur 730. Je ferai encore ici la remarque que chez ces malades il y a probablement quelques paralysés généraux.

De plus, le grand aliéniste rapporte le cas d'un maniaque de dix-sept ans qui devait sa folie à une chute faite sur la tête à l'âge de trois ans.

J'ajouterai que le nombre des paralytiques qui doivent certainement leur maladie à un traumatisme cérébral est si grand que je n'en citerai pas d'observation détaillée. Je dirai seulement que M. Baillarger rapportait dans ses leçons l'histoire d'une femme qui, après une chute sur la glace, était devenue paralytique et chez laquelle la liaison entre la cause et l'effet était de la dernière évidence. Il en est de même d'un malade dont M. Motet m'a raconté l'histoire :

M. D..., blessé à la tête d'un coup de feu à l'échauffourée de la rue de la Paix en 1870, sans cependant qu'il y eût fracture, est mort six ans après, dans la maison de santé Archambault, de paralysie progressive.

Dans une brillante leçon faite à la Pitié en juin 1880, j'ai entendu raconter à M. Lasègue le fait suivant :

Obs. XLIII (inédite). — Un officier de cavalerie tombe de cheval dans une manœuvre; sa tête a porté sur le sol et il est relevé sans connaissance. Guéri après quelque temps, il reprend ses fonctions; deux années se passent et la famille de l'officier voit se modifier peu à peu son caractère et ses habitudes, il devient querelleur, violent, désagréable dans ses rapports avec son entourage; lui qui se couchait à minuit, se couche à neuf heures, ne va plus au café et l'on remarque chez lui des goûts singuliers; cependant toujours homme du monde, militaire consciencieux, personne ne se doute de rien, sauf peut-être sa femme et ses enfants. Pour ne citer qu'un exemple, ils le voient se délecter de mets qu'il avait jadis en horreur: « Mon mari a mangé ce matin des crevettes, il faut qu'il soit bien malade, » disait sa femme à M. Lasègue. On le voit aussi porter sur telle ou telle personne qu'il connaît depuis longtemps un jugement absolument inattendu. Mais le temps se passe, et au milieu de la santé physique et intellectuelle la plus parfaite, l'officier met en oubli un devoir professionnel considérable; ce qui n'était qu'une distraction, devient une lacune grave; lui, peu sensible d'habitude, s'émeut et pleurniche au théâtre ou à la lecture d'un livre dont autrefois il aurait ri; enfin il est devenu singulièrement sentimental. Bientôt les accidents physiques apparaissent, et sa volonté s'affaisse; il donne raison au premier venu et, s'il n'avait pas de famille, ferait en sa faveur son testament. Enfin il est devenu très maladroit de ses mains; bientôt gâteux et imbécile, il succombe.

Peu après, mille petits faits reviennent au souvenir de la famille et des amis. Notre officier se trompait souvent en comptant ses points de piquet; il rabâchait sans cesse les mêmes histoires et avait sur le point d'honneur des opinions invraisemblables.

M. Lasègue ajoutait : un homme a été victime d'un traumatisme cérébral grave, et il guérit; mais s'ensuit-il qu'il soit maître de l'avenir? Nous ne le pensons pas.

C'est comme un feu qui couve sous la cendre, c'est comme un volcan qui pendant nombre d'années n'a montré ni feu ni fumée; il n'en est pas moins un volcan, et nul médecin instruit, nul homme sensé ne s'étonnera si à longue échéance se manifestent le trouble intellectuel chez le blessé du cerveau, l'éruption dans la montagne qui a déjà vomi la flamme et le feu. Si de la butte Montmartre on voyait jaillir flamme et fumée, ajoutait le savant professeur, l'éton·

nement serait justifié, mais il n'en serait pas de même du Vésuve, fût-il muet depuis mille ans.

Je tiens de M. Legrand du Saulle le fait suivant :

OBS. XLIV (inédite). — En 1874 un fonctionnaire retraité âgé de soixante-quinze ans, mais jusqu'à ce moment d'une intelligence élevée et ayant occupé avec distinction une haute position sous le dernier Empire, fait aux Champs-Élysées, en descendant de sa voiture, une chute sur la tête contre l'angle d'un trottoir. Relevé sans connaissance, il est porté à son hôtel où les soins les plus empressés et les mieux entendus lui sont donnés ; il guérit rapidement des divers accidents immédiats dus au traumatisme, mais deux à trois mois après son intelligence s'affaiblit, sa mémoire se perd et il tombe dans la démence sénile. Il n'est pas douteux pour l'éminent aliéniste que ce vieillard n'ait dû à son accident la décadence rapide de sa belle intelligence.

Dans deux autres cas, dont M. Legrand du Saulle a conservé le souvenir, une démence sénile prématurée a été la suite d'un traumatisme cérébral ; aussi sa conviction est-elle faite sur ce point de pathologie mentale.

OBS. XLV à LVII. — 1° (Fait communiqué par M. Ollier, inédit). — M. K... fait une chute de cheval sur la région occipito-pariétale gauche et perd connaissance ; il a complètement perdu le souvenir de son accident ; il croyait à une insolation, sa mémoire ne remonte qu'à deux heures environ avant sa chute.

2° (Fait communiqué par M. Alph. Guérin). — Un jeune homme de très bonne famille, très bien élevé et rempli jusqu'à ce jour de bons sentiments, fait, dans une promenade à cheval, une chute sur la tête et se fracture le frontal avec enfoncement. Il guérit. Un an après il est poursuivi pour vol bien que tout éloignât la pensée qu'il pût jamais devenir un voleur. M. Guérin est convaincu qu'il y a une liaison entre le traumatisme cérébral et cette dépravation intellectuelle inattendue. On peut rapprocher ce fait du somnambule de Mesnet qui, pendant ses accès, avait la manie du vol, et d'un autre fait qu'on lira plus loin.

3° Chassaignac raconte l'histoire d'une femme de quarante-cinq ans qui fait une chute sur la tête en janvier 1845, et qui, sans perdre connaissance, est prise d'un délire qui dure trois jours. Elle guérit, mais son intelligence est demeurée très obtuse et son caractère est devenu particulièrement insupportable.

4° On lit dans la thèse de M. Lajoux, 1869, le fait suivant : — Un maçon entre à la Pitié, dans le service de Broca, pour une contusion du cerveau ;

il a perdu connaissance; mais quatorze jours après, bien qu'il paraisse guéri, sa figure porte l'expression de l'hébétude; il marmotte d'une façon inintelligible des mots dépourvus de sens; ses sentiments affectifs se développent d'une façon insolite, et il est devenu semblable à un petit enfant gourmand. Il reprend cependant son travail, mais son intelligence a grandement souffert, et Broca pense qu'il restera toute sa vie dans un état voisin de l'idiotie.

5° Le numéro de janvier 1861 du *North American Journal* renferme une observation d'enfoncement du pariétal droit chez un malade qui, après un long délire, avait vu ses facultés intellectuelles se développer notablement, particulièrement l'aptitude à calculer.

6° Un militaire a porté, de 1815 à 1817, une balle enchatonnée dans le frontal, au-dessus du sourcil gauche; il avait perdu la mémoire des substantifs et des noms propres.

7° On lit dans la thèse d'agrégation de Bauchet, 1860, les faits suivants :

Un jeune homme tombe d'un lieu élevé; il est relevé sans qu'il présente de phénomènes graves; mais il est un peu hébété et son attention est particulièrement difficile à fixer. Auparavant d'un caractère doux et facile, il est devenu violent et susceptible; il meurt neuf jours après sa chute, et l'autopsie démontre chez lui l'existence d'une violente contusion du cerveau.

8° Boyer rapporte l'histoire d'un enfant de trois ans qui, après une commotion cérébrale, est resté comme hébété pendant plusieurs mois. Son intelligence est cependant revenue et a fini par prendre son développement normal.

9° M. Alphonse Guérin a donné en 1868 ses soins à un homme de trente-trois ans qui, à la suite d'une plaie contuse de la région pariétale droite, a perdu connaissance et a été pris d'un délire violent. Cinq jours après il va mieux, mais il est comme ahuri et sa figure a l'expression stupide des déments. Son attention est difficile à fixer, mais ses réponses sont justes. Son caractère s'est modifié; devenu sentimental, il pleure à propos de rien et s'éprend de la religieuse du service et demande à l'épouser, puis il devient très timide, se croit riche et finit par guérir, en ayant seulement de temps en temps des idées de grandeur.

10° Un homme de trente-cinq ans, après une plaie contuse de la région sus-orbitaire gauche, est pris de délire violent avec hallucinations; cinq jours après, sa mémoire est très troublée, il ignore même son adresse.

11° Pereyra (d'Orléans) raconte, dans les *Annales médico-psychologiques*, l'histoire d'un malade qui, après une chute sur la tête, est devenu aliéné. L'autopsie, faite quatre mois après, a démontré qu'il portait un abcès enkysté du cerveau.

12° Une femme de quarante-cinq ans, soignée par Chassaignac, fait une chute sur la tête; peu de jours après elle est prise de manie avec incohérence, et finit par guérir.

13° Un militaire, cité par Griesinger, fait une chute de cheval ; il devient futile, susceptible et colère, perd la mémoire et a une tendance manifeste au vol ; un an après, il meurt de paralysie générale.

Je dois à M. Desmaisons-Dupallans, médecin-directeur de l'asile privé de Castel-d'Andorte, près Bordeaux, les deux observations suivantes :

Obs. LVIII (inédite). — Un négociant en vins, essayant un cheval, fait une chute de voiture dans laquelle il est projeté sur le sol avec une grande violence. Cependant il ne perd pas connaissance, mais le lendemain il est pris d'un délire tranquille ; peu après, à la suite de soins appropriés, il guérit. Pendant sa maladie, il n'a jamais pu se souvenir de ce qui s'est passé pendant les trente-cinq minutes qui ont précédé sa chute ; bien plus, l'accident est arrivé depuis plusieurs années et, encore aujourd'hui, ce souvenir est absent et il ne paraît pas probable qu'il revienne jamais.

En outre, M. X... a complètement perdu le sens de l'odorat que sa profession de négociant en vins avait très développé en lui. Bien que ce phénomène ne rentre pas dans la catégorie des troubles intellectuels, je crois devoir le mentionner.

Obs. LIX. — Un propriétaire des environs de Bordeaux fait une chute de voiture ; relevé sans connaissance, il est transporté dans une maison du voisinage, où il est demeuré pendant plusieurs mois, dans un état très grave, caractérisé au point de vue intellectuel par un délire tranquille, discontinu, et une très grande difficulté dans les opérations intellectuelles les plus simples pour peu qu'elles demandent une certaine attention. Comme le malade précédent, il avait pendant sa maladie perdu le souvenir des faits antérieurs à l'accident, mais M. Desmaisons ne dit pas que cette amnésie ait persisté ; ses souvenirs étaient, du reste, affectés sur un grand nombre de points divers. Aujourd'hui, il est atteint d'un diabète auquel sa chute peut n'être pas étrangère.

Voici sur la question que je traite des avis qui émanent pour la plupart de médecins et de savants dont l'autorité est reconnue de tous.

Broca reconnaissait avec moi qu'il est probable que le choc ou la commotion amènent dans la substance cérébrale une certaine altération, laquelle est l'origine de troubles fonctionnels ; mais il ne pensait pas que les moyens dont la science dispose aujourd'hui permettent d'apprécier cette altération.

L'opinion de M. Brown-Séquard se rapproche de celle de Broca; ce savant croit qu'il doit exister des altérations moléculaires dans un cerveau commotionné, mais l'étude microscopique de ces altérations ne donnerait que des résultats douteux, vu la délicatesse de la trame cérébrale et la longueur et la difficulté des préparations que nécessite son étude à l'instrument grossissant.

M. d'Arsonval est complètement de cet avis.

Paul Bert croit que le seul instrument dont on puisse se servir pour apprécier les altérations cérébrales de cette nature est le microscope; mais il ne croit pas cet instrument actuellement susceptible d'une semblable appréciation.

De plus, si on rencontrait quelque altération moléculaire, aurait-on la certitude que cette altération correspond à un trouble fonctionnel déterminé?

M. Verneuil, se référant aux idées qu'il a émises dans son remarquable article *Commotion* du *Dictionnaire encyclopédique des Sciences médicales*, croit que l'altération moléculaire, suite de la commotion qui amène des troubles dans les fonctions cérébrales, pourrait être parfaitement appréciée, et a la confiance qu'elle le sera.

Si ce n'était sortir de notre sujet, nous ne saurions mieux faire que d'analyser ici tout cet important travail dont se dégage l'idée que je viens d'émettre. — Voici seulement quelques-unes de ces conclusions générales et quelques citations :

« L'ébranlement de nos tissus ou de nos organes s'accompagne de vibrations plus ou moins semblables à celles qu'on observe dans les corps inanimés. »

Après avoir comparé les vibrations des corps organisés aux vibrations des corps sonores, M. Verneuil dit : « Il faut avouer du reste que nous manquons, pour apprécier ces changements, de procédés suffisamment délicats comparables à ceux dont se servent les physiciens. » Et plus loin : « L'exploration anatomique n'a pas toujours été poussée assez loin et, en proclamant l'intégrité des organes, on a fréquemment négligé d'en faire l'analyse histologique. »

Tout serait à citer dans cet article; nous engageons vivement à le lire avec soin.

M. Cornil ne pense pas que l'altération du cerveau ait son siège dans la substance cérébrale proprement dite; il la croit plutôt dans les capillaires qui, rompus par la commotion, donnent lieu à des hémorragies minuscules dont on aperçoit les principaux foyers à l'œil nu sous la forme de *piqueté*, dans les coupes qu'on fait du cerveau.

Les belles expériences de M. Duret paraissent conduire à une conclusion analogue. Il n'est pas en effet douteux que les capillaires ne jouent un rôle important dans le phénomène qui nous occupe; mais le jouent-ils seuls? là est la question.

Pour M. Luys, l'altération cérébrale ne serait pas appréciable, le trouble qui la suit serait purement dynamique, et, bien que le traumatisme cérébral soit une cause indiscutable de dérangements fonctionnels, il ne croit pas que ce trouble, lorsqu'il devient une aliénation mentale, soit l'origine d'un genre de folie plutôt que d'un autre.

Un aliéniste anglais, M. Skaë, a publié en 1866 dans le *Mental Science* (février) un travail important sur *la folie traumatique*. Les caractères de cette folie seraient d'après lui les suivants : pendant la période aiguë, grande excitation maniaque; pendant l'état chronique dont l'invasion est rapide, les malades sont particulièrement irritables, soupçonneux et portés à attenter à leur existence; d'autres ont des sentiments d'orgueil ou de contentement d'eux-mêmes, tous passent rapidement à la démence. Je ferai remarquer que les deux derniers symptômes appartenant en général aux paralysés généraux, il ne serait pas impossible que M. Skaë ait eu affaire à des malades de cette nature, la notion précise de la paralysie générale étant, il y a quatorze ans, moins répandue qu'aujourd'hui.

Pour l'aliéniste anglais, la folie traumatique est une entité morbide d'une telle netteté qu'il en fait un genre à part, lequel, d'après lui, ne saurait être confondu avec aucun autre.

On sait l'importance que l'école aliéniste allemande donne aux causes somatiques de la folie, importance qui grandit chaque jour chez nous; il est donc naturel que cette école reconnaisse le traumatisme comme une cause très importante des lésions des facultés de l'esprit.

Griesinger, résumant les opinions actuelles de la Psychiatrie allemande, émet l'opinion suivante, dans son chapitre des causes physiques : « Toutes les plaies de tête graves ont une influence considérable sur le développement de la folie, soit qu'il y ait simplement commotion du cerveau, soit qu'elles s'accompagnent de fractures, d'épanchement sanguin ou de perte de la substance cérébrale. »

Plus loin, le savant aliéniste considère les traumatismes comme causes de démence et de démence avec manie ; il constate aussi le changement de caractère des malades : ils deviennent susceptibles, irritables et méchants ; il fait de plus la remarque que les troubles intellectuels se manifestent souvent très longtemps après l'accident et qu'il semble, dans certains cas, que l'ébranlement du cerveau détermine dans cet organe une susceptibilité morbide telle que, sous l'influence d'une cause légère et au bout de plusieurs années, on voit tout à coup apparaître la folie.

Citant un travail de M. Schlager, de Vienne, sur *les lésions de l'intelligence consécutives à l'ébranlement du cerveau* (1857), Griesinger donne quelques chiffres : « Sur 500 aliénés 49 (42 hommes et 7 femmes) devaient directement leur folie à l'ébranlement du cerveau ; 21 fois le traumatisme avait été suivi de perte de connaissance ; dans 16 cas il y avait eu simplement confusion des idées... ; dans 19 cas la maladie mentale s'était développée dans la première année après l'accident... ; chez presque tous, le caractère avait changé, l'humeur était devenue inégale. Dans 20 cas il y avait une grande irascibilité, une violence et un emportement extrêmes ; quelquefois, mais rarement, il y avait des idées ambitieuses, de la prodigalité, de l'inquiétude, de l'agitation ; dans 14 cas il y avait eu des tentatives de suicide, souvent aussi perte de la mémoire et confusion dans les idées.

Le rapport sur l'asile des aliénés de Vienne fait par M. Schlager pour 1858 contient plusieurs cas intéressants de folie consécutive à des blessures de la tête.

En dehors de M. Skaë dont j'ai donné plus haut l'opinion, la littérature médicale anglaise ne donne à ce sujet que peu de notions. Divers auteurs se sont occupés du *schock*, surtout au point de vue des accidents de chemins de fer ; mais à ma connaissance deux seulement se sont particulièrement occupés des conséquences que peut avoir le traumatisme cérébral.

En ce qui touche les facultés intellectuelles, le premier, Legros Clarke, dans sa troisième lecture faite au Collège royal des chirurgiens de Londres, *sur le diagnostic entre le schock et les lésions viscérales* (*Medical Times and Gazette*, 1869), après avoir fait remarquer que les troubles cérébraux ont plus d'importance chez les adultes, dit que les conséquences tardives sont plus graves que les effets immédiats; mais, pas plus que d'autres, il ne donne le résultat d'aucune autopsie.

Le deuxième, Thomas Buzzard, dans un travail qui a pour titre : *Traumatismes par accidents de chemin de fer; leur influence sur le système nerveux et leurs résultats* (*Medical Times*, 1867), donne une série d'observations dans lesquelles on rencontre des troubles intellectuels divers, tels que : confusion des idées, perte de la mémoire, etc. Il a fait quelques autopsies, mais sans résultat.

Je dois ces indications à M. Brown-Séquard, qui a bien voulu faire des recherches pour m'aider à traiter ce sujet difficile.

M. Legrand du Saulle, sans être très affirmatif au sujet de cette cause de folie, croit pouvoir cependant déduire de sa grande pratique que la folie suicide est plus particulièrement la conséquence des traumatismes cérébraux. Quant à la démence sénile, il est convaincu que le traumatisme peut provoquer son apparition prématurée, témoin l'observation qu'il m'a racontée et que j'ai citée plus haut. Le savant aliéniste a vu, nous l'avons dit, deux autres faits analogues.

M. Blanche croit pouvoir conclure de sa grande pratique qu'un certain nombre de folies ont leur origine dans les traumatismes cérébraux, et que ces folies affectent plus particulièrement le caractère du délire des persécutions.

Nous savons que M. Skaë a aussi observé le délire des grandeurs, le contentement de soi-même; or, le délire des persécutions ne peut-il pas être considéré comme une conséquence naturelle de la manie orgueilleuse? Se croire sans cesse poursuivi, persécuté, c'est donner à sa personnalité une importance exagérée que l'orgueil seul peut inspirer. J'ajouterai que le délire des persécutions conduit parfaitement à la folie suicide.

M. Lasègue, dans une leçon de clinique faite à la Pitié le 24 juin, résumait ainsi une longue pratique, surtout civile; car, il faut le dire, ce n'est pas dans les hôpitaux qu'on étudie bien les maladies de cet ordre.

Le traumatisme cérébral, quel qu'il soit, a avec l'ictus spontané une grande analogie; il est presque aussi grave dans ses effets lointains, et devient le plus souvent la cause éloignée, mais certaine, des troubles intellectuels les plus variés. La plupart du temps le blessé devient épileptique, à petit ou à grand mal, à vertiges ou à attaques, et présente toutes les conséquences intellectuelles de l'épilepsie. D'autres fois, il devient paralysé général, avec peu de délire ambitieux, ou aliéné à forme torpide; et, citant des exemples, il rapporte entre autres l'histoire d'un maçon qui a reçu dans une maison en construction une pierre sur la tête. La blessure est sans importance, bien qu'elle ait amené une perte de connaissance de quelques heures, et le malade guérit rapidement; trois ans après, il devient paralytique, et bientôt stupide et dément. Le savant professeur terminait cette belle leçon, qu'il avait bien voulu faire en réponse aux questions que je lui avais posées, en disant l'histoire du capitaine de cavalerie que j'ai racontée plus haut, avec les réflexions importantes qui la terminent.

Dans une communication faite au Congrès de médecine mentale de 1878, M. Lasègue avait émis des opinions semblables à celles que j'ai rapportées plus haut; considérant la trace, la plupart du temps ineffaçable, que laisse l'ébranlement cérébral, il donnait le nom de *cérébraux* à ceux qui, ayant été frappés au cerveau, soit par un traumatisme, soit par une lésion spontanée, reprennent leur vie ordinaire sans aucun trouble apparent, mais n'en ont pas moins en puissance la disposition à une maladie cérébrale de haute gravité.

Pour MM. Baillarger et Lunier, l'étiologie traumatique des maladies des facultés intellectuelles ne saurait être mise en doute, particulièrement pour l'épilepsie et pour la paralysie générale.

Quant aux vésanies proprement dites, ces aliénistes éminents sont moins affirmatifs.

Morel consacre un chapitre spécial de son *Traité des maladies mentales* aux folies causées par les lésions traumatiques. Après

avoir cité Griesinger, il insiste sur ces faits : que ces troubles cérébraux se manifestent le plus souvent très longtemps après l'accident,
et termine par cette phrase significative : « Le nombre de ces faits
serait plus considérable si les tendances scientifiques de notre
époque n'avaient pas accordé aux causes dites morales une trop
grande prédominance dans la pathogénie des maladies mentales. »

Enfin, après avoir rappelé les faits de Pereira (d'Orléans) et de
Chassaignac, dont j'ai parlé plus haut, il rapporte l'histoire d'un
gendarme qui, mort d'une paralysie générale après une chute sur la
tête, présentait parmi les symptômes ordinaires de la maladie une
singulière tendance au vol.

M. Desmaisons-Dupallans, l'un des meilleurs élèves d'Esquirol,
me dit que, pendant une pratique très active de quarante années, il
ne croit pas avoir rencontré une vésanie proprement dite ayant une
origine traumatique parfaitement démontrée : « Il est certain, dit-il,
que si on avait foi aux renseignements donnés, la plupart des aliénés
devraient leur maladie à des coups reçus à la tête, à des traumatismes cérébraux. Mais une étude attentive montre facilement
l'inanité de ces affirmations. »

Pour cet observateur, les traumatismes cérébraux ne paraissent
pas modifier ou aggraver l'état des aliénés ordinaires, tandis qu'ils
ont une importance très grande chez les paralysés généraux dont ils
précipitent la fin.

En ce qui touche la nature des désordres que peut produire un
choc sur la substance cérébrale, M. Desmaisons croit qu'il est probable que les chocs de toute nature, depuis le simple coup de poing
qui étourdit jusqu'à la chute qui amène la perte de connaissance,
que ces chocs, dis-je, amènent une altération dans les éléments de
la pulpe cérébrale ; mais cette altération n'a pas reçu de preuve
anatomique. Cette preuve est d'autant plus difficile à donner que des
traumatismes produits par des forces égales amènent les effets les
plus différents : les uns sont innocents, les autres très graves.

On pourrait expliquer cette remarque, dont la vérité est incontestable, par le fait que, suivant la direction de la force vulnérante,
telle ou telle partie de l'organe central d'une importance plus ou
moins grande peut être atteinte ; en un mot, un homme est frappé à

la tête et les manifestations varient, soit comme gravité, soit comme
nature, suivant le point frappé ou suivant la direction du coup. Cette
remarque est un argument de plus en faveur de la doctrine des
localisations.

Je ne pourrais taire ici combien varient dans leurs opinions les
observateurs les plus consciencieux. C'est une preuve de la difficulté
du sujet et de la nécessité de faire des observations nouvelles.

Je terminerai en rappelant le résultat d'expériences faites sur les
chiens par M. Bochefontaine et dont le résultat a été communiqué
par lui à l'Institut le 24 décembre 1877.

Ayant injecté du nitrate d'argent dans la substance grise de
chiens, cet habile expérimentateur a vu se développer chez ces
animaux divers accidents, tels que : ataxie locomotrice, épilepsie,
perte des sens, paralysie ; de plus, ces animaux ont présenté des
manifestations délirantes ou maniaques très caractérisées. Bien
qu'en fait de troubles fonctionnels du cerveau ayant le caractère
intellectuel, il soit difficile de conclure des animaux à l'homme, on
ne peut cependant s'empêcher de donner à ce fait expérimental une
certaine importance.

Les observations qui précèdent et les opinions des hommes
éminents qui les suivent suffisent, je crois, pour donner une idée
des effets que peuvent avoir sur les fonctions intellectuelles les
traumatismes cérébraux. Il ne serait pas difficile d'augmenter le
nombre de ces faits, car tout médecin ayant quelque pratique se
souviendra d'en avoir rencontré de semblables. Ce qui est difficile,
impossible peut-être, c'est de trouver dans la science des observations où la mention *troubles intellectuels* soit assez développée
pour qu'on puisse comprendre quelle est celle des facultés de l'esprit
qui a été particulièrement atteinte, et aussi quelle est la partie du
cerveau qui a été lésée.

Ce n'est cependant qu'avec ces deux notions qu'il sera possible
de tirer des faits des conclusions sérieuses, conclusions qui donneront un appui considérable à la doctrine de la localisation des
facultés intellectuelles et aussi à la thérapeutique des maladies du
cerveau.

Avant d'examiner en détail la façon dont les diverses facultés sont atteintes par les traumatismes cérébraux, je crois devoir entrer dans quelques considérations générales.

Si nous comprenons aujourd'hui comment la bile ou l'urine se forment aux dépens de certains éléments épars dans l'organisme, c'est-à-dire les rapports qu'ont ces liquides avec les reins et le foie, nous ne comprenons pas du tout les rapports étroits du cerveau et de la pensée, et, pour en donner un semblant d'explication, nous recourons à des hypothèses extra-scientifiques ou à des analogies. Cependant, ce que nous savons, c'est que, pour le cerveau comme pour tout autre organe, l'intégrité de la trame est la première condition de l'intégrité du produit. L'albumine dans l'urine éveille chez le médecin l'idée d'une altération du tissu du rein ; le désordre de la pensée, des sentiments ou du caractère, fera supposer une altération du tissu du cerveau. Quoi de plus logique?...

Mais, étant donné un désordre quelconque des facultés de l'esprit, quelle est l'altération du cerveau à laquelle il répond ou quelle est la partie de cet organe qui est atteinte?... Ici, la réponse est difficile ; la voie est cependant ouverte, car on sait qu'un délire particulier des grandeurs et d'autres troubles purement psychiques se rencontrent chez des personnes qui, ayant excité outre mesure leur intelligence ou leurs passions, sont atteintes d'un ramollissement de la substance grise et meurent de paralysie générale : il y a donc rapport entre l'intelligence et la substance grise.

On sait aussi, après les beaux travaux de Broca, qu'une lésion de la troisième circonvolution frontale gauche entraîne la perte de la faculté du langage ; la substance grise d'une part, la troisième circonvolution frontale gauche d'autre part, sont donc des parties du cerveau où siègent et l'intelligence et la faculté du langage. Sur ces deux points, on est fixé d'une façon certaine ; mais c'est tout, ou à peu près tout, du moins en ce qui concerne la localisation des facultés intellectuelles.

Un traumatisme, un choc, amènent dans un organe des désordres d'autant plus importants et plus manifestes que sa trame est plus délicate et que les fonctions auxquelles il préside sont plus élevées ;

la même force agissant sur l'œil et sur le nez aura sur ces organes
des effets bien différents, et la même contusion sur le bras d'un terrassier et sur celui d'un pianiste aura sur l'exercice de leurs mains
et de leurs doigts des conséquences qu'on ne saurait comparer.

Or, de tous les organes, le cerveau est certainement celui dont la
trame est la plus délicate ; nulle fonction n'est plus élevée que
celles auxquelles il est préposé; il est si délicat dans sa contexture
et si important quant à la place qu'il occupe dans l'organisme, qu'il
fallait à sa protection une enveloppe d'une extrême solidité. Tout
n'est-il pas disposé pour défendre la pulpe cérébrale contre les
agents extérieurs, et les origines des nerfs et de la moelle, organes
indispensables à la vie, ne sont-elles pas placées à la base du cerveau, lieu du corps le plus inaccessible aux violences?

Si l'intensité des fonctions organiques est en raison directe de la
quantité de sang que reçoivent les organes, et cela paraît certain, la
perfection de ces fonctions, leur finesse, leur élévation sont en
raison de la facilité avec laquelle le sang circule dans leur trame et
avec laquelle ce fluide nourricier peut varier dans sa quantité ; je ne
parle pas ici de sa qualité, dont cependant l'importance est très
grande. Un organe à fonctions délicates doit donc être mou ; c'est
pour cela que le cerveau, préposé aux fonctions les plus élevées, est
le plus mou des organes ; et le pancréas et le rein, préposés à des
fonctions très subalternes, les plus durs.

Ce que je viens de dire rend utiles quelques développements sur
le rôle que paraît remplir la circulation dans l'exercice des fonctions
cérébrales.

Vu la mollesse du cerveau, le sang, nous l'avons dit, circule dans
sa trame, et il peut varier dans sa quantité avec une extrême facilité.
Par suite, les capillaires plus ou moins dilatés compriment plus ou
moins les éléments nerveux qui les entourent. Ces variations sont
infinies. Elles peuvent aller de l'hémorragie cérébrale, qui est la
rupture par excès de dilatation, jusqu'à la syncope, qui suit leur
resserrement. Entre ces extrêmes, sont la congestion, les délires,
l'excitation intellectuelle et le fonctionnement normal du cerveau,
sans compter les innombrables modifications que peuvent subir les
facultés intellectuelles. Enfin, surviennent les troubles provoqués

par l'ischémie, qui sont les dépressions des facultés intellectuelles :
le sommeil et certaines pertes de connaissance.

Je prends un exemple :

Un homme éprouve une émotion vive, il rougit ou pâlit. C'est que
les capillaires de sa face se sont relâchés ou contractés sous l'influence de leurs vaso-moteurs, lesquels sont mis en action d'une
façon encore inconnue par les centres nerveux qui ont perçu l'émotion. Mais ce qui se passe à la face se passe également dans le cerveau. Là, les capillaires dilatés ou resserrés agissent sur les éléments
nerveux, lesquels, enfermés dans une boîte inextensible, subissent
une action plus ou moins violente. Ici plus de rougeur ni de pâleur,
du moins apparentes, mais excitation, congestion, apoplexie ou
abattement et syncope. Alors se réalisent les expressions suivantes :
*En apprenant cette nouvelle, il a perdu la tête et s'est mis dans
une colère terrible; il a été comme hébété, il a été comme foudroyé.*

La pensée de rapporter à la circulation les désordres des fonctions
nerveuses s'applique mieux encore à la pathologie qu'à l'analyse de
l'existence ordinaire. Ainsi, admettons que le phénomène que nous
venons d'indiquer se passe au milieu des éléments d'origine des
nerfs des sens, le malade aura des hallucinations; si ce sont des
éléments moteurs ou sensitifs qui sont troublés dans leur arrangement normal, surviendront des troubles dans la sensibilité et dans la
contractilité musculaire, comme des convulsions, de la contracture,
de la paralysie, des névralgies, de l'anesthésie ou de l'hyperesthésie.
Il ne saurait en être autrement pour les éléments nerveux des
points du cerveau qui président à telle ou telle fonction d'un ordre
plus élevé, telles que : l'attention, la mémoire, l'imagination, l'association des idées, etc., etc. Alors surgiront des troubles de ces
fonctions, de l'incohérence, du délire, de la manie, de l'amnésie, etc.

En un mot, pour moi, toutes les lésions des fonctions cérébrales
sont dues la plupart du temps à un trouble apporté dans les origines
de leurs nerfs par le sang qui circule dans la trame nerveuse de ces
origines.

On fera peut-être à ces idées le reproche d'être une hypothèse
mécanique : je le veux bien; mais, mieux vaut, à mon sens,
invoquer une action mécanique que le principe vital et les esprits

animaux ou que vouloir donner une explication qui n'explique rien du tout.

Organe très mou et ayant une trame d'une finesse en rapport avec la délicatesse des fonctions qu'il remplit; le cerveau subit dans l'intimité de son tissu, sous l'influence d'un traumatisme, des modifications qui, pour n'être pas peut-être apparentes, n'en sont pas moins profondes. En outre des modifications qui peuvent être apportées dans les capillaires de ce tissu par la même cause, les éléments cellulaires sont certainement atteints dans leurs rapports entre eux ou dans leur texture, et les manifestations qui en émanent sont troublées. Nous ne croyons pas que l'anatomie pathologique de la commotion cérébrale soit faite à ce point de vue.

Mais ce que nous savons, c'est que l'ébranlement, le choc, produisent dans les propriétés des corps mous des modifications considérables. Faute de meilleure explication du phénomène, nous disons que le choc détermine en eux une altération moléculaire. Ainsi, les œufs fécondés voyagent difficilement en chemin de fer; l'ébranlement détruit chez eux l'aptitude à la reproduction. L'ébranlement longtemps prolongé d'une masse de fer transforme la forme de ses éléments : de fibreux, ils deviennent cristallins. C'est pour cela, tout le monde le sait, que les essieux de voiture se cassent; il en est de même de la gutta-percha. Une masse d'eau tranquille peut descendre sans changer d'état à 4 ou 5 degrés au-dessous de zéro. Imprimez-lui un léger ébranlement, elle se congèle, etc.

Il est permis de penser que le microscope, manié par une habile main, peut donner la connaissance de ces modifications de texture; et qu'alors qu'il montre la disposition normale des cellules cérébrales, leurs formes, leur prolongement et leurs anastomoses, il peut dire le désordre qu'apporte dans leur trame et dans les rapports qu'elles ont entre elles un traumatisme quelconque; mais, jusqu'à ce jour, je ne crois pas qu'il l'ait fait.

Je sais que mes collègues à la Faculté de Bordeaux, MM. Pitres et Coyne, se proposent de faire des recherches dans ce sens; mais que de patience, de temps et d'habileté ne faudra-t-il pas pour mener à bien cette étude!

Je ferai une dernière remarque : il peut être déduit de l'étude des faits précédents et des opinions émises par les observateurs, que les troubles fonctionnels chroniques du cerveau, tels que l'épilepsie, l'aliénation mentale, la paralysie générale, etc., sont fort souvent séparés du traumatisme qui les détermine par un très long espace de temps; la blessure a au premier chef une action lente, ou pour mieux dire des conséquences très éloignées.

Dans le monde inorganique, les exemples d'actions semblables sont nombreux, témoin l'action de l'acide carbonique de l'air sur les pierres et sur les vitres, la diminution de hauteur des montagnes, les modifications de forme des continents, etc., etc. Dans le monde organique, on en rencontre un bon nombre, mais leur explication laisse encore beaucoup à désirer, sauf en ce qui touche l'incubation de certains virus où le génie d'un Pasteur a démontré l'existence d'un microbe; les maladies héréditaires qui existent à l'état virtuel pendant une partie de la vie; les maladies diathésiques qui existent aussi à l'état virtuel et qui manifestent de temps à autre leur existence par des poussées d'importance diverse : ainsi le rhumatisme, la syphilis, la tuberculose, etc.

Mais ce ne sont là que des analogies éloignées qui ne sauraient expliquer le fait singulier d'une épilepsie qui se développe cinq ou six ans après un traumatisme cérébral, et qui est évidemment causée par lui.

Par suite, on est conduit à se demander si le nom de *cérébraux*, que Lasègue donne à ceux qui ont été atteints au cerveau et qui sont comme fatalement voués à une maladie cérébrale plus ou moins lointaine, ne peut pas être rapproché des qualifications de tuberculeux, de rhumatisants ou de syphilitiques.

Ces considérations émises, étudions successivement les phénomènes pathologiques d'ordre intellectuel qui sont produits par les traumatismes cérébraux.

Coma : Un homme, frappé à la tête, tombe *sans connaissance.* Que faut-il entendre par cette locution vulgaire? Le blessé est étendu sur le sol, les yeux fermés, la face pâle; son pouls est en général précipité, et sa respiration, libre d'abord, devient bientôt stertoreuse; les membres, soulevés, retombent inertes, et les sens et la sensibilité sont si obtus, qu'un appel éclatant ou un violent pince-

ment ne provoquent chez lui qu'un sourd grognement. Les sphinc-
ters relâchés laissent sortir l'urine et les matières fécales. Si l'accident est arrivé après le repas, le blessé vomit ; c'est que la violence
a été si forte que, transmise au travers du crâne, brisé ou non, dans
la masse cérébrale, elle a provoqué comme le *brouillement* des
éléments qui constituent la pulpe de l'organe. Les cellules cérébrales
de toutes les origines nerveuses sont ébranlées à la fois : voilà pour
les sens, pour la motilité, pour la sensibilité. Toutes celles de la
substance grise ou de toute autre partie du cerveau qui correspond
aux diverses facultés sont également ébranlées : voilà pour l'intelligence. Cet homme, tout à l'heure actif et conscient, est une masse
inerte, mais vivante, dont les fonctions de la vie organique subsistent
seules encore. Il n'est pas mort, mais il est près de l'être ; il est
comme endormi, mais d'un sommeil sans réveil : il est dans le
coma.

Notre blessé est secouru et revient à la vie, mais revient-il à
l'existence tout entière? Nullement! Il présente des phénomènes
variés dont nous restreindrons l'étude à ceux qui touchent aux
facultés de l'esprit, et il passe par des phases diverses qui ne sont
pas toujours les mêmes.

Parmi les observations plus haut rapportées, il en est bien peu où
le coma ne soit pas mentionné; mais ce phénomène, le premier qui
suit l'accident, a duré de quelques instants à quelques jours.

Hébétude, stupeur. — Le plus souvent, du moins quand le coma
a été d'une certaine durée, au moment où le blessé ouvre les yeux,
son regard est hébété, stupide; il considère avec étonnement tout
ce qui l'entoure, et on lit dans ses yeux qu'il ignore absolument ce
qui lui est arrivé et où il est. Il y voit ou paraît y voir, et c'est tout.
Il ne peut ni ne saurait regarder ; s'il parle, et il le fait s'il n'est pas
aphasique, il prononce mal des mots sans suite ; mais le plus léger
effort a raison de ses forces renaissantes, toutes ses facultés som-
meillent encore, et leur manifestation est absolument incomplète.
On sent qu'elles vont revivre, mais elles sont encore obtuses pour
deux raisons : les éléments nerveux qui président à leur fonctionnement sont atteints, et les sens, frappés dans l'origine de leurs nerfs,
sont presque fermés ; en un mot, la porte qui laisse entrer les

impressions n'est qu'entre-bâillée. Cet état que je n'ai pas à décrire, car il est connu de tous, est le plus souvent de courte durée, et n'est qu'une transition. Il est cependant des cas dans lesquels il a persisté très longtemps, même pendant toute la vie ; le blessé est resté comme idiot.

Délires. — Délirer, c'est penser, mais penser en désordre ; aussi est-ce la première manifestation intellectuelle du blessé ; les sens mal équilibrés transmettent à des facultés incomplètes des sensations fausses ; ainsi, le blessé voit des fantômes ou des monstres, entend des bruits étranges, est poursuivi par des odeurs infectes et a des hallucinations de toute sorte qui agissent sur des facultés incapables de reconnaître les erreurs qui leur sont apportées. De ces facultés, les unes sont exaltées, les autres déprimées, et l'on comprend ce que produit une sensation déjà fausse qui arrive dans un cerveau dont le jugement sommeille, où la mémoire est incomplète et dans lequel une faculté quelconque peut avoir une énorme prédominance. L'incohérence ne peut qu'être la suite d'un semblable état de choses, car l'équilibre indispensable au bon fonctionnement cérébral n'existe plus. Pour lui faire suivre sa route, les chevaux qui traînent un char doivent marcher ensemble ; si, affolés, chacun d'eux tire à lui, le char marche ; il est vrai, mais il est emporté au milieu d'épouvantables cahots.

Somnambulisme. — L'état singulier qui porte ce nom peut être provoqué par un traumatisme cérébral : nous en avons un exemple considérable dans le *somnambule de Mesnet,* dont nous avons parlé plus haut. Le traumatisme, chez ce malade, était une plaie d'arme à feu qui avait atteint d'avant en arrière les parties supérieures des deux circonvolutions frontale et pariétale ascendantes qui limitent le sillon de Rolando du côté gauche. Y a-t-il une relation entre la lésion de ce point du cerveau et le désordre intellectuel observé? La chose est probable ; mais c'est tout. Une seule observation est insuffisante pour établir plus qu'une probabilité.

Il est dans la science un autre fait analogue ; il est rapporté dans le troisième volume des *Annales des Sciences physiques de Genève :* un somnambulisme particulier aurait été la suite de coups reçus sur la tête (voir Franck) ; cette indication est suffisante pour qu'on étudie à l'avenir le sommeil des blessés ou guéris d'un traumatisme du cerveau.

Hallucinations. — J'ai parlé et je parlerai encore des désordres amenés par les traumatismes dans les origines des nerfs des sens ; ceux-ci peuvent même être isolément abolis par une commotion : ainsi, on cite le fait d'un individu qui est devenu aveugle à la suite d'un coup sur la tête. Ces désordres se manifestent par des hallucinations, et les exemples en sont nombreux. Elles accompagnent la plupart du temps les délires ; mais, observées seules ou presque seules, elles peuvent faire croire que le blessé ou l'ancien blessé est devenu aliéné.

Je n'ai pas à m'étendre ici sur les hallucinations compatibles avec l'état de raison dont Brière de Boismont a fait une étude si remarquable ; mais je ne saurais trop insister sur l'origine de cette sorte de trouble intellectuel. Toutes les hallucinations appartiennent à la variété qu'a établie M. Baillarger ; toutes sont psycho-sensorielles. S'il en est quelques-unes qui aujourd'hui paraissent purement psychiques, j'ai la confiance qu'une étude plus précise des maladies des facultés de l'esprit finira par les réunir aux autres.

Quant à l'assertion que l'hallucination a son origine, non dans le sens lui-même, mais dans les origines de ses nerfs, je n'ai pas à la démontrer autrement qu'en rappelant ce fait frappant : il y a des aveugles et des sourds hallucinés de la vue et de l'ouïe. Ce que j'ignore comme tout le monde, c'est la nature du trouble apporté dans cette origine, soit par une maladie locale ou générale, soit par un traumatisme.

Troubles de la mémoire. — Au sortir du délire, alors que les facultés de l'esprit commencent à reprendre leur équilibre, le blessé présente des troubles de la mémoire qui, quelquefois, durent peu de temps, mais qui, dans certains cas, sont ineffaçables.

Rien de frappant comme ces troubles ; ils n'ont sans doute pas cet effet extraordinaire de faire ressembler le blessé à un homme qui aurait deux personnalités, comme il en est de la jeune Félida dont j'ai raconté l'histoire, mais ils n'en sont pas moins étranges et leur étude soulève des questions d'une très haute portée. Un fait domine tous les autres : c'est que, toujours ou presque toujours le blessé a perdu le souvenir, non seulement de ce qui s'est passé depuis l'accident jusqu'à son retour à la connaissance, mais de ce qui s'est passé pendant une période de temps plus ou moins longue *antérieure à l'accident.* Je ne parle pas de celui-ci, dont le souvenir est toujours perdu.

Ainsi du malade que j'ai étudié dans le service de M. Tillaux : après plus de quinze jours, la guérison étant complète, il ignorait tout ce qu'il avait fait pendant la journée qui avait précédé sa blessure, et ne savait pas où et avec qui il avait déjeuné et dîné, etc. Ainsi du blessé que j'ai vu dans le service de M. Demons, à l'hôpital Saint-André de Bordeaux, et de nombre d'autres. Les faits empruntés à M. Durieu (de Ribérac) présentent particulièrement ce phénomène d'amnésie *antérieure* ou *rétrograde.* Et M. Ribot, dans son remarquable travail sur les maladies de la mémoire, insiste sur la réalité du phénomène et donne de nombreux exemples à l'appui.

Il en est de même de M. Jules Falret, qui, dans l'article *Amnésie* du *Dictionnaire encyclopédique des Sciences médicales,* signale ce phénomène comme très remarquable et rappelle que dès 1825 Brodie en a cité des exemples, et qu'après cet auteur, Toulmouche et Henle s'en sont occupés.

Il est évident que des deux parties de la mémoire, la conservation et la reproduction, l'ébranlement cérébral n'a altéré que la deuxième : la conservation a persisté, puisque, quelques jours après l'accident, le malade se souvient, mais la faculté d'évoquer l'image conservée a momentanément disparu.

Il est aussi des cas dans lesquels le souvenir de certains faits a disparu tout entier. Ainsi, parmi les blessés dont j'ai raconté l'histoire, l'un a toujours nié qu'il ait jamais travaillé au Palais-Royal, où était cependant arrivé son accident. Un autre, cité par M. Durieu, n'a jamais su les commissions dont il s'était acquitté avant d'être emporté par son cheval.

N'est-il pas étrange qu'un phénomène de cette importance soit si peu connu ? Voyons quelle conséquence il peut avoir en médecine légale, et imaginons un exemple, un cas :

Un homme est abattu d'un coup de bâton ou de canne plombée ; revenu à la connaissance, interrogé, il raconte avec détails les cir-

constances de l'accident dont il a été victime et donne le signale-
ment du meurtrier. La justice arrête, poursuit et condamne. Quoi
de plus ordinaire et en apparence de plus juste. Eh bien! aujour-
d'hui j'aurais des doutes et je me demanderais si ce que raconte le
blessé est bien l'expression de la vérité? Ne serait-il pas possible,
en effet, qu'un innocent auquel le blessé en voudrait à l'avance, fût
la victime d'une déposition basée sur un faux souvenir ou dictée par
la haine?

Je ne voudrais pas obscurcir, sans raison sérieuse, une notion
jusqu'à ce jour acceptée; mais la perte du souvenir des faits antérieurs à la blessure est certaine. Si elle n'est pas la règle, elle est
d'une très grande fréquence, surtout quand l'accident a été suivi de
perte de connaissance. Or, en montrer les conséquences, c'est
rendre simplement hommage à la vérité scientifique et, en inspirant
au juge une méfiance salutaire, honorer la justice.

D'autres troubles de la mémoire ont été observés : on a vu des
blessés qui avaient perdu le souvenir seulement des substantifs et
des noms, ainsi l'officier qui ne pouvait nommer le baron Larrey;
tel autre a perdu le souvenir de son adresse, n'a plus la notion des
images et ne saurait se représenter un lieu qu'il connaît bien, ne
sait plus calculer et fait des fautes d'orthographe.

Des diverses façons dont la mémoire peut être atteinte, il semblerait résulter qu'il y a plusieurs mémoires et que chacune d'elles est
localisée dans un point différent du cerveau, qui peut être isolément
atteint. Nous ne pensons pas qu'il en soit ainsi; pour nous, la
mémoire n'est pas localisable dans le sens ordinaire du mot. Il y a
deux ans déjà, nous avons émis cette hypothèse, et nous pensons,
comme M. Brown-Séquard, qu'étant mêlée à l'exercice de toutes les
facultés de l'esprit, ses éléments doivent être épars dans le cerveau
tout entier, la mémoire aurait une *localisation disséminée.*

S'il en est ainsi, telle partie de la mémoire ne sera pas isolément
atteinte parce qu'un seul point du cerveau aura été frappé; elle
devra son altération à l'ébranlement de la masse cérébrale dans
laquelle un choc ayant une intensité et une direction que la plupart
du temps on ne saurait apprécier, aura produit un trouble moléculaire spécial.

Je ne tenterai pas de donner une explication du trouble de la mémoire, qu'on peut nommer *l'amnésie rétrograde d'origine traumatique*. Ce serait œuvre insuffisante ou au moins prématurée; mais je dirai une analogie empruntée à la vie courante, afin de faire bien saisir son mécanisme :

Un photographe a enfermé dans un tiroir et conservé pour plus tard des milliers de clichés; survient un accident à ce tiroir : il est renversé, les clichés sont brouillés, mêlés, confondus, et pendant un certain temps, jusqu'à ce qu'il les ait replacés dans leur ordre accoutumé, il est impossible à ce photographe de s'en servir. Aucun d'eux n'est cependant altéré en lui-même; l'ordre remis dans le tiroir, le photographe se servira de ses clichés comme auparavant, — j'ajouterai qu'il pourrait arriver que quelqu'un d'eux soit complètement détruit.

C'est là une représentation parfaite de l'amnésie rétrograde d'origine traumatique.

Un traumatisme survient qui brouille les éléments cérébraux préposés à la mémoire, les images qu'elle conserve sont mêlées, confondues, et quelque effort que fasse l'intelligence, quelque volonté qu'on y mette, elles ne peuvent plus être évoquées, bien qu'elles existent intactes; en un mot, ainsi que nous l'avons dit, la conservation persiste, la reproduction seule manque.

Il peut arriver aussi, comme pour les clichés photographiques, que quelques images soient détruites et que, par suite, les souvenirs qu'elles représentent ne reviennent jamais. Je rappelle encore ici le fait du domestique de Ribérac, qui n'a jamais pu savoir les commissions qu'il avait faites avant sa chute de cheval.

Il faut bien reconnaître que le phénomène que nous venons de décrire donne à l'élément somatique de la mémoire une importance que les partisans exagérés de l'idée que les fonctions intellectuelles sont purement psychiques, ne sont peut-être pas disposés à lui donner.

Aphasie. — Si la localisation de la faculté du langage articulé devait être démontrée, elle le serait facilement aujourd'hui par les faits de lésion traumatique de la troisième circonvolution frontale, à laquelle les Anglais donnent aujourd'hui le nom de «circonvolution de Broca », qu'elle gardera désormais. — Quoi de plus frappant, en effet, que de voir les sujets de plusieurs des observations précédentes perdre en tout ou en partie la faculté du langage, parce que la région de leur troisième circonvolution cérébrale gauche a été atteinte? La chose est si claire, que je n'y insisterai pas; je ferai seulement remarquer combien grand est l'appui que donne ce fait à la doctrine générale des localisations cérébrales.

Je sais que le moment est peut-être éloigné où il sera permis de dire de l'attention, de l'imagination, du jugement ou de toute autre faculté de l'esprit, qu'elle siège dans tel ou tel point du cerveau, ou dans plusieurs points à la fois; mais il est aujourd'hui possible de prévoir que la science indiquera ces points. Les lésions de cause interne suivies d'autopsie ne seront pas les seules à donner de précieuses notions, les traumatismes cérébraux donneront aussi les leurs; il faudra seulement que l'étude des maladies soit autrement faite qu'elle ne l'est aujourd'hui, et que le médecin ne se contente pas de la mention aussi vague qu'insuffisante de *troubles intellectuels;* il devra, par une analyse psychologique patiente des facultés de son malade, se mettre en mesure à l'avance d'expliquer les lésions cérébrales dont l'autopsie, faite le microscope à la main, lui dira l'existence. C'est pour ces faits surtout que l'alliance intime de la médecine et de la psychologie doit être une réalité.

Troubles du caractère et des sentiments. — Tout le monde sait ce que signifient ces mots : avoir un bon ou un mauvais caractère, de bons ou de mauvais sentiments, être emporté, passionné; or, nombre d'états physiologiques ou d'actions purement physiques font subir à ces manifestations intellectuelles des variétés dont on a trop négligé l'étude.

Pendant qu'elle a ses règles, la femme a des variations de caractère connues de tout le monde; l'état puerpéral amène fréquemment avec lui des troubles de cette nature, et la manie puerpérale est une entité morbide très caractérisée.

Pour ne parler que des maladies nerveuses les plus connues, l'hystérie amène dans le caractère et dans les sentiments des modifications considérables; tout le monde sait la malice, la méchanceté de ces sortes de malades, leur rouerie, l'exagération et la singularité de leurs sentiments affectifs; tout le monde sait aussi le caractère violent, souvent terrible, des épileptiques, qui, poussés par des impulsions irrésistibles, commettent des meurtres dans les circonstances les plus atroces; on sait aussi l'habileté des uns et des autres, quand ils sont calmes, pour combiner les plus méchantes actions. Enfin, les paralysés généraux ont un caractère bien tranché : toujours contents d'eux-mêmes, ils voient tout en beau, et leurs sentiments sont en harmonie avec les idées spéciales à leur maladie : les idées de grandeur.

Le malade que j'ai étudié dans le service de M. Péan a vu, avant l'extraction du fragment de balle qui a nécessité chez lui l'opération du trépan, son caractère se modifier : doux et patient avant sa blessure, il était devenu susceptible à l'excès; un rien le fâchait; au moment où je l'ai étudié, il était opéré depuis vingt jours et bien près de la complète guérison; à ce moment, il avait la conscience que son caractère revenait ou était revenu à son ancien état. Ce jeune homme est très intelligent et ses affirmations étaient de la plus parfaite netteté. Pour plus de précision, je lui ai posé la question suivante : Si l'on vous avait donné un soufflet avant votre blessure et aujourd'hui ou pendant les neuf années qu'a duré votre maladie, qu'auriez-vous fait? « Aujourd'hui comme avant, m'a-t-il répondu, je le rendrais, mais non sans avoir un peu réfléchi. Pendant les neuf années, je l'aurais rendu sans aucune réflexion. »

L'enfant de treize ans que j'ai étudié chez Broca était l'un des élèves les plus doux et les plus disciplinés de sa classe; après sa blessure et sa guérison, il est devenu malicieux et emporté, et son indiscipline passe toute mesure.

M. L..., le blessé de Levallois-Perret, auparavant d'un naturel vif et bon, a été pendant deux mois irritable, soupçonneux, susceptible et impatient.

Pour éviter les répétitions oiseuses, je puis dire dès ce moment que chez tous les blessés que j'ai étudiés au point de vue du caractère, j'ai rencontré le même changement : tous étaient ou ont été susceptibles, violents, soupçonneux, méchants ou hargneux. Griesinger et Schlager ont fait la même remarque.

Quant aux sentiments, le changement est autre; les malades

deviennent sensibles et s'attachent facilement, témoin l'un des blessés qui fait le sujet d'une des observations précédentes et qui s'était si follement épris de la religieuse qui le soignait à la Pitié. Ici je ferai une remarque : ne pourrait-on pas supposer que cette exagération des sentiments affectifs est la conséquence nécessaire de l'affaissement intellectuel qui peut suivre le traumatisme, et non la conséquence propre à celui-ci? Je laisse ce doute à l'interprétation du lecteur.

On pourrait objecter à l'idée que j'émets : à savoir que les traumatismes cérébraux ont une action sur le caractère, que tous les convalescents de toutes les maladies et toutes les personnes atteintes de maladies graves sont, par le fait seul de leur convalescence ou de leur état maladif, tristes, irritables, impatients. Je reconnais qu'il en est ainsi, et il n'est pas difficile d'en trouver la cause dans l'ennui, dans les idées tristes que fait surgir la peur de la mort et dans l'exagération de la personnalité qu'amènent chez les malades les attentions de leur entourage; mais ces modifications sont bien fugaces et ne sauraient être comparées à celles qui persistent chez un blessé du cerveau, après qu'étant guéri il a repris son existence ordinaire.

Attention, volonté, raisonnement, etc. — Les autres manifestations intellectuelles de l'activité cérébrale peuvent aussi être atteintes par le traumatisme de l'organe central, aussi bien que celles dont je viens de parler; seulement, il est difficile d'étudier isolément le trouble qu'elles présentent. Ces facultés, en effet, de même que la mémoire, ne peuvent fonctionner les unes sans les autres, et de même que pour cette dernière, on est conduit à leur supposer, avec M. Brown-Séquard, une localisation *disséminée*.

J'ajouterai que l'affaissement intellectuel qui, de près ou de loin, suit le traumatisme, porte à la fois sur toutes les facultés qui concourent à l'accomplissement de l'acte, depuis l'attention jusqu'à la volonté.

Il est cependant permis de déduire de l'observation, que certaines de ces facultés ont été particulièrement atteintes. Ainsi, le blessé de Levallois-Perret, M. L..., me disait que, bien qu'il fût complètement guéri, il lui a été longtemps impossible de fixer son attention; la

moindre lecture le fatiguait outre mesure, et les opérations intellectuelles qui avaient besoin d'un raisonnement et d'une association
d'idées lui étaient particulièrement difficiles. Ainsi, nous l'avons dit,
il a fait longtemps des fautes d'orthographe et se trompait dans les
calculs les plus simples. Évidemment, à ce moment, la guérison de
M. L... n'était pas aussi complète qu'il le croyait.

Dans les pages qui précèdent, j'ai étudié les effets du traumatisme sur les fonctions cérébrales de l'ordre le plus élevé, et, pour
arriver à ce but, j'ai rapporté un grand nombre de faits dont plusieurs ont été étudiés par moi avec la plus scrupuleuse attention. Il
m'a semblé que le traumatisme cérébral avait une influence plus
considérable qu'on ne le croit d'habitude, et je serais heureux que
ce travail apportât quelque lumière à cette question difficile, et surtout que les médecins, faisant appel à la psychologie, étudiassent à
ce point de vue les malades que le hasard leur envoie. Malheureusement, nous sommes encore loin du temps où, par un accord
complet de la physiologie et de la psychologie, l'étude de toutes
les fonctions du cerveau, de quelque ordre qu'elles soient, fera
sérieusement partie du domaine de l'art de guérir; mais ce temps
viendra, nous en avons la confiance.

J'aurais particulièrement désiré qu'il fût possible de déduire des
faits que j'ai réunis non sans peine, ceci : que, de même que certains mouvements, les sens ou le langage articulé, ont pour origine
certains points du cerveau, d'autres émanations de ce centre, d'un
ordre plus élevé, je le veux bien, mais d'une origine non moins organique, depuis l'attention jusqu'à la mémoire, sont localisables d'une
façon quelconque. Ici encore les temps ne sont pas venus, et, je le
reconnais, les faits ne sont pas suffisants pour appuyer invinciblement les convictions de la théorie. Mais ces temps viendront; car il
est impossible que l'étude ne fasse pas pour toutes les fonctions du
cerveau ce qu'elle a su faire pour quelques-unes. Semblable travail
est loin d'être au-dessus de l'intelligence d'un bon observateur qui
aura sous sa main des faits bien étudiés.

C'est ainsi qu'étant donné un blessé qui présente certains troubles
intellectuels, il sera permis de déduire de la nature de ces troubles

quel est le point du cerveau le plus particulièrement atteint et sur lequel doivent porter les effets de la thérapeutique. Ainsi, d'après la nature des sécrétions de l'estomac et du rein, nous jugeons de leur altération et du remède qu'il faut y apporter.

Alors, peut-être, nous pourrons y voir plus clair dans les ténèbres des maladies dites *nerveuses*, et réaliser mieux encore le but que tout médecin doit poursuivre : le soulagement de l'humanité.

1881.

LES TROUBLES SENSORIELS, ORGANIQUES ET MOTEURS
CONSÉCUTIFS AUX TRAUMATISMES DU CERVEAU

(Extrait des *Archives générales de Médecine,* mai 1890.)

AVANT-PROPOS

En 1881, j'ai publié un travail sur les troubles intellectuels provoqués par les traumatismes du cerveau. Aujourd'hui, et comme suite à ce mémoire, je vais m'occuper des troubles apportés dans les fonctions sensorielles, organiques et motrices, par les lésions traumatiques de cet organe; mais je n'étudierai que les troubles *tardifs*, trouvant peu d'intérêt dans l'étude des conséquences immédiates du traumatisme, laquelle est très bien faite ailleurs. — J'ai peu de chose à ajouter à ce que j'ai dit, il y a neuf ans, au sujet des troubles intellectuels; il a été cependant publié des faits intéressants, parmi lesquels je citerai le suivant:

Le Dr Châtelain a communiqué aux *Annales médico-psychologiques* de novembre 1889, sous le titre de: *Un cas de Psychose épileptique,* une observation intéressante dont voici le résumé:

Un jeune homme de dix-neuf ans, de bonne famille, bien élevé, et n'ayant jamais manifesté de dérangement intellectuel proprement dit, entre un jour chez un chapelier, à Neufchâtel, et demande à voir des chapeaux, les marchande, les examine et cause longuement avec le marchand, auquel il a donné son nom et son adresse; puis, sans motif, se précipite sur lui et le frappe à la tête avec sa cravache; après une courte lutte, il s'enfuit, emportant un chapeau neuf à la place du sien, sur lequel est inscrit son nom. On l'arrête, et le magistrat, se refusant à voir un acte raisonné dans cette agression et ce vol, fait faire une enquête. Alors on découvre que ce jeune homme, appartenant à une famille d'aliénés et de névropathes, a eu d'autres absences semblables, et des impulsions aussi peu raisonnées; cette enquête faite, il l'acquitte comme irresponsable. Je relève de cette enquête, parmi les commémoratifs, qu'à l'âge de cinq ans ce jeune homme a fait une chute sur la tête, suivie de perte de connaissance, et qu'un peu plus tard il a été renversé par une voiture, et que cet accident a été suivi d'une nouvelle perte de connaissance.

M. Châtelain ne me paraît pas avoir ajouté une importance suffisante à ces faits; pour moi, ils sont un élément considérable dans l'étiologie de la singulière aberration qui a poussé ce jeune homme à battre et à voler ce chapelier; est-ce de l'épilepsie larvée ou psychique, comme l'auteur la nomme; ou est-ce quelque autre trouble mental encore innommé et difficile à classer?... Je n'ai qu'à constater que longtemps après deux traumatismes cérébraux, suivis de perte de connaissance, un homme, bien portant d'ailleurs, commet un acte dont il a été, à juste raison, jugé irresponsable, et je demeure convaincu qu'entre les traumatismes et l'acte commis il existe une relation de cause à effet.

I

TROUBLES SENSORIELS ET ORGANIQUES

Le cerveau est non seulement l'organe qui préside aux fonctions dites intellectuelles, mais les diverses formes de la sensibilité et les fonctions organiques sont sous sa dépendance.

Il y a donc intérêt à étudier l'action tardive du traumatisme cérébral sur ces phénomènes.

Il faut reconnaître que, dans l'état actuel de la science, cette question est fort obscure, surtout en ce qui touche l'action du cerveau sur le fonctionnement des organes. Il est cependant acquis, par des expériences d'une indiscutable valeur, que la lésion du plancher du quatrième ventricule provoque le diabète; pourquoi la lésion, par commotion ou ébranlement, d'une partie quelconque du cerveau, ne provoquerait-elle pas telle ou telle lésion organique ou tel ou tel état morbide d'une origine jusqu'à ce jour inconnue.

S'il est permis de raisonner par analogie, rien de plus naturel que mon hypothèse, et nous ne sommes pas, après tout, si fixés sur les causes profondes des maladies, qu'on ait le droit de dédaigner cette supposition. Il appartient donc à l'avenir de dire, après des observations bien faites, quel est le rôle que joue le traumatisme cérébral dans le trouble des fonctions et dans les maladies des organes; ce rôle est peut-être plus grand qu'on ne le croit.

Voici quelques-unes des hypothèses qu'il est permis de faire.

Le système nerveux, dont le cerveau est le centre, est, à n'en pas douter, le grand régulateur des fonctions; il préside à la juste répartition des éléments qui constituent le corps. Or, sauf les maladies virulentes, dont la cause est extérieure à nous, comme la rage, la fièvre typhoïde, la variole, etc., que sont presque toutes nos maladies? Ce sont des désordres dans la répartition des éléments normaux : la pierre, les athéromes, diverses maladies de cœur, sont du carbonate de chaux mal placé; les carcinomes, les épithéliomas, sont des hypergenèses hétérotopiques du tissu épithélial; les lipomes, les fibromes, la prolifération mal placée des tissus fibreux et adipeux.

Il en est de même des fonctions de sécrétion ou des fonctions de motilité. La diarrhée n'est qu'un désordre dans le fonctionnement des glandes intestinales; l'atrophie musculaire, une diminution dans l'apport des éléments des muscles, et dans leur contractilité.

Je passerais ainsi en revue toute la pathologie. J'ajouterai que si on pouvait douter de l'influence du système nerveux sur la genèse des maladies, je n'aurais qu'à citer le mal perforant, nombre de maladies de peau, le zona, et la symétrie dans nombre d'affections morbides : lipomes, gangrènes, etc. Je m'arrête, ne voulant pas entrer plus avant dans cette question de pathologie générale; je crois en avoir assez dit pour éveiller les réflexions.

En attendant, enregistrons les faits. Ces faits sont comme les pierres que taille le maçon : après lui vient un architecte qui les superpose pour en faire un monument. Un savant de l'avenir établira une doctrine d'après les observations que les travailleurs d'aujourd'hui auront recueillies.

Avant de rapporter des faits, je ferai une remarque générale : le cerveau étant l'organe d'un nombre très grand de fonctions ou de manifestations physiologiques, les observations de traumatisme cérébral sont singulièrement complexes; en effet, l'organe est atteint tout entier, et une vivisection, impossible chez l'homme, pourrait seule provoquer une manifestation pathologique isolée, comme, par exemple, le diabète, pour la piqûre du plancher du quatrième ventricule.

L'accident de chemin de fer, suivi de perte de connaissance, nous présente réunis, mieux qu'aucun traumatisme, la plupart des phénomènes morbides tardifs qui sont la suite de l'ébranlement cérébral. Aussi est-ce parmi ces blessés que je rencontrerai les principaux faits sur lesquels ce travail se base.

Où trouver, en effet, des conditions d'expérimentation plus complètes que dans une collision de trains? — Le voyageur, victime d'une force épouvantable, est ballotté dans son wagon comme la souris dans une ratière et, comme elle, perd connaissance par ébranlement cérébral.

Parmi les faits qui ont cette origine, j'emprunte à mon collègue à la Faculté de Bordeaux, M. le professeur Badal, le cas suivant qu'il a publié dans les *Archives d'Ophtalmologie* en 1888 :

Le 18 février 1884, le sieur X... se trouvant, en qualité d'employé des postes, dans un train de la compagnie du X..., allant de A... à B..., il se produisit un tamponnement par suite duquel cet employé fut projeté la tête contre un des casiers de son wagon; il perdit immédiatement connaissance et ne revint à lui qu'un peu avant son arrivée à B... Le choc avait déterminé une plaie contuse peu étendue, de forme linéaire, siégeant vers la portion externe du sourcil droit, au voisinage de la région temporale, et une hémorragie assez abondante s'était produite; il n'y avait eu à la suite de l'accident ni paralysie ni embarras de la parole, mais le malade éprouvait de vives douleurs dans la tête, des bourdonnements dans l'oreille droite, se sentait mal à l'aise et hors d'état de se livrer à un travail actif; toutefois, en l'absence de phénomènes graves caractérisés, le médecin de la Compagnie crut pouvoir demander à X... de reprendre ses fonctions, ce que fit ce dernier à la date du 10 mars. Son état s'aggrava à tel point, qu'il lui fut impossible de faire son service; il put cependant descendre seul du wagon; mais, dans la rue, se trouvant de plus en plus mal à l'aise, il eut un vertige, s'affaissa sur le trottoir sans connaissance et fut transporté à l'hôpital de C...; là, pendant plusieurs semaines, X... a présenté des accidents graves rapportés à une lésion cérébrale et qui ont fait craindre pour ses jours. Anesthésie et parésie musculaire généralisée, dilatation des pupilles, surdité, rétention d'urine, agitation et plaintes continuelles, douleurs vives dans la région sus-orbitaire droite au niveau de la blessure; céphalalgie, etc.

Quatre ans après, M. Badal, examinant M. X..., dit ceci : « Ce qui frappe tout d'abord dans son aspect, c'est un certain air de tristesse et de lassitude, qu'il attribue surtout à ce que les nuits sont habituellement très mauvaises; il a de l'insomnie, son sommeil est de courte durée, troublé par des rêves ou des cauchemars pénibles ou effrayants dans lesquels figurent très souvent des accidents de chemin de fer. Au réveil, il se trouve épuisé de fatigue, et toute la journée s'en ressent. Le malade porte constamment la tête inclinée sur l'épaule droite; lorsqu'on lui demande l'explication de cette attitude, il répond que, pour tenir la tête droite, il lui faudrait s'imposer un effort pénible auquel il aime mieux se soustraire. Il semble, en effet, qu'une légère contracture des muscles du cou tend à faire prendre à la tête la position inclinée dont il vient d'être question; il est probable qu'il s'agit là d'un trouble d'innervation musculaire, conséquence plus ou moins directe du traumatisme. Les fonctions nutritives s'exécutent bien, il y a même de l'embonpoint, et lorsqu'on l'examine complètement déshabillé, il offre l'aspect d'un homme bien musclé et suffisamment vigoureux; néanmoins, il affirme que tout travail exigeant un certain effort musculaire lui est interdit; la fatigue survient aussitôt, et il éprouve, en outre des maux de tête, un malaise indéfinissable qui l'oblige à s'arrêter. La marche se fait régulièrement, sans la moindre incoordination, même lorsque le malade a les yeux fermés; il peut faire d'assez longues promenades; mais il se fatigue beaucoup plus vite qu'avant son accident. Au repos, il n'y a pas de tremblement des mains; ce tremblement se produit, à un degré assez prononcé, lorsqu'on dit au malade de tenir les bras et les mains étendus pendant quelque temps; la force musculaire, mesurée au dynamomètre à pression, est notablement amoindrie; il presse de la main gauche 28 kil., et beaucoup moins de la main droite. Rien de particulier du côté du cœur ni de l'appareil circulatoire.

» Le sens génésique, à en croire X..., serait très déprimé; il n'a pas d'érections et n'éprouverait aucun désir d'avoir des rapports sexuels, contrairement à ce qui avait lieu autrefois.

» La sensibilité générale est fort émoussée, au moins dans certaines régions; d'autre part, si le contact des corps est perçu, la sensibilité à la douleur a presque complètement disparu; il sent qu'on le touche, qu'on fait quelque chose dans le point pincé ou piqué, mais c'est tout. La sensibilité des muqueuses est manifestement altérée; on peut porter le doigt profondément dans le pharynx, chatouiller la luette et les piliers du voile du palais, sans déterminer le moindre mouvement réflexe, nausée ou vomissement. Bien que la muqueuse de la langue ait perdu toute sensibilité, le sens du goût paraît intact.

» Les réactions électriques sont beaucoup moins vives qu'à l'état normal, l'odorat est intact; l'acuité de l'ouïe est réduite de près de moitié; cet affaiblissement s'accompagne d'un bourdonnement continu et de tintements qui sont un sujet de plaintes constantes.

» Mais de tous les organes des sens, celui de la vue est le plus particulièrement affecté; X... prétend qu'il lui est devenu impossible de lire ou d'écrire d'une manière suivie, par suite de douleurs périorbitaires et de céphalalgie qui augmentent d'intensité à mesure que l'application se prolonge; en outre, les caractères deviennent de plus en plus confus, se dédoublent et chevauchent les uns sur les autres. »

Dans le même mémoire de M. le professeur Badal, je trouve aussi l'observation suivante :

A la date du 29 décembre 1882, M. C... se trouvant dans le train qui d'Angoulême se rendait à Limoges, fut, par suite d'un déraillement, précipité du haut d'une chaussée haute de 12 à 15 mètres. Retiré du wagon sans connaissance, il ne revint à lui que quelques moments après, ressentant partout des douleurs violentes, et blessé superficiellement à la jambe droite et à la face.

Ramené à Angoulême et conduit de là à son domicile, il se mit au lit pour trente-six jours, éprouvant des vertiges très pénibles qui survenaient ou augmentaient dès qu'il cherchait à se tenir debout.

Depuis cette époque le système nerveux est resté fortement ébranlé; M. C... est pâle, amaigri, présente un aspect fatigué; les forces sont affaiblies; les fonctions digestives s'exécutent mal; l'appétit fait constamment défaut; la tête est habituellement très vide, embarrassée; le sommeil est insuffisant, troublé par des cauchemars.

D'une manière générale, le malade ne peut se livrer d'une façon suivie à aucun travail physique ou intellectuel sans ressentir bientôt une fatigue particulière qui l'oblige de vivre dans une inaction presque complète; M. C... est dans l'impossibilité de fixer son attention sur rien; il est incapable de calculer, de combiner une affaire, et ne peut faire, de tête, l'addition la plus simple. Il lit et écrit facilement quelques lignes, mais bientôt les caractères deviennent confus, et un certain temps de repos est nécessaire pour que la vision redevienne nette; l'acuité visuelle du côté droit est très affaiblie; celle de l'œil gauche l'est aussi, mais à un moindre degré; la marche est lente et pénible, la fatigue survient au bout de quelques minutes, accompagnée de vertiges; la région lombaire, les membres inférieurs, et particulièrement les genoux, sont le siège de douleurs continues, sourdes, profondes, qui s'exaspèrent à la suite de la marche.

Des troubles trophiques se sont produits dans certains territoires vasculaires et se sont traduits par un commencement d'atrophie des muscles de la région ; les urines sont devenues albumineuses, et, pour les médecins qui l'ont examiné, le traumatisme est l'origine de la maladie des reins.

Revenant sur les observations qui précèdent, je ferai remarquer les particularités suivantes, au point de vue des troubles tardifs, sensoriels et fonctionnels.

Le premier de ces malades ne peut se livrer à aucun travail intellectuel ; il a des insomnies, des cauchemars, un affaiblissement de la vue et une légère surdité. Il a un air de tristesse et de lassitude ; il se fatigue beaucoup plus vite qu'avant son accident, sa force musculaire est moindre, sa sensibilité cutanée est affaiblie, et il est analgésique d'une façon presque absolue.

Il en est de même pour le deuxième malade, M. C... De plus, ce dernier malade éprouve, après la marche, des douleurs continues et profondes.

Enfin, fait important, M. C... est devenu albuminurique ; les médecins qui l'ont observé sont convaincus que la lésion des centres nerveux joue un rôle dans la production de l'albumine.

Quel est le point du cerveau dont la lésion peut provoquer ce désordre dans la fonction urinaire? C'est ce qu'aujourd'hui nous ne savons pas, mais il est permis de supposer qu'il en est un, lequel aura été atteint par le traumatisme. J'extrais d'un mémoire que M. Christian vient de publier dans les *Archives de Neurologie* des faits analogues aux précédents.

Ce médecin avait récemment dans son service, à Charenton, un jeune homme devenu complètement sourd à la suite d'une chute faite sur la tête six ans auparavant; le même auteur rappelle que Gama a observé un fait semblable ; de plus on lit dans le *Central-Blatt* (1882) l'histoire d'une jeune fille de vingt-trois ans, qui, après une chute sur la tête, perdit les sens du goût et de l'odorat.

Je trouve dans le mémoire de mon éminent collègue M. Badal des remarques auxquelles je m'associe, et qui ont trait aux observations rapportées plus haut. « Ces troubles, dit M. Badal, peuvent n'apparaître qu'un certain temps après l'accident, sans abréger d'une façon bien évidente la vie du malade, au moins dans la grande majorité des cas. » Et plus loin : « Les symptômes les plus frappants appartiennent à la sphère émotionnelle, le caractère subit des changements profonds; les sujets sont tristes, taciturnes, recherchent la solitude, vivent dans l'inaction, renfermés en eux-mêmes, ont des idées noires sans pouvoir s'en expliquer les motifs. Parfois, cependant, la pensée d'être gravement atteints dans leur santé donne aux malades une allure manifestement hypocondriaque, sous l'influence de cette idée, ils s'étudient constamment, et notent les moindres sensations désagréables qu'ils éprouvent. »

Je dirai, avec le même auteur, et aussi avec M. Vibert, que la plupart des sujets sont devenus indifférents à ce qui les entoure; leur apathie est caractéristique. Beaucoup sont comme somnolents; d'actifs ou d'agités qu'ils étaient avant l'accident, ils sont devenus incapables de s'occuper de leurs affaires et de remplir leurs obligations professionnelles, en raison de la lenteur de leur conception.

Les diverses formes de la sensibilité sont atteintes : beaucoup d'anciens blessés du cerveau ont des anesthésies cutanées plus ou moins étendues, et ont une insensibilité complète, soit à la douleur (comme le sujet d'une des observations rapportées plus haut), soit au chaud et au froid. Les muqueuses n'échappent pas à ces anesthésies. Les organes des sens qui sont le plus fréquemment atteints sont la vue et l'ouïe, nous l'avons déjà dit. Pour la vue, on observe une sensibilité anormale à la lumière, des éblouissements, des photopsies, de la céphalalgie à la moindre application des yeux. On observe aussi de l'inégalité pupillaire, une diminution dans l'accommodation, de l'insuffisance musculaire amenant du strabisme et de la diplopie.

La grande compétence en oculistique du professeur Badal, donne à ces remarques, auxquelles je m'associe, un très grand poids.

Du côté de l'ouïe, on observe de l'hyperacousie, des bourdonnements, des sifflements; d'autres fois, les malades deviennent presque sourds; M. Ladreit de Lacharrière a observé un malade qui, après une chute en arrière sur la tête, était devenu absolument sourd. Ici, les troubles étaient primitifs, car le malade était sourd en reprenant connaissance, et n'a jamais guéri depuis ; cela n'en prouve pas moins que l'ébranlement cérébral, communiqué aux racines très molles des nerfs acoustiques, a pu avoir une action sur ces racines, action qu'il est parfaitement permis d'admettre pour d'autres origines nerveuses. On cite aussi des cas de surdi-mudité survenus dans les mêmes conditions.

L'odorat et le goût sont plus rarement atteints ; mais je dois ajouter que, dans l'état actuel de la science, la constatation de ces altérations sensorielles est difficile. L'impotence sexuelle des sujets est très caractéristique ; les désirs vénériens sont anéantis, ou du moins très affaiblis.

Il est d'autres troubles généraux qui indiquent une altération profonde des fonctions organiques ; ainsi, la constipation, la diarrhée, etc... Nous avons rapporté plus haut l'histoire d'un malade devenu albuminurique ; d'autres ont de l'oppression, des palpitations sans bruits de souffle, ou des suffocations. En un mot, il existe un trouble général de toutes les fonctions.

Rien n'est plus naturel, car je l'ai dit plus haut, le cerveau tient, par les nerfs qui en émanent, toutes les fonctions sous sa dépendance.

C'est dans l'étude de ces troubles, en rapport avec la partie du cerveau lésée, qu'est la clef des localisations cérébrales. Mais pour arriver à des conclusions sérieuses, il faudrait pouvoir les étudier isolés. Or, pratiquement, chez l'homme, il en est bien rarement ainsi, comme je l'ai fait remarquer plus haut. On peut cependant rencontrer des faits où un traumatisme déterminé atteint seulement une partie également déterminée du cerveau. Rien n'est plus probant. Ainsi, j'ai eu dans mon service, à l'hôpital Saint-André de Bordeaux, l'occasion d'étudier un malade qui, ayant reçu un coup sur la région temporale gauche et après une très longue perte de connaissance, était aphasique. Le traumatisme avait atteint seulement la circonvolution de Broca.

II

TROUBLES DE LA MOTILITÉ

La parfaite coordination des mouvements et le bon fonctionnement de la plupart des organes sont absolument soumis à l'intégrité
et au parfait état du système nerveux, sur lequel le cerveau règne
en maître.

Je n'ai, pour fixer les idées sur ce point, qu'à rappeler la précision
des mouvements des doigts du pianiste, et la parfaite régularité
des battements du cœur : ces exemples suffisent. Il est donc naturel
qu'un traumatisme du cerveau altère le fonctionnement de tous ces
mouvements volontaires ou non volontaires.

Bien qu'il soit de science élémentaire qu'un hémiplégique, un
homme qui porte un caillot dans son cerveau, présente à l'observation nombre de phénomènes morbides dans sa motilité, organique
ou volontaire, il n'est pas aussi couramment admis (et on l'observe
moins souvent) qu'un homme qui a été atteint d'un traumatisme
présente des phénomènes de la même nature ; et cependant, la
blessure a provoqué un état cérébral presque analogue.

Recherchons d'abord dans les faits publiés, et particulièrement
dans les observations relatées plus haut, les troubles de la motilité
provoqués par le traumatisme cérébral.

L'un de ces malades, X..., porte la tête inclinée d'un côté par
suite d'une légère contracture des muscles du cou ; il existe donc
chez lui un trouble dans l'innervation musculaire ; tout travail
exigeant un certain effort lui est interdit ; la fatigue survient aussitôt
et l'oblige à s'arrêter. Au repos, il n'a pas de tremblement des
mains ; mais ce tremblement se produit à un degré prononcé
lorsqu'on dit au malade de tenir ses bras étendus pendant quelque
temps. Sa force musculaire, mesurée au dynamomètre, est notablement amoindrie. Les battements du cœur sont réguliers, et l'on
n'observe chez X... aucun état pathologique qu'on pourrait rapporter
à une altération de la contractilité des muscles de la vie organique.

J'ajouterai que X... est devenu légèrement strabique ; M. Badal attribue ce strabisme à une insuffisance du muscle droit interne d'un des yeux.

Chez un autre malade, M. C..., la marche est devenue lente et pénible, et la fatigue survient, après quelques minutes, accompagnée de vertige ; des troubles trophiques se sont produits dans certains territoires vasculaires, et ont amené des atrophies de plusieurs muscles ; ainsi, le mollet gauche a diminué de grosseur.

Je pourrais analyser, en outre de ces observations, d'autres que j'ai citées, ou plusieurs de celles qu'on rencontre dans les auteurs ; mais, quoique différant dans le détail, leur fond est le même. Chez tous ces malades, en effet, les troubles ne sont pas identiques ; mais tous, intellectuels, sensitifs ou moteurs, ont pour origine la lésion cérébrale.

Les accidents de chemin de fer, lesquels, on le sait, amènent la plupart du temps des traumatismes cérébraux, ont donné lieu, particulièrement en Angleterre, en Amérique et en Allemagne, à des travaux importants ; de plus, ils ont été étudiés dans le dernier Congrès de médecine légale de Paris, en 1889.

Les auteurs de ces travaux ont fait, au point de vue des troubles de la motilité, des remarques précieuses, basées sur un grand nombre de faits ; et ces remarques ne font que corroborer les précédentes. Dans ces pays, en effet, les accidents de chemin de fer sont nombreux, et aussi les questions médico-légales qu'ils soulèvent. On leur donne une telle importance scientifique, qu'on en a fait comme des entités morbides sous les noms de *Railway-Spine, Railway-Brain.*

On pourrait m'objecter que les accidents de chemins de fer ne provoquent pas toujours des traumatismes cérébraux, et que mon assimilation est forcée. Je le reconnais dans une certaine mesure ; mais les cas dans lesquels le cerveau n'est pas atteint sont presque une exception. Que se passe-t-il, en effet, dans les collisions de trains ou les déraillements? Nous l'avons dit : les voyageurs, projetés les uns contre les autres ou contre les parois des wagons, sont frappés à la tête et perdent connaissance. Il en est ainsi pour la plupart d'entre eux ; et le charpentier qui tombe d'une échelle ou le cavalier victime d'un cheval emporté ont avec eux une indiscutable analogie.

On observe aussi chez ces malades de l'oppression, des palpitations sans bruit de souffle, des intermittences du pouls, et un sentiment de constriction à la gorge amenant des suffocations; aussi, mais plus rarement, de la constipation, de la diarrhée, de la polydypsie, de l'albuminurie, une toux nerveuse sans lésion pulmonaire, des contractures, des atrophies, de la rétention d'urine, etc.

Je ferai observer que la plupart des accidents que je viens de signaler sont dus à une altération du système nerveux de la vie organique, laquelle provoque des troubles dans la motilité du cœur, du poumon, de l'intestin et de diverses fonctions.

J'ajouterai qu'on sait, après les beaux travaux de M. Charcot, qu'il est très commun de voir l'hystérie mâle apparaître après un traumatisme; elle était comme latente et se montre alors avec une intensité et des apparences qui ont, bien souvent, trompé le médecin.

Il en a été certainement de même dans plusieurs cas de traumatisme de chemins de fer; les auteurs allemands qui se sont dernièrement occupés de la question l'ont parfaitement reconnu. Du reste, quelle que soit la nature des suites du traumatisme, il n'en demeure pas moins établi qu'un individu jusqu'alors bien portant, étant blessé à la tête, peut voir se développer, après une guérison primitive, une névrose qui a son siège dans le cerveau.

Voici ce que dit à ce sujet M. Charcot dans une de ses leçons : « Ces états nerveux, graves et tenaces, qui se présentent à la suite des collisions de ce genre, et qui mettent les victimes dans l'impossibilité de se rendre à leur travail, ou de se livrer à leurs occupations pendant des périodes de plusieurs mois ou même de plusieurs années, ne sont souvent rien que de l'hystérie. L'hystérie mâle est donc digne d'être étudiée et connue du médecin légiste. » Et ailleurs : « L'hystérie mâle n'est donc pas, tant s'en faut, très rare. Eh bien! Messieurs, si j'en juge d'après ce que je vois chaque jour parmi nous, ces cas-là sont bien souvent méconnus, même par des médecins distingués. »

III

CONSIDÉRATIONS GÉNÉRALES

Dans les lignes qui précèdent, j'ai raconté un certain nombre de faits qui prouvent que les traumatismes cérébraux peuvent provoquer des troubles tardifs de toutes les fonctions de cet organe; je vais maintenant exposer quelques considérations générales qui découlent de cette proposition.

Si nous comprenons aujourd'hui comment la bile ou l'urine se forment dans l'organisme, c'est-à-dire les rapports que ces liquides ont avec le rein et le foie, nous sommes loin de comprendre aussi bien les rapports du cerveau avec la pensée, la sensibilité et le mouvement. Cependant, ce que nous savons, c'est que pour le cerveau, comme pour tout autre organe, l'intégrité de l'organe est la première condition de l'intégrité du produit. L'urine contient-elle de l'albumine, le médecin diagnostique une lésion du rein. Un blessé du cerveau devient épileptique, paralysé général ou aveugle; n'est-il pas logique de supposer que le cerveau est atteint dans sa contexture intime? Mais quelle est la partie de cet organe qui est atteinte? C'est ici que la réponse est difficile. Elle est difficile, voici pourquoi :

Les traumatismes cérébraux sont suivis de manifestations complexes; un individu frappé à la tête perd connaissance, et après un certain temps, présente les phénomènes morbides auxquels je fais allusion; mais ces phénomènes sont si nombreux et si variés, qu'il est impossible à l'observateur de discerner leur origine précise. Le malade est tout à la fois lésé dans sa motilité, dans son intelligence et dans ses sens. Je sais bien qu'il y a des cas, je l'ai dit plus haut, dans lesquels une lésion limitée à un point précis du cerveau a donné lieu à des accidents spéciaux. Mais combien sont rares ces cas!

La vivisection, chez un animal, pourrait seule répondre à ce desideratum de la science. Mais quand il s'agit du cerveau de l'homme, surtout de ses fonctions intellectuelles, les réponses de la vivisection n'existent pas.

Aujourd'hui, cependant, et particulièrement dans ces dernières années, on est mieux fixé sur la localisation de certaines fonctions cérébrales, particulièrement au point de vue de la motilité; je dirai plus, les opérations hardies se basant sur ces connaissances ont pu rendre aux malades une santé relative et des mouvements jusqu'alors perdus. Sur ces points, la science est en voie d'évolution; mais avec des observateurs jeunes et vaillants, comme MM. Charles Richet, Pitres, Gilles de La Tourette, Vibert, etc., il est permis d'espérer qu'on y verra plus clair dans les ténèbres des maladies nerveuses, au grand bénéfice de la science. Leurs aînés y comptent.

Je dois faire remarquer qu'un traumatisme, un choc, amène dans un organe des désordres, d'autant plus importants que sa trame est plus délicate et que les fonctions auxquelles il préside sont plus élevées; la même force agissant sur l'œil ou sur le nez aura sur ces organes des effets bien différents, et la même contusion sur le bras d'un terrassier et sur celui d'une pianiste aura sur l'exercice de leurs mains et de leurs doigts des conséquences qu'on ne saurait comparer.

Or, de tous les organes, le cerveau est certainement celui dont la trame est la plus délicate, et nulle fonction n'est plus élevée que celles auxquelles il est préposé. Il fallait donc à sa protection une enveloppe particulièrement solide; tout est disposé pour le défendre contre les agents extérieurs, et les origines des nerfs et de la moelle, indispensables à la vie, sont placées à sa base, lieu du corps le plus inaccessible aux violences.

Disons un mot du rôle que paraît remplir la circulation dans l'exercice des fonctions cérébrales. On me permettra cette digression.

Vu la mollesse du cerveau, le sang varie dans sa quantité avec une extrême facilité; par suite, les capillaires plus ou moins dilatés, compriment plus ou moins les éléments nerveux qui les entourent : ces variations sont infinies; elles peuvent aller de l'hémorragie cérébrale, qui est la rupture par excès de dilatation, jusqu'à la syncope qui suit leur resserrement. Entre ces extrêmes sont la congestion, le délire, l'excitation intellectuelle et le fonctionnement normal du cerveau. Enfin surviennent les troubles provoqués par l'ischémie qui sont : les dépressions des facultés intellectuelles, le sommeil, et certaines pertes de connaissance.

Je prends un exemple. Un homme éprouve une émotion vive : il rougit ou pâlit; c'est que les capillaires de sa face se sont relâchés ou contractés sous l'influence de leurs vaso-moteurs, lesquels sont mis en action d'une façon encore inconnue par les centres nerveux qui ont perçu l'émotion. En ce qui touche le cerveau, les capillaires dilatés ou resserrés agissent sur les éléments nerveux, lesquels — enfermés dans une boîte inextensible — subissent une action plus ou moins violente. Ici, plus de rougeur, ni de pâleur, du moins apparente; mais excitation, congestion, apoplexie ou abattement et syncope. Alors se réalisent les expressions suivantes : *En apprenant cette nouvelle, il a perdu la tête et s'est mis dans une colère terrible;* ou, *il a été comme hébété, comme foudroyé.*

La pensée de rapporter à la circulation les désordres des fonctions nerveuses s'applique mieux encore à la pathologie qu'à l'analyse de l'existence ordinaire. Ainsi, admettons que le phénomène que nous venons d'indiquer se passe au milieu des éléments d'origine des nerfs des sens, le malade aura des hallucinations. Si ce sont des éléments moteurs ou sensitifs qui sont troublés dans leur arrangement normal, surviendront des troubles dans la sensibilité et dans la contractilité musculaire, comme des convulsions, de la contracture, de la paralysie, des névralgies, de l'anesthésie ou de l'hyperesthésie; il ne saurait en être autrement, pour les éléments nerveux, des points du cerveau qui président à telle ou telle fonction d'un ordre plus élevé, telles que l'attention, la mémoire, l'imagination, l'association des idées, etc...

Alors surgiront de l'incohérence, du délire, de la manie, de l'amnésie, etc. En un mot, pour moi, toutes les lésions des fonctions cérébrales sont dues, la plupart du temps, à un trouble apporté dans les origines de leurs nerfs par le sang qui circule dans la trame nerveuse de ces origines.

On fera peut-être à ces idées le reproche d'être une hypothèse mécanique. Je le veux bien; mais, à mon sens, mieux vaut invoquer une action mécanique que le principe vital ou les esprits animaux, ou que donner une explication qui n'explique rien du tout. — Je rentre dans mon sujet.

Dans un traumatisme, les éléments cellulaires sont certainement atteints dans leurs rapports entre eux ou dans leur texture, et les manifestations qui en émanent ne peuvent être que troublées. Nous ne croyons pas que l'anatomie pathologique de la commotion cérébrale soit faite à ce point de vue; ce que nous savons, c'est que l'ébranlement, le choc, produisent dans les propriétés des corps mous des modifications considérables. Faute de meilleure explication du phénomène, nous disons que le choc détermine en eux une altération moléculaire; ainsi, l'ébranlement prolongé d'une masse de fer transforme la forme de ses éléments : de fibreux, ils deviennent cristallins; c'est pour cela que les essieux de voiture se brisent. Il en est de même de la gutta-percha. Une masse d'eau tranquille peut descendre, sans changer d'état, à 4 ou 5 degrés au-dessous de zéro. Imprimez-lui un léger ébranlement, elle se congèle.

Il est permis de penser que le microscope, manié par une habile main, pourra donner la connaissance de ces modifications, et qu'alors qu'il montre la disposition normale des cellules cérébrales, leur forme, leur prolongement et leurs anastomoses, il dira le désordre qu'apporte dans leur trame un traumatisme quelconque; mais, jusqu'à ce jour, je ne crois pas qu'il l'ait fait.

Il résulte de ce qui précède que le traumatisme cérébral a une influence plus considérable qu'on ne le croit d'habitude, et je serais heureux que ce travail apportât quelque lumière à cette question difficile, et surtout que les médecins, faisant appel à la psychologie, étudiassent à ce point de vue les malades que le hasard leur envoie; malheureusement, nous sommes encore loin du temps où, par un accord complet de la physiologie et de la psychologie, l'étude de toutes les fonctions du cerveau, de quelque ordre qu'elles soient, fera sérieusement partie du domaine de l'art de guérir.

Mais ce temps viendra, j'en ai la confiance.

J'aurais particulièrement désiré qu'il fût possible de déduire des faits précédents ceci : que, de même que certains mouvements, les sens ou le langage articulé, ont pour origine certains points du cerveau; d'autres émanations de ce centre, d'un ordre plus élevé,

je le veux bien, mais d'une origine non moins organique, depuis-
l'attention jusqu'à la mémoire, sont localisables d'une façon quel
conque.

Ici encore, les temps ne sont pas venus, et, je le reconnais, les
faits ne sont pas suffisamment probants pour appuyer invinciblement
les convictions de la théorie; mais ce temps viendra, car il est
impossible que l'étude ne fasse pas pour toutes les fonctions du
cerveau ce qu'elle a su faire pour quelques-unes. C'est ainsi qu'étant
donné un blessé qui présente certains troubles intellectuels, il sera
permis de déduire de la nature de ces troubles quel est le point du
cerveau le plus particulièrement atteint et sur lequel doivent porter
les efforts de la thérapeutique. Ainsi, d'après la nature des sécrétions de l'estomac et du rein, nous jugeons de leur altération et du
remède qu'il faut y apporter; alors, peut-être, nous pourrons y voir
plus clair dans les ténèbres des maladies dites *nerveuses,* et réaliser
mieux encore le but que tout médecin doit poursuivre : le soulagement de l'humanité.

IV

DÉDUCTIONS PRATIQUES

Étant donnés les faits et les considérations qui précèdent, recherchons comment le médecin peut prévoir et empêcher les effets
tardifs des traumatismes cérébraux. Je n'ai pas à m'occuper ici de
la thérapeutique des néoplasmes; en effet, en général, ils n'ont pas
pour origine un traumatisme cérébral. Du reste, sauf les tumeurs
syphilitiques, ils échappent aujourd'hui à tout traitement. Je m'occuperai surtout des conséquences des traumatismes proprement dits,
certaines d'entre elles amenant des accidents curables ou dont la
curabilité ne paraît pas impossible.

Pour me faire bien comprendre, je n'ai qu'à rappeler un fait dans
lequel l'intervention d'un chirurgien habile a sauvé un malade. Il
s'agissait d'un jeune homme qui, atteint d'une balle à la tête
en 1870, avait incomplètement guéri. Trois ou quatre ans après, il
était devenu épileptique et présentait d'autres troubles des fonctions

cérébrales qui menaçaient sa vie; M. Péan le trépane, et extrait de son cerveau des fragments de balle et des esquilles osseuses que, dans une première trépanation, on avait négligé d'enlever. Ici, comme dans d'autres cas de compression cérébrale par corps étrangers, esquilles ou exostoses, l'intervention chirurgicale a été toute-puissante.

Il est d'autres circonstances dans lesquelles l'intervention de la chirurgie a pu sauver des malades, et où cette intervention a été inspirée à d'habiles chirurgiens par la notion de certaines localisations.

Je serais entraîné trop loin si je traitais ce sujet avec les développements qu'il comporte; il me sera seulement permis de rappeler quelques cas; ils sont de ceux qui honorent le plus l'art de guérir.

Le fait suivant, appartenant à mon collègue et ami M. Demons, professeur à la Faculté de Bordeaux, est un type de trépanation guidée par la notion des localisations cérébrales; il a été communiqué par lui au Congrès de chirurgie de 1886.

Un mécanicien, après une chute au fond d'un puits, voit, au bout de deux ans, et après avoir été à peu près guéri des accidents primitifs, se développer des accidents divers, entre autres de l'épilepsie, des troubles de la motilité, etc... Guidé par le siège cérébral de ces derniers troubles, M. Demons le trépane. Ouvrant le crâne au niveau de la partie moyenne du sillon de Rolando, il trouve une fracture linéaire de trois centimètres et un foyer de méningo-encéphalite. Les parties altérées, comprenant les méninges et une petite partie de l'écorce cérébrale, sont enlevées, et le malade guérit.

Un autre fait, non moins probant, vient d'être communiqué à l'Académie de médecine par M. Lucas-Championnière dans la séance du 20 août dernier.

Bien que le malade qui en est le sujet n'ait pas été atteint de traumatisme cérébral, son observation n'en prouve pas moins qu'une intervention chirurgicale efficace peut être guidée par les notions qu'on a sur les localisations cérébrales. L'opéré, âgé de cinquante-trois ans, avait été, vingt mois auparavant, frappé d'hémiplégie cérébrale droite, et était devenu épileptique. Le diagnostic était celui-ci : foyer d'hémorragie vers la partie moyenne de la circonvolution frontale ascendante, irritant les centres du bras et confinant aux centres du membre inférieur. La trépanation pratiquée et la dure-mère incisée, le chirurgien découvrit, en avant du sillon de Rolando, un ancien foyer d'hémorragie cérébrale qui occupait la substance de la frontale ascendante. Ce foyer fut vidé, et, ses parois excisées, dès le lendemain ces accidents avaient cessé.

Trente fois déjà cet habile chirurgien a fait des trépanations dans des cas analogues, et, particulièrement, tous les épileptiques qui devaient leur maladie à des fractures du crâne ont immédiatement guéri.

J'en ai assez dit, je crois, non pour traiter la question, qui mériterait d'autres développements, mais pour faire comprendre comment les localisations cérébrales peuvent guider le chirurgien dans la cure des troubles cérébraux. Il me sera cependant permis d'ajouter une réflexion, c'est que, malgré le grand mérite de ces faits, il semble que dans la chirurgie courante le cerveau est encore trop en dehors de l'intervention ; c'est, sans doute, parce qu'il est revêtu d'une enveloppe osseuse très solide et qu'un phénomène d'origine cérébrale étant donné, il est difficile de savoir la partie de l'organe qui en est le point de départ. Difficile, je le veux bien, mais non impossible, les observations citées plus haut le prouvent. Quant à la solidité de la boîte osseuse, le trépan en a facilement raison, et les méthodes antiseptiques défient les complications inflammatoires provenant de la séreuse cérébrale ; le bistouri, l'indication étant donnée, n'est pas arrêté par l'épaisseur des tissus. Or, le trépan est le bistouri du crâne. J'ai la confiance, et je suis loin d'être le seul, que les chirurgiens, aidés par les notions de localisation cérébrale qui grandissent chaque jour, feront de plus en plus, avec le trépan, une chirurgie semblable à celle du reste du corps.

La trépanation n'est pas la seule ressource du chirurgien ; il est des cas dans lesquels d'autres moyens peuvent réussir.

Il ressort, en effet, d'une leçon récemment faite par M. Bryant sur ce sujet, que, dans un certain nombre de cas, l'inflammation, complication redoutable, a pu être prévenue ou enrayée par un repos prolongé, des saignées nombreuses, des applications froides, du calomel à l'intérieur, etc. Ce chirurgien conseille même le trépan préventif, qui, d'après Pott, aurait donné 70 0/0 de succès.

En un mot, un traumatisme cérébral grave étant donné, le chirurgien doit se garder de prendre des apparences de guérison pour une guérison définitive; il ne doit pas négliger les soins préventifs et peut s'attendre à une intervention armée.

Les traumatismes cérébraux soulèvent des questions importantes de médecine légale. Voici comment :

Un ouvrier fait une chute du haut d'un échafaudage; il perd connaissance, puis guérit des premiers accidents de sa chute; plus tard, surviennent des troubles cérébraux, et lui ou sa famille réclame du patron des dommages et intérêts. — Un voyageur est blessé à la tête dans un accident de chemin de fer et, dans les mêmes circonstances, attaque la Compagnie. Nombre d'autres cas peuvent se présenter où le juge demandera au médecin-expert de l'éclairer sur le degré de responsabilité de l'auteur de l'accident.

Dans les pays à chemins de fer, particulièrement en Allemagne, aux États-Unis et en Angleterre, cette question de responsabilité se présente si souvent qu'il a été fait — je l'ai dit plus avant — une entité morbide de l'ensemble de ces troubles cérébraux sous les noms de *Railway-Brain, Railway-Spine*. En France, ces notions tendent à s'établir aussi, témoin la question qui vient d'être traitée au Congrès de médecine légale (1889) : *Les traumatismes cérébraux et médullaires dans leurs rapports avec la médecine légale.*

J'ajouterai que les questions à résoudre sont très délicates, et que, la plupart du temps, la réponse est difficile à donner. Cette réponse, en effet, est basée sur l'appréciation de troubles dont beaucoup échappent à un premier examen et beaucoup peuvent être simulés. Je mets de côté la simulation, estimant qu'un expert, pour peu qu'il soit observateur habile et patient, saura la déjouer.

S'il s'agit de troubles tardifs graves, tels que l'épilepsie, la paralysie générale, la folie, etc., la difficulté consiste à démontrer que ces troubles se relient à l'accident invoqué, car l'auteur ne manquera pas de répondre à toute revendication que si le réclamant est aliéné ou épileptique, il l'est devenu en dehors de tout accident, et qu'il n'a qu'à le plaindre.

Bien que le cas soit souvent difficile, il n'est pas au-dessus de l'habileté d'un expert; en effet, presque toujours il est possible de relier le traumatisme à l'effet tardif, bien qu'à un examen superficiel il ne semble exister entre eux aucune relation.

Cette relation existe, mais sous des formes que la patience et l'habileté peuvent seules mettre en lumière; le blessé paraît complètement guéri, il reprend ses occupations ordinaires, mais, si bien qu'il soit en apparence, il lui manque quelque chose; ainsi le blessé de M. Tillaux avait perdu la faculté de compter, cet employé de banque ne savait plus faire une addition! Il est, comme tel autre, incapable de travailler longtemps de tête; il ressent des douleurs violentes dans le point du crâne autrefois blessé; sa vue s'est affaiblie ou il est diplope; il a parfois des bourdonnements d'oreilles; ses mains tremblent, et il a des peurs inexplicables, des cauchemars; son caractère a changé, etc. En un mot, pour peu que lui ou sa famille soient pressés de questions bien posées, on découvre que pendant ce temps, si long qu'il soit, il n'était pas complètement semblable à ce qu'il était avant sa blessure; il était comme virtuellement malade; le feu couvait sous la cendre avant d'éclater, sous l'empire d'une cause déterminante quelconque.

Si étrange que puisse paraître, au premier abord, cette incubation, elle a cependant bien des analogies.

N'y a-t-il pas des diathèses et des virus dont les effets, souvent terribles, n'éclatent qu'après une longue incubation. Et nous ne devons pas oublier les mystères de l'hérédité, des ressemblances et des prédispositions.

Il ne suffit pas à l'expert de dire au juge que le mal pour lequel on réclame est bien la conséquence de l'accident passé, il faut qu'il dise la gravité de ce mal, l'importance de l'indemnité étant en raison de cette gravité.

Il est, en pathologie, une sorte de loi : c'est que la gravité d'une maladie chronique est en raison du temps qu'elle a mis à se développer; c'est dire que les troubles tardifs qui accompagnent les traumatismes cérébraux sont, dans l'état actuel de la science, bien rarement curables, si bien que l'expert doit être d'une extrême réserve sur leur pronostic, et conclure en conséquence.

Certains troubles des facultés intellectuelles, tels que la paralysie générale, l'épilepsie et la folie, sont à peu près incurables, et il en est de même, à n'en pas douter, de nombre d'autres, qui, quoique moins apparents, n'en entraînent pas moins la nécessité d'une grosse indemnité. Je veux parler de tous ceux, et ils sont nombreux, qui amènent l'incapacité de travail.

Il arrive souvent que les anciens blessés, tout en paraissant, pour un observateur peu attentif, avoir les allures de tout le monde, sont dans un tel état de santé générale, que leur existence n'est qu'une suite de misères, depuis la constipation jusqu'à l'impuissance.

Cette opinion ressort clairement des nombreuses observations recueillies par MM. Badal, Vibert, Gilles de La Tourette, Page, Erichsen, etc., et par moi-même.

La plus grande partie des considérations qui précèdent s'applique à une autre série de cas : les délits et les crimes. Le magistrat chargé d'instruire une affaire de ce genre doit chercher à savoir si l'accusé n'a pas dans ses antécédents quelque traumatisme cérébral ; les moyens d'enquête ne lui manquent pas, et l'expert (si expert il y a) aura à rechercher, avec le plus grand soin si, entre le moment de l'accident et celui de l'acte incriminé, et quel que soit le temps écoulé, cet accusé n'a pas présenté quelque trouble intellectuel ou autre ; ce trouble est peut-être peu apparent, mais il est suffisant pour indiquer la tare cérébrale dont l'existence peut atténuer la sensibilité dans une certaine mesure.

Je sais que si l'affaire suscite un débat contradictoire, l'avocat ne manquera pas de plaider l'innocence pour un traumatisme cérébral quelconque, mais c'est à l'expert qu'il incombe d'apprécier la valeur du traumatisme et, surtout, si son action a laissé des traces qui puissent atténuer la responsabilité.

En effet, un coup sur la tête ne saurait être un brevet d'irresponsabilité.

En général, les traumatismes cérébraux ne laissent de traces que lorsqu'ils sont suivis de perte de connaissance complète, et si dix à douze ans au plus se sont écoulés sans troubles intermédiaires, la responsabilité peut être considérée comme complète.

En résumé, un homme dans la force de l'âge, jusque-là bien portant, est blessé à la tête et perd connaissance; il guérit des accidents primitifs et reprend ou croit pouvoir reprendre ses occupations habituelles. Après plusieurs mois, quelquefois plusieurs années, il est obligé de les modifier ou de les cesser, surtout si elles demandent une certaine application intellectuelle ou de la force physique. Il est devenu relativement incapable; en un mot, il demeure, jusqu'à la fin de ses jours, dans un état d'infériorité peut-être peu apparent, mais dont il a conscience. Quelquefois, ses proches sont les seuls pour lesquels ces tares soient sensibles, et, pour les constater, le médecin doit être patient et habile.

Il peut arriver aussi que ces états pathologiques variés prennent une importance plus grande; alors les blessés du cerveau deviennent paralysés généraux, épileptiques ou aliénés.

1890.

UN FAIT D'AMNÉSIE RÉTROGRADE

(*Revue scientifique,* 28 mars 1891.)

———————

Les cas d'amnésie rétrograde étant encore très rares dans la science, je crois devoir publier le suivant. Je le dois à l'obligeance du père du blessé et à celle de mon collègue et ami, M. Demons, qui a donné ses soins au malade.

Philippe X..., âgé de vingt ans, fait, le lundi 9 février 1891, vers deux heures de l'après-midi, une chute de cheval. Il est renversé en arrière, et tombe sur un sol uni. Son père et d'autres personnes se précipitent et le relèvent. Il a une perte de connaissance qui ne dure que quelques secondes, une sorte d'étourdissement, et ne se plaint que d'une contusion à une jambe. A ce moment, sa mémoire paraît complète, car il se rend parfaitement compte de la façon dont sa chute est arrivée. Mais environ dix minutes après, son père l'ayant conduit, à pied, dans une maison voisine, sa physionomie s'altère ; il pâlit, rougit, et ne se rappelle plus aucun des faits, ni du jour, ni de la veille, ni des trois jours qui précèdent. Ainsi, l'accident étant arrivé le lundi, il a oublié que le dimanche, ayant eu quelques amis à dîner, il est allé à la cave choisir du vin fin. Il en est de même de son existence du samedi et du vendredi : tout ce qu'il a fait, tout ce qui s'est passé pendant ces jours n'existe pas pour lui. Pour le jeudi, ses souvenirs sont brouillés et confus. Pour le temps qui précède, sa mémoire est entièrement nette. Ainsi, reconduit chez lui, il ne manifeste aucun étonnement à la vue de sa mère et des objets qu'il avait l'habitude de voir. La perte de mémoire n'est complète que pour les quatre jours qui ont précédé sa chute.

Cinq à six jours après l'accident, qui n'a eu, du reste, aucune suite, Philippe X... a vu sa mémoire revenir. Elle s'est rétablie graduellement de la façon suivante :

Les souvenirs du jeudi se sont complétés, et ceux du vendredi, du samedi et du dimanche sont revenus. Cependant sa mémoire était encore bien faible ; elle était comme un piano auquel il manque des cordes, et il fallait insister pour rappeler ses souvenirs. Ainsi sa mère, lui parlant de son précepteur, qu'il voyait tous les jours, il cherche, fait comme un effort, et dit : — Ah ! oui ! M. X... ? C'est vrai ! je me souviens. — L'impression existe, mais elle est mal conservée.

Aujourd'hui, près d'un mois s'est écoulé, et la santé de Philippe X... est devenue parfaite, j'entends sa santé intellectuelle. Il n'a plus aucun trouble dans ses souvenirs. Il y a cependant une lacune, c'est la matinée du lundi. Il se souvient qu'il a mis des bottes, sans doute pour monter à cheval. Mais il ne sait rien de plus, jusqu'au moment où on l'a relevé.

Cette lacune insignifiante de quelques heures disparaîtra certainement.

Je ne ferai aucune réflexion sur ce fait d'amnésie rétrograde, n'ayant rien à ajouter à ce que j'ai dit ailleurs (¹). Je redirai seulement que, si j'étais juge d'instruction et qu'après son retour à la connaissance, un homme qui aurait été battu accusât un autre homme et entrât dans les détails de l'événement, j'aurais des doutes, certain que, si cet homme avait perdu connaissance, il devrait avoir oublié ce qui a précédé immédiatement cette perte, et pourrait bien accuser un innocent.

A propos du fait qui précède, je ferai seulement une remarque, c'est que Philippe X... n'a eu qu'une perte de connaissance de quelques secondes, une sorte d'étourdissement, tandis que, dans les cas connus jusqu'ici, la perte de la connaissance a été longue et complète, et que Philippe X... n'a vu se manifester l'amnésie que huit à dix minutes après l'accident.

L'amnésie rétrograde peut donc être la conséquence d'un traumatisme relativement léger, et ne pas se manifester immédiatement après le retour à la connaissance.

1891.

(¹) Voir *les Troubles intellectuels consécutifs aux traumatismes du cerveau* (*Archives de Médecine*, février 1881).

LE CARACTÈRE DANS LA SANTÉ
ET DANS LA MALADIE [1]

Sur ma demande, M. le professeur Th. Ribot a bien voulu faire à ce travail la préface suivante :

« L'étude du caractère est bien peu avancée, et cette lacune se
» laisse voir facilement dans tous les traités contemporains de psycho-
» logie. Non que l'importance en soit méconnue, car, sans parler du
» livre de Bain, *On study of character,* et de la *Charakterologie,* bien
» obscure, de Bahusen, il n'y a guère de livres récents consacrés à la
» psychologie physiologique qui ne contiennent au moins quelques
» pages sur ce sujet. Malheureusement, on ne tire de leur lecture
» que des impressions vagues et le sentiment que presque tout est
» encore à faire.

» C'est qu'il faut, pour traiter cette importante question, une
» méthode particulière. La psychologie expérimentale se propose
» l'étude des phénomènes de la vie mentale : elle les classe, elle
» essaie de les ramener à des lois, de retracer les conditions de leur
» genèse, l'ordre de leur évolution, de montrer comment ils se
» développent par une marche, du simple au composé, par des
» associations et dissociations successives. En un mot, comme
» toute autre science, elle tâche, dans la mesure de ses forces,
» d'établir des lois générales. Les faits particuliers, les données
» concrètes de l'expérience, même les cas rares, ne sont pour elle

[1] Félix Alcan, éditeur, Paris, 1887.

» qu'une matière à interpréter, qu'elle doit réduire à des formules.

» D'un autre côté, les grands observateurs de la nature humaine,
» les romanciers, les auteurs dramatiques qui ont la vision exacte
» et profonde des caractères, qui créent des personnages vivants,
» c'est-à-dire en qui se retrouvent cette unité organique, cette
» logique intérieure qui est au fond de tout ce que produit la
» nature, sauf chez les monstres — ceux-là ne s'occupent que des
» individus. En fait, ils sont plus près de la réalité que la science,
» toute vie physique étant, en fin de compte, individuelle. Mais les
» causes qui créent les caractères individuels, que leur art pénètre
» et fixe, ils ne les donnent ni ne les cherchent. Leur but est autre.

» La science du caractère ne peut procéder ni par généralités,
» comme la psychologie, ni par individualités, comme l'art. Elle
» occupe une position intermédiaire. Son objet, c'est la détermi-
» nation de certaines *variétés typiques* et des nuances de chaque
» type.

» Il semble que le moment est favorable pour ce genre de recher-
» ches qui, même dans la psychologie générale, a déjà porté de bons
» fruits. Je rappellerai combien, dans ces derniers temps, l'étude
» des diverses formes d'aphasie a contribué à faire comprendre la
» complexité du mécanisme de la pensée et de ses rapports avec les
» signes qui l'expriment. Le progrès a consisté à substituer l'étude
» de divers types d'aphasie à une étude de l'aphasie prise en général,
» c'est-à-dire à serrer de plus en plus près la réalité. — En ce qui
» concerne les images, plusieurs auteurs, parmi lesquels il convient
» de citer avant tout Galton et Charcot, ont montré qu'il existe
» parmi les hommes des types très différents, suivant qu'en eux les
» images visuelles, auditives ou motrices, prédominent, et j'ai, pour
» ma part, l'espérance que cette manière de procéder est loin d'avoir
» donné tous ses résultats. Tant que la psychologie a été sous la
» tutelle de la métaphysique, il était inévitable qu'elle cherchât
» avant tout et à tout prix l'unité. Il a fallu réagir. L'étude du
» caractère fournit un point d'appui à ceux qui travaillent dans
» cette direction, c'est-à-dire dans le sens de la diversité.

» Les difficultés qui lui incombent sont grandes. Il est inutile de
» les dire, parce que l'auteur l'a fait mieux que nous. Avant tout —

» et nous sommes heureux d'être d'accord sur ce point capital
» avec M. Azam — le fond du caractère doit être cherché dans la
» vie affective : il dérive des appétits, tendances, sentiments, émo-
» tions, passions de chaque homme, bien plus que de son intelli-
» gence. Il est vrai que nous touchons ici à la partie la moins
» avancée, la moins consistante et la plus difficile de la psychologie.
» Tous ceux qui l'étudieront, même dans les traités les meilleurs et
» les plus récents, en seront peu satisfaits. La faute en est au sujet
» et aussi aux psychologues qui, pour des raisons qu'il ne serait pas
» malaisé d'indiquer, ont toujours eu une tendance à mettre la vie
» affective au second rang, quoique dans la vie réelle, qu'on le sache
» ou qu'on l'ignore, elle soit toujours au premier, parce qu'elle est
» l'expression directe et immédiate de l'organisme tout entier, du
» tempérament. L'étude des tempéraments, vieille comme la méde-
» cine, sans cesse rejetée pour son peu de solidité scientifique, sans
» cesse reprise pour le fond de vérité qu'elle contient, remaniée
» encore récemment par plusieurs auteurs, est, dans l'ordre physio-
» logique, l'équivalent de l'étude du caractère dans l'ordre psycho-
» logique.

» Comme on le verra, M. Azam a employé la méthode comparative.
» Il cherche les premiers traits du caractère dans l'animal, puis dans
» l'individu humain, à l'état sain ou morbide, puis dans les nations
» où, par l'effet de causes multiples, les ressemblances s'addition-
» nent, se fixent intérieurement par l'hérédité, extérieurement par
» les mœurs et produisent ainsi des types irréductibles, que l'on
» peut parfois opposer l'un à l'autre, comme une antithèse parfaite :
» tels seraient l'Hindou et l'Américain du Nord.

» Il est bien inutile de faire ressortir l'importance pratique d'une
» pareille étude, car elle n'est contestée par personne. A une époque
» et dans un pays où la préoccupation est si grande pour l'éducation
» nationale, la connaissance scientifique des diverses formes du
» caractère serait un résultat de premier ordre.

» TH. RIBOT. »

AVANT-PROPOS

Tout le monde sait que la langue française est la plus pauvre des langues : s'il le fallait prouver, le mot *caractère* y suffirait; que de significations n'a-t-il pas? depuis le caractère d'imprimerie jusqu'au vocable : « C'est un grand caractère, » en passant par les caractères distinctifs des espèces.

Dans les lignes qui suivent, j'entendrai ce mot dans le sens le plus vulgaire; je dis vulgaire, car chacun sait ce que veut dire : *bon ou mauvais caractère*. S'il était utile d'expliquer une expression comprise de tous, je dirais qu'on entend par elle l'ensemble des qualités ou des défauts que manifeste l'individu dans ses rapports avec son entourage. Ces qualités et ces défauts varient suivant l'état de santé ou l'état de maladie; c'est ce qui explique le titre de ce travail.

Si les philosophes ont négligé d'étudier le caractère, bien qu'il soit une manifestation intellectuelle, c'est sans doute par dédain : ils l'ont considéré comme un simple texte à développements littéraires; du reste la littérature l'a fort bien accueilli, et l'étude du caractère, faite par les maîtres, a été l'origine de nombreux chefs-d'œuvre.

Malgré ce dédain, un médecin croit devoir l'accueillir et appliquer à son étude la méthode scientifique, moins brillante mais plus précise que celle qui lui a été appliquée jusqu'ici.

Je ne me dissimule pas les très grandes difficultés de cette étude; il est toujours, en effet, difficile de parler de ce que tout le monde sait, le lecteur étant disposé à dire : « Cela ne m'apprend rien, je savais déjà tout cela. »

De plus, la question du caractère n'ayant été traitée scientifiquement par personne, du moins en France, je n'ai pas la ressource, si commode, d'emprunter à autrui des idées ou des phrases toutes faites.

Enfin, ce n'est pas sans motif que le caractère a été, jusqu'ici, plutôt un sujet littéraire qu'un sujet scientifique ; et, par suite, le fond naturel de toutes les œuvres d'imagination n'est-il pas le trait principal de l'homme ?

Mais, les grands écrivains n'ont-ils pas épuisé ce sujet dans la création des héros de leurs drames ? Je cours donc le danger, si c'est un danger, de faire sur un sujet rebattu une œuvre de littérature plutôt que de science ; mes études ne m'y ont pas préparé. Mon désir est plus modeste : au lieu de créer des types en leur donnant des caractères imaginés, je vais étudier les caractères tels qu'ils sont ; œuvre moins brillante sans doute, mais plus précise et plus pratique.

Je ferai en sorte d'être clair. Je sais que les raisonnements philosophiques, dont j'userai du reste peu, gagnent en prestige à s'entourer de nuages, les nuages du Sinaï — les brouillards du bois sacré ; mais, parlant à tout le monde, de tout le monde, je parlerai comme tout le monde. Je m'en consolerai si mes types sont vrais.

Je crois devoir étudier successivement le caractère dans ses diverses manifestations générales : celui des animaux, celui des nations, enfin le caractère des individus dans l'état de santé et dans l'état de maladie.

LE CARACTÈRE DANS LA SANTÉ

LE CARACTÈRE DES ANIMAUX

Les animaux ont-ils un caractère? Pour moi, le doute n'est pas permis : les plus élevés d'entre eux, les compagnons de l'homme, ont leur personnalité, et ne ressemblent que de loin à leurs pareils vivant à l'état sauvage.

Bien que je n'aie pas la pensée de faire ici un chapitre d'histoire naturelle, je dois entrer dans quelques développements qui, du reste, sont dans l'esprit de chacun. J'étudierai comme types le caractère des compagnons les plus ordinaires de l'homme, le chien et le cheval.

Caractère du chien. — Le caractère général du chien, en tant qu'espèce, est la fidélité, l'attachement à son maître, une certaine finesse et aussi la bonté. — En tant qu'individus, les chiens ont tous les caractères. Cette modalité intellectuelle tient-elle à l'état social dans lequel le hasard les a placés, ou tient-elle à leur race? La réponse est difficile à donner. N'est-il pas, en effet, difficile de dire pourquoi les bull-dogs sont les chiens des bouchers et les levrettes les chiens des dames? Est-ce parce que les bull-dogs ont de méchants instincts ou parce que les bouchers, qui ont des habitudes sangui-naires, les rendent méchants. Quant aux levrettes, sont-elles capri-cieuses et frivoles par naturel, ou ce caractère, qui est celui de leurs maîtresses, leur a-t-il été donné par elles?

Je serais plutôt disposé à croire que ces variétés du chien ont été créées d'abord par l'homme dans un but déterminé, et que leurs races ont conservé, par hérédité, les caractères imposés à leurs ancêtres.

Il est certain, du reste, que l'état social des chiens a une action sur leur caractère. Qui n'a pas été frappé de l'air humble avec lequel le chien de l'aveugle tend au passant sa sébile pour quémander les gros sous, et de l'air arrogant du chien de manchon de la grande dame?

J'ajouterai que l'influence de l'hérédité ne saurait être niée; il est en effet des variétés de chiens, les chiens de chasse, par exemple, qui ont des habitudes, des aptitudes et un caractère particuliers, qu'ils tiennent certainement de leurs ascendants. *Bon chien chasse de race;* ce qui n'empêche pas tel ou tel d'entre eux d'avoir tel ou tel caractère, suivant le milieu dans lequel il a été placé, suivant aussi le caractère de son maître. A l'air humble et craintif avec lequel un chien répond à sa voix, il n'est pas difficile de reconnaître que ce maître est violent ou brutal. Rien de plus frappant aussi que le caractère violent du chien des Arabes : tout homme qui n'est pas couvert du burnous provoque sa fureur; il le poursuit de ses aboiements, manifestant hautement les sentiments que son maître a pour le *Roumi.*

Ici, l'hérédité et le milieu jouent un rôle égal.

De tous les animaux, le chien est celui sur lequel on peut le mieux observer l'influence de l'âge sur le caractère; le jeune chien joue comme un enfant, il en a la légèreté et la pétulance; il en est de même du jeune chat. Plus tard, son caractère est fait et, pendant toute sa vie, il a les mêmes allures qu'il doit, comme je l'ai déjà dit plus haut, à l'hérédité ou au milieu dans lequel il vit; devenu vieux, le compagnon de l'homme est, ainsi qu'un homme vieillissant, sérieux et philosophe : il ne s'amuse plus; de même que le vieillard, il ne s'agite plus sans nécessité.

Il y a, certainement, au point de vue du caractère, entre un jeune et un vieux chien, la même différence qu'entre un jeune homme et un vieillard.

Caractère du cheval. — Le cheval a son caractère général que quelques mots résument : docilité, patience, courage et bonté; mais plus encore que pour le chien, les caractères des individus varient singulièrement; chaque cheval a son caractère, suivant le travail qu'on lui demande, suivant aussi certaines aptitudes qui lui sont propres.

D'après ses besoins, l'homme demande au cheval : la force, la vitesse, le courage et la sobriété; aussi le caractère de l'animal varie suivant ces conditions dominantes.

Le cheval de force est le cheval de trait, dont le type est la race boulonnaise; le muscle prédomine chez lui et, semblable au paysan ou au charretier qui le mène, il obéit patiemment; sans activité intellectuelle, comme son maître, il est lourd et grossier; fabriqué pour l'homme dans un but déterminé, l'exagération du muscle, son état intellectuel et son caractère reflètent son origine, et sont en rapport avec son but.

Je ne crois certainement pas que la force exclue l'intelligence, on voit tous les jours ces deux éléments réunis; mais il faut bien reconnaître que, soit par l'hérédité, soit par la nature, le cheval de trait est inférieur en intelligence au cheval de guerre ou au cheval de course; aussi ne lui demande-t-on que les services qu'il peut rendre.

Le cheval de vitesse est le cheval de course; la plupart du temps, de race pure, il est, dans ses qualités comme dans ses défauts, le représentant d'une longue suite d'aïeux; il n'est pas d'éleveur qui ne sache la généalogie de tout cheval de course; je n'insisterai pas sur la recherche de son caractère spécial; il n'a pas, en effet, d'autre caractère que celui qui lui est donné par son entraîneur; la plupart de ses vices, comme ceux du reste de tous les chevaux, lui viennent de la brutalité ou de l'inintelligence de ceux qui le dressent.

Un peu dans toutes les parties du monde, plus particulièrement dans l'Asie centrale et dans l'Extrême-Orient, il est de vastes espaces, pampas, steppes ou déserts dans lesquels, sans le cheval, l'existence de l'homme serait impossible. Séparées par d'immenses étendues, les familles ou les tribus ne pourraient avoir aucune relation entre elles sans ce précieux animal; si le cheval n'existait pas, ces contrées seraient inhabitées.

Quelle que soit l'existence de ces agglomérations d'hommes, qu'ils soient pasteurs ou guerriers, nomades ou résidants, le cheval fait partie de leur famille; nous ne nous faisons qu'une idée imparfaite de l'importance de cette sorte de parent, né sous la tente; élevé avec les enfants de la tribu, il est l'ami de tous, jamais battu, toujours caressé, il grandit entouré de soins; s'il est beau, il est l'orgueil de son maître, et sa généalogie, précieusement conservée, passe aux enfants et aux petits-enfants ; aussi, son caractère diffère singulièrement de celui de l'animal qui nous est connu ; il est docile et doux, aimant et affectueux ; viennent cependant les circonstances où son maître doit faire appel à ses précieuses qualités : son caractère s'élève avec ce qu'on lui demande ; pillard ou guerrier, nomade ou pasteur, son maître doit parcourir rapidement de vastes espaces, ou lutter avec un ennemi ; il faut donc au cheval de la vitesse, du fond et du courage ; il doit être sobre et patient, — tous possèdent ces qualités précieuses ; il n'est pas un voyageur qui n'affirme l'exactitude de ce que j'avance.

En outre des qualités ou des défauts de caractère des chevaux des catégories précédentes, tous ont certaines tendances qui leur viennent, soit du sang, soit du milieu.

Nativement, le cheval est bon, il n'est pas carnivore ; il n'a pas besoin de tuer ou de faire souffrir d'autres animaux pour se nourrir ; or, la méchanceté et la ruse ont le plus souvent pour origine, chez l'animal, le besoin de vivre ; les chats ne sont jamais bons ; les carnassiers, enfants de sauvages, pris jeunes et élevés en captivité, le sont moins encore, quels que soient les soins que l'homme ait pris de leur éducation ; le petit loup, le jeune lion, si aimables et si gracieux qu'ils soient, ont, à un moment donné, des réveils de férocité connus de tous. L'enfant d'un cheval sauvage ne saurait les avoir ; son espèce ne se nourrit pas de chair.

Le cheval est vindicatif et n'oublie pas les coups qu'il a reçus ; il semble avoir une sorte de sentiment de la justice, car s'il se venge, ce n'est pas des coups qu'on lui a donnés pour l'accomplissement d'une tâche, mais de ceux qu'il a injustement reçus. Ces actes vengeurs sont, la plupart du temps, le fait des chevaux qui ont des maîtres grossiers ou inintelligents. Combien valent mieux que ces maîtres !

Un vétérinaire distingué de Bordeaux, M. Caussé, ancien vétérinaire militaire, a bien voulu me communiquer quelques faits touchant le caractère des chevaux.

Je lui emprunte l'anecdote qui va suivre :

« Un soldat du 11e chasseurs pansait et montait un beau cheval

normand, très vigoureux, et, arrivé au régiment depuis peu, ce
soldat, quoique excellent cavalier, avait, tous les jours de manœuvre,
à lutter avec l'énergie et l'impétuosité de sa monture. Au lieu de
lui imposer sa volonté par des caresses et de bons traitements, il
préféra, à l'insu de ses chefs, employer la violence, qui se traduisait
sans mesure et chaque jour par des corrections brutales de toute
sorte. Or, les sensations que ce cheval percevait des mauvais
traitements qui lui étaient infligés à tort et à raison, étaient
jugées et appréciées par lui, puisqu'il conserva pour son cavalier
une haine profonde, sournoise et dissimulée, qui aboutit à un
véritable drame.

» Un jour le régiment évoluait sur le terrain de manœuvres ; ce
cavalier et ce cheval, toujours bataillant, durent, par ordre, sortir
des rangs parce qu'ils occasionnaient dans le peloton des à-coup
préjudiciables à la régularité des manœuvres. Le cavalier, toujours en
selle, se plaça dans un des angles du champ de manœuvre, d'où il
regardait les évolutions du régiment ; pendant ce temps, les idées
de rancune accumulées depuis longtemps dans le cerveau du
cheval le déterminèrent à un acte de vengeance féroce. Tout à coup,
le cheval saisit vigoureusement de ses puissantes mâchoires la
jambe droite du cavalier, et le fit tomber ; aussitôt qu'il fut à terre
sans défense, il se jeta sur lui avec fureur, lui saisit le bras gauche
et le broya comme aurait pu le faire une charrette pesamment
chargée. On accourut au secours du cavalier, et ce n'est qu'à grands
coups de plat de sabre que l'on parvint à faire lâcher prise au
cheval, dont l'état d'exaltation était extraordinaire.

» Le cavalier subit l'amputation du bras, et le cheval fut réformé
comme méchant et indomptable. »

Il est des chevaux qui ont un caractère sensible et impressionnable, en même temps qu'ils sont doux et ardents ; M. Caussé m'a
communiqué l'exemple suivant :

« J'avais, dit-il, un cheval de race barbe, âgé de huit ans, plein de
vigueur, d'audace et d'entrain, et d'une grande souplesse de caractère, due, sans nul doute, aux bons traitements dont il était l'objet
de ma part ; cet animal, d'une intelligence au-dessus de la moyenne,
reconnaissait admirablement tous ces bons procédés ; il hennissait

quand j'entrais dans son écurie, et me léchait les mains comme l'eût fait un chien affectueux.

» A la promenade ou à la manœuvre, quoique d'un caractère inflammable et susceptible, il obéissait avec une extrême docilité.

» Ce qui précède n'a qu'un but, celui de faire apprécier et connaître le caractère de cet excellent serviteur pour la compréhension du fait que voici :

» C'était en 1868, nous faisions ensemble une promenade sur la belle route qui traverse la forêt de Rambouillet, ville où tenait garnison le dépôt du 11ᵉ chasseurs. Ce jour-là, comme d'habitude d'ailleurs, il me ravissait par la facilité de ses grandes allures, quand tout à coup arrive derrière nous une voiture traînée par deux puissants trotteurs ornés de grelots retentissants.

» A ce bruit inopiné, mon cheval s'épouvante, fait un bond prodigieux, et va malheureusement retomber sur un tas de cailloux où il se couronne grièvement.

» Je descends aussitôt, j'examine les plaies saignantes, et j'emmène mon pauvre blessé au quartier de cavalerie situé non loin de là. — Pendant ce court trajet mon cheval était triste, morne et abattu, paraissant apprécier la gravité de son état. — Au quartier, il est installé dans sa stalle, la croupe à la mangeoire ; cette position insolite devait faciliter les ablutions d'eau froide ordonnées sur les plaies. Après le déjeuner, quelques officiers du dépôt, parmi lesquels se trouvait le commandant B..., m'accompagnèrent pour voir ce cheval que tous aimaient ; en arrivant à l'écurie, je m'approche du malheureux blessé, je le caresse de la main, sur la tête, sur l'encolure, en accompagnant ce témoignage d'affection de bonnes paroles.

» Alors, un fait inouï pour mes camarades et pour moi se produisit : ce cheval, attendri par ces caresses, honteux de ses blessures, se mit à pleurer... car de l'angle nasal coulaient de grosses larmes glissant tout le long du chanfrein.

» Ce fait curieux de physiologie comparée a eu de nombreux témoins qui en témoigneraient encore aujourd'hui. »

A propos de la douceur de caractère et de la patience de certains chevaux, M. Caussé m'a cité le fait suivant :

« M. Audy, éleveur des environs de Compiègne, faisait sa promenade habituelle dans la forêt de Compiègne; arrivé au lieu dit *le pont de Berne,* le froid se faisant sentir, il mit pied à terre, laissant aller, suivant son habitude, son cheval en liberté; il folâtrait à quelques pas de lui, quand soudain retentit un grand bruit de feuilles sèches sous les pas de quelque animal, biche ou chevreuil; le cheval bondit et s'élança comme un trait vers Compiègne; M. Audy ne s'en inquiéta pas, car, d'habitude, ce cheval ne le quittait jamais et il comptait sur son prompt retour. Cependant, ne le voyant pas venir, il pensa qu'il avait fui jusqu'à son écurie; il se hâta de rentrer; mais le fugitif n'était pas de retour. La nuit étant fort noire, M. Audy abandonna l'idée d'aller à la recherche de son cheval et se coucha, laissant ouverte la porte de son écurie. Le lendemain, l'animal n'étant pas rentré, M. Audy, très inquiet, alla dans la forêt relever les pas de son cheval; il avait d'abord parcouru un kilomètre en ligne droite, puis, s'étant arrêté, sans doute pour écouter la voix de son maître (malheureusement, dit M. Audy, trompé par la nuit, j'avais appelé mon cheval dans une direction opposée à celle qu'il avait suivie), n'entendant rien, l'animal était reparti dans une autre direction, puis s'était arrêté au carrefour du Buissonnet, à deux cents pas de la route de Soissons. C'est là que je le retrouvai vers huit heures, sans nul dérangement dans son équipement; il n'était pas sorti du carrefour depuis la veille, cinq heures du soir; il m'avait donc attendu pendant dix heures à la même place, pour ainsi dire, car aucune de ses foulées ne sortait de l'étroite enceinte. »

Ce n'est pas sans un sentiment de tristesse qu'on voit si parfaitement utiliser chaque jour, dans l'élevage des chevaux, les enseignements déduits de l'hérédité. Que serions-nous si on faisait pour l'homme ce qu'on fait pour le cheval?

Il est permis de penser que si, tant au physique qu'au moral, au lieu d'être le produit d'unions et de croisements basés la plupart du temps sur l'intérêt, l'homme naissait d'une sélection aussi raisonnée que le cheval de course, il serait certainement de beaucoup supérieur à ce qu'il est; le caractère et les facultés de l'esprit ne sont-elles pas perfectibles par sélection, tout aussi bien que les aptitudes physiques du cheval, du lapin et même du modeste pigeon ?

Mais je m'arrête, cette question m'entraînerait trop loin.

LE CARACTÈRE DES NATIONS

Les tribus, les nations et les races, toutes les agglomérations d'hommes, en un mot, vivant plus ou moins en société, ont un caractère qui est la résultante du caractère des individus ; il en représente en quelque sorte la majorité.

Ce caractère peut être considéré au point de vue historique et au point de vue actuel ; pour fixer les idées, mieux exprimer ce que j'entends par caractère au point de vue historique, et ne pas m'égarer, je prendrai la nation française.

Faisons le tableau succinct de ce qu'a été le caractère de ce peuple dans tous les temps. Certaines parties de ce tableau s'appliquent à d'autres nations, car ce n'est qu'à une époque relativement moderne que les nations se sont particularisées.

On ne peut naturellement qu'émettre des hypothèses sur le caractère des peuplades préhistoriques qui habitaient le pays qui est aujourd'hui la France ; il est cependant certain que ces sauvages, analogues à ceux qui habitent aujourd'hui les contrées inexplorées, étaient grossiers, batailleurs et féroces ; rien de plus naturel : la lutte était leur existence, et quelle lutte ! Pour la sécurité de leurs familles, ils habitaient des cavernes à peu près inaccessibles, en général situées sur le penchant des rochers abrupts dominant les cours d'eau ; pour les nourrir, ils ne pouvaient que pêcher et chasser au travers de mille dangers, car ils avaient à combattre les animaux féroces et gigantesques dont nous trouvons les ossements mêlés à leurs os : le mammouth, le grand ours, le lion des cavernes, l'hyène, etc. Quel pouvait être le caractère de ces hommes ? Il est permis de croire que la ruse, le courage et la férocité en faisaient le fond.

Lorsque les familles, premiers rudiments de l'humanité, se sont réunies en tribus sous le commandement du plus intrépide, dans le but d'accroître leurs forces, ces agrégations ont eu le caractère des individus, et, pendant de longs siècles, les tribus ont été rusées, pillardes et féroces. C'est ainsi que la société a commencé.

Combien a duré ce temps, nul ne saurait le dire ; il est seulement permis de croire que l'évolution a été lente, analogue comme durée à celle de la terre, que Lyell a si magistralement décrite.

Avec le temps, les tribus que ne séparaient pas les obstacles naturels, tels que les montagnes et les grands cours d'eau, se sont unies et ont formé des nations ; en même temps, leur état social progressait et leur caractère se modifiait avec lui ; la ruse devenait de la finesse, la témérité, du courage, et la férocité devenait la cruauté plus ou moins raffinée qu'on retrouve chez tous les peuples naissants.

En ce qui touche la France, les divers peuples qui devaient, en s'unissant plus tard, constituer la grande unité nationale qui fait notre honneur et notre gloire, avaient chacun leur caractère propre. D'après Amédée Thierry, le caractère du Gaulois proprement dit se distinguait par la franchise, la bravoure impétueuse et l'intelligence ; par contre, il était indiscipliné, combattait sans ordre, et se faisait remarquer par sa vanité et son ostentation.

Je ne parle ici que des Gaëls ; les Kymris, qui sont devenus les Bretons, étaient plus froids, plus sérieux, plus méthodiques ; les Aquitains, rusés, vifs et adroits ; enfin, les Ligures, sobres et laborieux, mais fourbes et intéressés. Nous verrons plus loin, en étudiant le caractère actuel des Français, comment se sont conservés, dans les différentes parties de notre pays, ces caractères de nos ancêtres. Avec la suite des siècles, ces éléments se groupèrent et constituèrent un corps de nation. La civilisation et les mœurs progressèrent et le caractère des Français s'affirma.

Suivre pas à pas ces modifications depuis l'époque où la France fut la Gaule, serait faire l'œuvre de l'histoire. Tel n'est pas mon but, et mon sujet est plus restreint ; aussi n'étudierai-je le caractère français que dans les grandes époques où il s'est particulièrement affirmé.

Jusqu'au moment où les classes moyennes, le tiers-état de 1789, ont pris une certaine importance, la nation française ne comptait que deux classes : le peuple et la noblesse.

Sans être absolument séparées, ces classes se mélangeaient peu ; leur caractère différait, mais cette différence tenait surtout à ce que la noblesse était plus instruite et plus policée, en un mot plus civilisée ; elle était à la tête de la nation et son caractère général était considéré comme étant celui de tous les Français ; quelques mots suffisent à le peindre. Le Français était vaillant, souvent téméraire, mais sans ténacité ni patience ; intelligent et fin, il était aimable, souvent frivole et toujours chevaleresque : *Tirez les premiers, Messieurs les Anglais,* est resté légendaire.

C'est surtout à l'époque de la Révolution qu'on a vu se dessiner le caractère des classes dirigeantes de l'époque ; ceux que la Révolution a fait périr sur l'échafaud sont morts, pour la plupart, avec un courage héroïque, et ceux que l'émigration a fait vivre à l'étranger ont causé l'étonnement et l'admiration de nos voisins par leur courage et leur résignation dans la mauvaise fortune, et aussi par leur légèreté et leur frivolité ; l'impression qu'ont laissée nos compatriotes n'a que trop persisté.

Les historiens de l'émigration ont conservé le souvenir de ces grandes misères supportées avec un courage et une résignation plus grands encore, et aussi de ces soirées de Bâle, de Londres et de Coblentz, où les plus grands seigneurs et les plus grandes dames se réunissaient pour danser et jouer aux petits jeux, apportant chacun leur bûche et leur chandelle ; pendant le jour, le prince, pour vivre, donnait des leçons de danse et de maintien ; la duchesse avait reprisé et repassé le linge des dames de la ville ; et chaque soir, frivoles et charmants, ils faisaient des mots, chansonnant les Brigands de Paris, et attendaient, en dansant, le moment qui ne pouvait tarder où l'Étranger les ramènerait en triomphe dans leurs châteaux.

Malheureusement pour eux, la Providence qui, paraît-il, n'avait pas l'esprit français, ne les a écoutés que vingt ans après, car les Princes, la Vendée et les chansons n'avaient pas suffi ; ils étaient de ceux qui croient que le courage et l'esprit peuvent dispenser des autres qualités ; ainsi que trop de gens, ils prenaient la forme pour le fond.

Pendant ce temps, les autres Français montraient aussi leur caractère : ivres de liberté, électrisés par le patriotisme et faciles à

entraîner par les grands mots, ils mettaient leur courage à défendre
la liberté conquise et le pays envahi. Ces dangers exaspérèrent les
colères, et les passions soulevées conduisirent fatalement à la
Terreur et aux journées de septembre; mais, en ces temps les plus
sombres de notre histoire, le caractère français ne s'est pas démenti;
Consultez les mémoires du temps : après des journées terribles où les
instincts les plus féroces faisaient hurler la foule autour des écha-
fauds, la gaieté, l'esprit, la frivolité même reprenaient leur empire,
et sur les places publiques on dansait en rond autour des arbres de
la Liberté en répondant aux chansons des émigrés par le *Ça ira* et
la *Carmagnole*.

Singuliers caractères, spirituels et légers jusqu'à la frivolité, courageux jusqu'à la témérité, sans mesure ni frein, leurs colères
devenaient aisément féroces : tels ont été nos pères de ce temps.

Bientôt, le calme étant venu sous la main d'un maître, la dominante du caractère français a été la passion de la gloire; on se
battait toujours, mais on riait aussi. Il y a longtemps qu'on a dit :
En France, tout finit par des chansons.

De nos jours, bien près du temps où j'écris ces lignes, la France a
passé par une épreuve où son caractère s'est affirmé; je veux parler
de l'Année terrible. Dans ces douleurs, le caractère du Français a été,
pour tout observateur impartial, un profond sujet d'études.

Après une longue période de temps, pendant lequel on a pu la
croire endormie par les paroles célèbres : *l'Empire c'est la paix —
enrichissez-vous*, la France s'est réveillée sous le talon de l'étranger.
Mais son caractère n'avait pas changé; toujours bouillante et chevaleresque, elle a donné au monde, on l'a dit, le spectacle d'un
paladin armé en guerre chargeant une locomotive. Que pouvait
faire la vaillance impétueuse, la *furia francese*, contre la trajectoire
savamment calculée des obus?

C'est surtout pendant une des périodes les plus douloureuses de
notre histoire, pendant le siège de Paris, que le caractère des Français a montré sa grandeur et ses faiblesses; ces temps sont trop
près de nous pour que chacun n'en ait pas le souvenir.

Dès que Paris fut investi, dès qu'il fut démontré que toute communication avec le reste de la France était impossible, le trait le

plus frappant du caractère des assiégés fut la résolution; pendant les jours qui ont précédé cette lugubre époque, beaucoup d'inutiles, les vieillards, les enfants, nombre de femmes, avaient, avec résignation, abandonné leur foyer et les chefs de famille aux chances terribles d'un siège. S'il y eut des défaillances, elles ne furent pas nombreuses. Paris cerné, une vie nouvelle commençait; bientôt vinrent les privations qu'aggravait un hiver terrible : elles furent supportées avec courage et patience; on faisait queue aux boucheries, et ces foules d'êtres souffrants et affaiblis, les pieds dans la neige, étaient égayées par des plaisanteries et des chansons.... Insouciance et légèreté, disent ceux qui ne connaissent pas le caractère français; non..., dirons-nous, gaieté inaltérable, résignation et courage.

En même temps, on se battait aux avant-postes et on y savait mourir en chantant : c'était l'héroïsme dans toute sa grandeur; mais par contre, quelle faiblesse d'esprit, quelle crédulité, quelle naïveté! Les bruits, les racontars les plus incroyables étaient acceptés de tous, et volaient, dans la grande ville, agitant les masses; une lumière était un signal fait à l'ennemi, et provoquait une émeute; on savait de source certaine que dans trois jours le siège serait levé. Paris vécut ainsi de longs mois, se battant avec héroïsme, subissant la plus affreuse misère, affolé pour un rien, et riant aux caricatures du siège.

Mais après de longs mois, le caractère général des habitants de Paris devait subir l'action lente de la misère, des privations et de l'humiliation finale; c'est surtout à la fin du siège, quand on sentait venir le suprême sacrifice, qu'on a vu le plus d'aliénés, le plus de naïfs; si le courage n'a jamais fait défaut, l'abattement était venu, les esprits étaient faibles comme les corps; c'est à ce moment que les inventions les plus grotesques, les nouvelles les plus incroyables ont eu le plus de succès : on dirait que la raison avait abandonné nos malheureux compatriotes; en aucun temps on n'a vu la foule plus facile à impressionner par des rêveurs qui n'avaient d'autre mérite que de bien parler, ou de crier plus fort que les autres : la Commune a été la preuve sanglante de ce que j'avance. Humiliés, affolés, privés de conseils sages, les Parisiens, victimes de bavards, d'ambitieux ou de fous, ont renouvelé 93. La honte avait amené la colère, et celle-ci, la férocité; les enfants ont imité leurs pères, dans des conditions presque semblables, tout en tenant compte de la différence des temps, mais avec moins d'excuses, s'il est possible d'excuser des crimes.

Depuis ce temps, le calme est revenu dans les esprits, et le travail de chaque jour a eu sur le caractère des masses son heureuse influence; la Politique, seule, fait parfois reparaître le vieil homme.

Faisons-nous maintenant une idée de ce qu'on pourrait appeler le caractère actuel des Français, et comparons ce caractère à celui des principales agrégations d'hommes, dans les pays plus ou moins civilisés de la terre habitée.

Il est plus difficile qu'il ne semble de répondre à cette question; tout Français, en effet, est né ou habite quelque part : à Paris, dans le Nord, dans le Midi, dans l'Est ou dans l'Ouest; or, le caractère de ces diverses parties de la France diffère essentiellement. Ces Français, en effet, ont eu pour ancêtres des Gaëls, des Kymris, des Aquitains ou des Ligures, dont nous avons noté les différences de caractère.

Il est cependant une réunion d'hommes, venus de toutes les parties du pays, l'Armée, qui peut être prise comme type, et représenter l'ensemble du caractère français, tout en tenant grand compte de deux facteurs importants, la discipline et le caractère des chefs.

Le soldat français est courageux, ardent, souvent téméraire: le mot *furia francese* le peint; en même temps, il est industrieux, a l'esprit inventif, et sait aisément se tirer d'embarras; il est, suivant un mot peu scientifique, *débrouillard;* avec cela, il a une inaltérable gaieté.

Trop facile au découragement, il est peu fait pour les opérations militaires qui demandent beaucoup de temps; courage et bonne humeur sont les deux dominantes de ce caractère.

Je sortirais de mon sujet si je cherchais à décrire avec grands détails le caractère des autres nations; j'en dirai seulement quelques mots :

Il n'est personne qui, se trouvant à l'étranger, n'ait été frappé de la facilité avec laquelle on reconnaît les Français, même quand ils ne parlent pas ; ils ont une physionomie particulière et une allure toute spéciale ; mais où la différence est frappante, c'est à la table d'hôte : son caractère spécial, sa bonne humeur, son entrain, son désir de s'extérioder frappent tous les yeux ; partout il est, sauf l'exagération, le *Tartarin* de Daudet.

Par contre, à qui n'est-il pas arrivé sur le boulevard, par exemple, de dire : « Ceux-ci sont des Anglais, ceux-là des Italiens, des Allemands, des Espagnols? » Ce n'est pas leur caractère qui les distingue, puisqu'ils ne parlent pas, c'est plutôt leur allure ou leur costume ; mais cet extérieur n'est que l'expression de leur ensemble intellectuel.

Quelques mots suffiront à peindre ces caractères nationaux, du moins les plus tranchés : l'Anglais est orgueilleux, fier, plein de lui-même ; ni gai, ni communicatif, sa réserve touche à la raideur ; mais il est persévérant, précis et sûr dans ses relations ; il en est à peu près de même de la plupart des peuples du Nord ; identité d'origine, identité de caractère. Les Latins, Espagnols ou Italiens, se rapprochent davantage des Français, Latins comme eux, surtout par les défauts, s'extériorant volontiers, tous ardents et vifs. Chez l'Espagnol, cependant, le sentiment de la dignité est plus marqué. Ce peuple est plus fier que l'Italien ; celui-ci est plus rusé, plus astucieux. Tous vifs, braves et ardents.

Hors de l'Europe, les différences entre les nations ne sont pas moins grandes ; je ne prendrai que deux exemples, les Arabes et les Orientaux de l'Extrême-Orient. Ces peuples sont bien connus en France. Le fatalisme donne au caractère de l'Arabe une allure particulière : insouciance et dignité. Il n'est pas froid, mais il est hautain et réservé, et il pousse la bravoure jusqu'à la témérité. Il est franc et garde la parole donnée.

Les nations de l'Extrême-Orient sont autres : fières de l'antiquité de leur origine, elles se soucient peu de la civilisation des Barbares et ne cèdent qu'à la force. Mais tout est bien qui leur permet de se soustraire à cette force. L'astuce et le mensonge sont les dominantes de leur caractère. Ils ont été les précurseurs de la morale des Jésuites.

Je n'insisterai pas davantage sur le caractère des nations; ce sujet touche de trop près à la philosophie de l'histoire et ne saurait être traité avec les développements qu'il mérite dans un travail de la nature de celui-ci.

LE CARACTÈRE DE L'INDIVIDU

Je vais étudier successivement le caractère de l'homme sain et celui de l'homme malade; mais avant d'aborder ce sujet, je crois devoir faire une remarque : le caractère est une modalité de l'esprit; par suite, son étude a pour un médecin des difficultés particulières. En effet, le moment n'est pas venu où la psychologie ne sera que l'étude des fonctions du cerveau et, par suite, relèvera de la médecine au même titre que l'étude de la fonction du rein et du foie. C'est, sans doute, le dirai-je en passant, à cause de la noblesse plus ou moins grande des produits de ces organes que l'orgueil humain n'a pas voulu rapprocher le rein du cerveau, et qu'il a fait une science à part de l'étude des fonctions de ce dernier. Cependant, aujourd'hui, la question est jugée, la psychologie et la physiologie marchent vers le progrès en se donnant la main; la méthode d'observation éclaire leur marche, et il est permis d'entrevoir le temps où l'étude de l'homme, qu'il soit sain ou malade, ne sera qu'une seule et même science.

C'est la méthode d'observation familière aux médecins qui va me guider dans les lignes qui suivent. J'ai regardé en moi et autour de moi, et je vais essayer de décrire ce que j'ai vu.

De l'État de Santé au physique et au moral. — Tout d'abord, qu'entend-on par *homme sain?* C'est évidemment celui dont toutes les fonctions physiques et intellectuelles s'exécutent à souhait; c'est la montre qui marche bien, donnant l'heure exacte. Cette assimilation n'est cependant pas aussi parfaite qu'elle le paraît, car l'homme n'est peut-être pas tout à fait comparable à cette petite machine. Son système nerveux enlevant à l'allure de ses fonctions toute précision du reste, la marche excellente des fonctions de tout ordre n'est pas si commune qu'on pourrait le croire. En un mot, la santé absolument parfaite n'est pas si ordinaire qu'il le paraît.

Physiquement, nous sommes accoutumés à nous considérer comme malades quand, une fonction quelconque étant dérangée, ou une partie de notre corps étant lésée, nous ne pouvons plus agir comme d'ordinaire. Moralement, ceux qui nous entourent, nous voyant accomplir des actes insensés ou émettre des idées extravagantes, nous considèrent comme malades d'esprit. Tels sont les deux extrêmes. Mais entre eux n'est-il pas d'innombrables degrés qui d'habitude sont considérés comme la santé parfaite, et qui sont loin de l'être?

Combien qui ont toute l'apparence de la santé, qui souffrent sans mot dire de douleurs sourdes et profondes, surtout parmi les nerveux! Il est toute une classe d'individus—les hypocondriaques—dont se moquent ceux qui se considèrent comme bien portants, qui doivent certainement leur état mental aux douleurs de cet ordre; seulement, ils s'en exagèrent l'importance et n'en admettent pas l'origine.

Un exemple : ils croient qu'ils ont des animaux dans l'estomac, alors qu'ils ont simplement la digestion un peu difficile. Les douleurs sourdes que provoque une fonction légèrement atteinte sont transformées par eux en une autre sensation. Rien de plus ordinaire.

J'ajouterai que l'expérience enseigne que ces douleurs sourdes, ces états singuliers et douteux, qui ne sont ni la santé ni la maladie, ne méritent pas toujours le dédain de ceux qui ne les éprouvent pas. Ceux qui ennuient les autres en se plaignant sans cesse sont quelquefois atteints de maladies profondes et latentes, par exemple de cancer du pancréas ou de la rate, de dégénérescence du rein ou d'un diabète méconnu, toutes maladies non douloureuses et qui n'apportent aux fonctions qu'une gêne au lieu d'un trouble profond.

Ils les ignorent; tous les ignorent comme eux. Si ce prétendu maniaque meurt à l'hôpital, on découvre à l'autopsie la cause de sa mort; s'il meurt ailleurs, on donne une explication quelconque à cette mort inattendue : *la rupture d'un anévrisme, la consomption,* ou quelque autre mot plus ou moins bien imaginé. Leur maladie n'était pas douloureuse ou l'était à peine : l'absence de ce symptôme a suffi pour la faire méconnaître, comme si la gravité d'un état morbide se mesurait à la douleur qu'il cause. Combien de maux terribles qui sont presque indolents! combien d'états sans gravité qui provoquent de violentes douleurs! Exemple : les cancers profonds, si souvent méconnus, et les névralgies ou les accidents dérivant de l'hystérie, qui n'ont d'effrayant que l'aspect, et qui, après avoir torturé les malades, disparaissent aussi vite qu'ils sont venus, laissant leur victime d'un moment dans la plus parfaite santé.

Il en est de même au moral. Le vulgaire, qui aime les solutions nettes, sans se soucier des lois de la nature qui ne connaît que transitions, n'admet que deux sortes d'individus : les gens raisonnables et les aliénés. On est ou on n'est pas responsable. La responsabilité limitée, qui commence cependant à être admise, aura du mal à gagner sa place au soleil.

Pour reconnaître combien sont erronées de semblables affirmations, nous n'avons qu'à regarder en nous et autour de nous. Après cet examen, il est permis de se demander où est celui auquel la pondération parfaite de toutes les facultés intellectuelles peut faire mériter le nom d'*esprit bien équilibré*. Il en est sans doute ; mais on est étonné de voir que cet être théorique parfait n'est, au point de vue social, qu'un individu fort médiocre. Il n'a, comme le dit le vulgaire, *ni vices ni vertus*.

Je n'irai pas aussi loin que Moreau (de Tours), qui soutenait brillamment ce paradoxe que le Génie est une névrose ; mais il faut bien reconnaître que la prédominance très grande d'une faculté de l'esprit sur les autres, prédominance qui caractérise le Génie, n'est possible qu'à la condition que les autres facultés souffrent de cette supériorité.

Si le Génie n'est pas une névrose, une maladie, il est au moral ce qu'est au physique l'hypertrophie d'un organe ou d'une partie du corps : belle, ridicule ou gênante. Belle, si ce sont les cheveux d'une femme ; ridicule ou gênante, si ce sont le nez ou les pieds d'un homme.

Nous admirons le Génie, parce que nous donnons à ce mot le sens le plus noble ; mais nous oublions trop facilement que si

Napoléon et Victor Hugo avaient du Génie, Attila et Cartouche en avaient aussi. On me dira qu'il y a un génie du mal; mais ce n'est là qu'une métaphore.

Étudions la vie de ces grands hommes, quels qu'ils soient, et nous serons étonnés des petitesses qu'on y découvre. On dirait que chaque homme à instruction semblable, sauf, bien entendu, les pauvres d'esprit, a reçu une certaine quantité, égale pour tous, de capacités intellectuelles. Ceux que nous nommons des Génies ont une prédominance, comme une hypertrophie, de quelques facultés, les autres diminuant d'autant; et ceux qui sont en possession de cet équilibre, qui devrait être la perfection, ne sont que des médiocres.

Mais je rentre dans mon sujet, dont je me suis trop éloigné. Je disais qu'entre la raison et la folie, il était nombre d'états d'esprit auxquels on ajoutait trop peu d'importance, et j'avais la pensée de rechercher leur influence sur le caractère, cette influence étant une des difficultés de la question que je traite.

C'est dans cette catégorie d'états que se rangent les gens qui, se laissant aller trop aisément à des associations d'idées, ne peuvent tenir à la main un rasoir sans être tentés de se couper la gorge. Ils exagèrent l'importance de choses qui n'en ont point et s'attachent avec passion à des œuvres inutiles ou singulières : la recherche ardente d'une édition ou d'un insecte, la contemplation mystique poussée à l'excès; ils seront tourmentés par des impulsions du genre de celle de la servante hystérique, qui a envie de couper le cou à l'enfant qui lui est confié. Si ces impulsions, ces ardeurs vers une œuvre peu ordinaire ont par hasard un but élevé : la charité, le dévouement par exemple, le quasi-maniaque devient un héros, et on l'honore avec raison. Seulement, le plus souvent, le sage ne doit pas chercher le fond de la pensée de ce héros à idées fixes. « Il ne faut pas, dit l'Écriture, *sonder les cœurs et les reins.* »

Combien en est-il qui, sous l'influence de la passion ou de la douleur morale, commettent des actes criminels ou s'illustrent par des actions héroïques! Mais est-il complètement responsable de son crime celui qui, surpris par un outrage, tue l'insulteur, et le joueur qui, devant la rouge et la noire, oublie tout, même l'honneur, et

se tue s'il perd?... Il n'est pas fou, sans doute, mais il est bien près
de l'être.

L'homme est libre de ses actions; c'est même cette liberté qui
constitue sa personnalité et sa responsabilité. Mais combien de
circonstances ou d'états d'esprit atténuent cette responsabilité! Les
circonstances atténuantes ne sont pas autre chose que l'expression
de cette pensée.

Sans avoir l'idée de rétrécir outre mesure le champ de la responsabilité, il est permis de croire qu'en même temps que progresse
l'étude de l'homme, ce champ diminue. On ne brûle plus les sorcières, car on sait que ce sont ou des folles ou des hystériques. On
étudie l'état mental des épileptiques et on atténue la responsabilité
des criminels à visions et à idées fixes : ce ne sont pas des fous,
mais ils sont dans ces états intermédiaires qui embarrassent toujours les magistrats. Aimons à croire que leur conscience consent
à admettre cet embarras.

Cette part faite aux difficultés, je vais étudier le caractère de
l'homme dans son état ordinaire de santé, celui, en un mot, de ceux
qui nous entourent et marchent dans la vie en même temps que
nous.

LE CARACTÈRE DE L'HOMME SAIN

Trois éléments principaux constituent le caractère : la volonté,
la sensibilité et l'intelligence. Il n'est, en quelque sorte, que l'expression de ces éléments.

Examinons en détail la part que prend chacun d'eux dans sa
constitution et comment la prédominance de l'un d'eux peut le faire
varier.

LA VOLONTÉ DANS SES RAPPORTS AVEC LE CARACTÈRE. — Depuis le
tenacem propositi virum d'Horace, jusqu'à l'homme qui, comme
le dit le vulgaire, *n'a pas de volonté*, il est un grand nombre de
nuances. L'un sait vouloir, suit son idée, et quand il a conçu un
projet, quand il s'est tracé une ligne de conduite, ne les abandonne
qu'à grand'peine s'il les croit bons. Il ne se laisse pas distraire et

sait s'absorber dans sa pensée. S'il est intelligent, il finira par se laisser convaincre, pourvu que les arguments soient justes; s'il ne l'est pas, rien ne saura l'ébranler et, quoi qu'on lui dise, il fera une sottise : c'est un entêté; il pèche par excès de volonté.

Tel autre est plus accessible aux bonnes raisons, mais aussi aux mauvaises : c'est un caractère faible. On le persuade aisément, car ne se donnant pas la peine de réfléchir, par incapacité, insouciance ou indolence, il veut toujours ce que veulent les autres. Pour beaucoup, surtout pour ceux qui profitent de cet état d'esprit, c'est un bon caractère, tandis que le précédent est dit tenace ou résolu. Pour ceux qui l'entourent, c'est un caractère *bonasse*.

Enfin, il en est qui n'ont aucune volonté. Prendre une décision quelconque est pour eux une sorte de supplice; ils disent sans cesse : « Qu'en pensez-vous? que feriez-vous à ma place? » Ils sont, quoique dans l'état de santé, à la disposition du premier venu. Cette absence de volonté n'est pas de *l'aboulie* proprement dite, mais s'en rapproche. Ils sont assez comparables aux personnes qui, sous l'influence du sommeil provoqué, exécutent automatiquement, après leur réveil, les ordres suggérés, et qui, à ceux qui leur demandent : Pourquoi l'avez-vous fait? répondent invariablement : « Je ne sais pas; vous l'avez sans doute voulu. » Ils en diffèrent cependant en ceci que ces derniers ignorent absolument la volonté qu'on leur a imposée, tandis que les faibles de caractère se souviennent très bien de l'influence qu'ils ont subie.

On dit d'eux : « Ils n'ont pas de volonté, ce sont des gens sans caractère. » Quand ces sortes de machines pensantes sont entourées d'honnêtes gens, tout est bien; mais quand les hasards de la vie les mettent aux mains de personnes sans scrupules, ils sont accessibles à toutes les suggestions et peuvent même devenir des instruments de crime. Les magistrats connaissent bien les caractères de cet ordre; l'accusé répond invariablement : « C'est vrai, j'ai eu tort, mais je n'ai pas pu résister; on m'a dit de le faire, et je l'ai fait. » Il est sans doute coupable, l'être faible qui n'a été qu'un instrument entre les mains d'un autre, car il devait résister; mais le juge sait bien, après l'avoir interrogé, combien l'est davantage celui qui l'a poussé. On peut dire de ces gens qu'ils pèchent par insuffisance de la volonté.

Il est facile de comprendre l'influence de ces états de volonté
sur le caractère : le premier de ces hommes est tenace, résolu, dur
parfois, et ne marche pas comme les yeux fermés vers un but déterminé sans gêner ou blesser son entourage; aussi dit-on souvent de
cet homme : « Il a mauvais caractère. »

L'autre, le faible, a bon caractère, on le dit du moins; mais sa
faiblesse de volonté est souvent faite d'insouciance : telle ou telle
solution lui importe peu, pourquoi s'imposerait-il une fatigue? Il
est toujours d'accord avec ceux qui l'entourent, et son indolence
est pour eux une vertu. Il ne gêne personne. Cela est bien tant
que sa faiblesse ne lui a pas fait commettre quelque sottise ou ne
l'a pas livré, pieds et poings liés, à quelque entraînement moral ou
physique; mais s'il en est autrement et s'il est victime des autres,
sa conscience lui crie des reproches; alors son caractère s'aigrit, et
il s'emporte contre ceux qui l'entourent. Au fond, c'est lui-même
qui est l'objet d'une colère qu'il tourne contre les autres. Tout le
monde connaît ces êtres faibles, qui, se reprochant sans mot dire
les sottises que de plus forts leur font faire, sont insupportables
à leur entourage; ils sont sous une domination qu'ils exècrent,
mais ils ne peuvent s'y soustraire. Cette faiblesse de caractère a
dans la vie des conséquences déplorables : tel ne sait pas résister
à la vue d'un jeu de cartes; tel autre, victime d'une liaison
inavouable, n'est bon que pour celle qui le mène; il est violent,
emporté et exigeant pour sa famille. Cet homme n'est point
méchant, il n'est que faible, et son caractère subit l'influence de sa
faiblesse.

La faiblesse de caractère peut quelquefois n'être qu'apparente. Je
m'explique : il est nombre de gens qui, par amour de la tranquillité,
par obligeance ou par bonté, sont la plupart du temps d'accord
avec leur entourage; ils cèdent facilement et ne discutent pas, les
volontés qu'on leur impose n'en valant pas au fond la peine. Mais
vienne une circonstance grave dans laquelle une décision importante devra être prise, rien ne pourra les détourner de ce qu'ils
croient être juste et bon.

A l'opposé de ceux-là sont les hommes qui imposent violemment
leurs volontés pour des niaiseries, et qui, lorsque le moment est

venu de prendre une décision, s'en laissent détourner par des raisons spécieuses et sans valeur.

Les auteurs de talent, fins observateurs de l'homme, ont tiré le meilleur parti de l'étude de ces caractères; leurs types ne sont que des représentations exactes de la nature humaine. Si leurs livres sont lus avec un puissant intérêt, c'est que ceux qui les lisent ou s'y reconnaissent ou reconnaissent telle ou telle personne de leurs relations. A quoi Balzac et Molière doivent-ils leur gloire, si ce n'est à la mise en scène de ces types, vivantes images de nous-mêmes? Ils ont bien observé et fidèlement reproduit.

Quelle est la cause intime de ce succès?... Ne serait-il pas dû à ce que l'homme ne trouve rien de supérieur à lui-même? L'orgueil humain, qui faisait tourner l'univers autour de la terre, n'a pas de limites. Peint fidèlement, l'homme reconnaît ses vices et ses vertus. Dans un tableau, ce qui le frappe le plus, ce sont les attitudes et les expressions. Les sujets sont « parlants », alors il admire et fait la gloire de ses peintres. Si l'auteur a imaginé des types fantastiques et étranges, si beaux, si bien représentés qu'ils soient, après s'en être amusé, il les délaisse : ils ne sont pas vrais; le *Han d'Islande,* de Victor Hugo, a bien peu fait pour sa gloire.

Il est certain qu'il est encore à trouver, l'individu, homme ou femme, qui, si laid qu'il soit, se regardant dans un miroir, ne se trouve pas quelque agrément.

Les remarques qui précèdent peuvent s'appliquer à toutes les formes du caractère.

Tel autre a le caractère hésitant, il ne sait pas prendre son parti; il attend, il calcule, entrevoit diverses solutions contradictoires et les discute en lui-même ou avec son entourage ; l'hésitation est une façon de ne pas savoir vouloir ; pendant ce temps, tel, à caractère plus décidé, accomplit ce que l'autre avait l'idée de faire.

Rien ne peint mieux l'hésitation que l'observation des gens qui veulent, à Paris, traverser le boulevard entre quatre et sept heures du soir. Le passage entre les chevaux et les voitures varie sans cesse, tantôt large, étroit ou dangereux; le passant attend, il croit qu'il peut franchir, il se précipite, mais il a mal calculé son temps, derrière lui surgit un fiacre qu'il n'a pas vu, il retourne à sa place, recommence dix fois; enfin, ennuyé, il se décide, et après avoir bien hésité, bien combiné, il se fait renverser sur la chaussée. L'autre, qui a du coup d'œil, saisit le moment précis, ne se presse pas, et arrive à bon port de l'autre côté du boulevard.

Celui qui franchit un fossé délibérément, arrive à l'autre bout; celui qui perd ses forces en élans inutiles tombe au milieu.

C'est dans la catégorie des caractères hésitants qu'on trouve les brouillons, ceux dont on dit : *Il ne sait pas ce qu'il veut;* plusieurs solutions se présentent à son esprit, il ne sait à laquelle s'arrêter; et alors, par amour-propre et pour ne pas paraître manquer de décision, pour cacher ses hésitations et ses doutes, il prend la première solution venue et fait une sottise.

On peut y joindre aussi les tatillons, qui, au lieu d'aller droit au but, s'arrêtent à mille détails; ces détails, auxquels ils s'attachent inconsciemment, masquent leurs hésitations; au fond, ce sont gens mous et sans décision.

Telles sont la plupart des formes de caractères qui dérivent de la volonté.

La Sensibilité dans ses rapports avec le caractère. — La prédominance de la sensibilité dans le caractère a sur lui une influence considérable; ici, le mot *sensibilité* doit être entendu dans le sens restreint d'*émotivité*. L'homme est au moral plus ou moins sensible et subit fatalement l'influence de ses impressions; de plus, il prend, comme le dit le vulgaire, les choses du bon ou du mauvais côté, il est optimiste ou pessimiste; l'un voit tout en beau et, un fait étant donné, n'en prévoit que les conséquences heureuses; l'autre ne voit que les tristesses ou les malheurs qu'il peut amener; l'un, devant l'imprévu, a du sang-froid et entrevoit d'un coup d'œil rapide les conséquences probables ou possibles du fait; l'autre se trouble, se préoccupe et s'épouvante, le plus souvent sans motif.

Tous ces états d'esprit agissent fortement sur le caractère qui peut alors être violent, aigre et emporté, ou bien facile et enjoué.

La sensibilité est si bien un élément du caractère, qu'elle peut en être le qualificatif; on dit couramment : « Un caractère sensible. »

Le sensible s'apitoie volontiers sur les misères du temps, s'exalte trop souvent, à froid, sur les crimes et les vertus, et verse des larmes pour des motifs qui font rire les autres. Il y a des époques sensibles et des auteurs sensibles ; Mme de Genlis, Lamartine, par exemple ; il a été de mode de chanter des romances plaintives, et les élégies ont eu leur temps ; au fond, le caractère des gens ne changeait pas, il n'était ni pire ni meilleur ; mais il était de bon ton de pleurer au lieu de rire, et l'on pleurait. Il n'y avait pas grand mal à cela, si beaucoup n'avaient pris au sérieux cette petite comédie ; mais nombre de jeunes filles buvaient du vinaigre pour se donner l'air éthéré, et d'autres mouraient de fluxions de poitrine prises en contemplant la lune.

Cependant, n'est pas sensible qui veut, et beaucoup, malgré tous les efforts faits par eux, n'arrivaient pas à donner cette couleur à leur caractère ; leur sensibilité sentait l'effort, et pour eux on a inventé le mot *sensiblerie*.

Tout le monde connaît de ces gens qui ne savent pas s'apitoyer convenablement, et font des phrases solennelles sur les douleurs qu'éprouve une anguille dans une poêle ; ce sont des caractères durs, qui ne veulent pas le paraître ; ils ne savent pas avoir pitié quand il faut, et passent à côté des vraies douleurs sans les voir.

Les temps sensibles sont passés, le caractère français d'aujourd'hui est plus positif ; mais si chez nous il n'y a plus autant d'âmes tendres, il en est encore beaucoup en Allemagne et en Angleterre ; témoin la ligue antivivisectionniste, qui est née en ces pays.

Il y a une nuance entre le caractère sensible et le caractère sentimental ; ce dernier est comme l'intermédiaire entre la sensibilité qui peut être vraie et la sensiblerie qui ne l'est jamais. Les sentiments affectifs, l'amour surtout, sont le texte ordinaire des expansions du sentimental.

L'INTELLIGENCE DANS SES RAPPORTS AVEC LE CARACTÈRE. — Bien qu'il ne soit pas d'usage de dire d'un homme qu'il a le caractère intelligent, l'intelligence n'en est pas moins un élément important du caractère ; à ce titre, j'en dois parler avec quelques développements.

Tout le monde s'entend sur le mot *intelligence* ; on sait que l'idiot en manque complètement et que l'homme de génie en est doué à l'excès. Entre ces deux extrêmes, il est d'innombrables degrés ou variétés, qui toutes ont, ou peuvent avoir, une action sur le caractère et modifier la personnalité.

Rien de plus difficile que l'étude de l'intelligence humaine; on peut dire que, dans la vie ordinaire, elle varie d'individu à individu, soit en qualité, soit en quantité.

Ramené à son expression la plus simple, le mot *intelligence* signifie l'aptitude à comprendre; et il est admis que celui qui comprend mal ou pas du tout est un être inintelligent, un imbécile; mais encore faut-il s'entendre sur ce qu'un individu doit le mieux comprendre pour être classé parmi les intelligents; la chose n'est pas si aisée qu'elle paraît au premier abord.

Examinons une classe dans un lycée, et étudions les listes de récompenses de la fin de l'année, les palmarès : cette étude a ses enseignements qui répondent à la plupart des questions touchant l'intelligence.

La première impression qui s'en dégage est un regret : combien sont morts de ces camarades d'il y a quarante ou quarante-cinq ans! combien ont succombé dans la bataille de la vie! Le nombre en est grand, mais ceux qui ont survécu ont gardé leur rang, les premiers au lycée sont toujours les premiers dans la vie. Rien de plus naturel, ils ont vécu ou vivent avec des camarades d'autrefois, et sauf les hasards de la fortune qui favorisent souvent des imbéciles, ils sont toujours supérieurs. L'expérience démontre cependant qu'il ne faut pas tirer des conclusions absolues de ce classement de la jeunesse; si les faibles du lycée sont toujours les faibles dans la vie, cela tient à ce qu'en général leur intelligence est moins développée ou leurs vices plus grands; ils peuvent, cependant, avoir certaines supériorités dans l'équitation, la gymnastique, la natation, l'escrime, etc. Mais il n'en est pas de même des élèves à intelligence moyenne; chez nombre d'enfants, le développement intellectuel est plus lent que le développement physique; d'autre part, beaucoup de ceux-là, peu brillants dans les études, ont de la raison, un bon jugement, un excellent caractère, sont honnêtes, point vicieux, et pour peu que les circonstances les favorisent, font un bon chemin dans la vie; ils peuvent même arriver très haut; certaines études particulières qui demandent, en outre de l'intelligence, du jugement et de l'application, les conduisent au succès ; les sciences ou les industries qui dérivent des mathématiques, par exemple.

Les forts, qui ont les prix, sont ceux qui ont des aptitudes pour la littérature, la philosophie, l'histoire ; beaucoup ont cette parure charmante de l'intelligence qu'on appelle l'*esprit*. Il en est qui sont poètes, avec ou sans vers, et d'autres sont artistes ; dessinateurs, ils remplissent les marges de leurs cahiers de croquis, de bonshommes où un maître avisé peut discerner une vocation sérieuse ; musiciens, ils se passionnent pour les chants de la chapelle ; littérateurs, ils composent des tragédies qui ne verront jamais le jour.

Mais, parmi les forts, il en est bien peu qui aient toutes les supériorités ; dès le lycée, la plupart du temps, des aptitudes spéciales se montrent : je prendrai pour exemples trois hommes célèbres, dont deux sont vivants. Ils voudront bien me pardonner de citer leurs noms, je les trouve mentionnés dans les palmarès du lycée de Bordeaux de 1830 à 1840.

Bersot, le philosophe aimable qui fut directeur de l'École normale, avait, en 1833, deux prix de philosophie et n'était nommé nulle part ailleurs.

Perrens, l'auteur de l'*Histoire de Savonarole*, l'éminent historien, a eu, pendant dix années, tous les prix d'histoire de sa classe ; en 1840, le prix d'honneur de philosophie, et était à peine nommé dans les autres catégories.

Enfin, Charles Lévêque, l'éminent philosophe, avait, en 1836, les deux premiers prix de philosophie, et, seul des trois, des nominations importantes dans toutes les catégories, sauf cependant en mathématiques. Son intelligence était, sans doute, à ce moment, plus encyclopédique que celle des deux autres ; il est probable que depuis ce temps la prédominance des spéculations philosophiques n'a pas augmenté les aptitudes mathématiques de ce savant ; du reste il n'y a pas d'homme universel.

Les hommes, on le sait, sont plus ou moins intelligents ; ils ont aussi plus ou moins un bon ou un mauvais caractère. Mais y a-t-il une relation entre l'intelligence et le caractère ?

Pour moi, la réponse n'est pas douteuse, cette relation existe ;

elle ne saute pas aux yeux, mais elle ressort d'une analyse attentive ; les différences intellectuelles entre les hommes s'étagent, pour
ainsi dire, de degrés en degrés, depuis l'idiot, qui n'a aucune intelligence, jusqu'à l'homme de génie ; entre ces extrêmes, il est
d'innombrables variétés, qui constituent ce qu'on peut appeler *tout
le monde.*

Je n'ai pas à étudier ici l'idiotie, je n'ai qu'à constater un fait,
c'est que tous les idiots sont méchants et ont un détestable
caractère (¹).

Chez l'idiot, la malformation cérébrale a sur les fonctions de
l'organe une influence analogue à l'influence des autres malformations, de même qu'un cul-de-jatte ne peut courir ou court mal, de
même un idiot ne pense pas ou pense mal, c'est ce qui explique son
mauvais caractère.

A l'autre extrémité de l'échelle, l'homme très intelligent n'est pas

---

(¹) Les malformations apparentes frappent d'autant plus le vulgaire qu'elles donnent
aux malheureux qui les portent l'aspect de monstres, telles le bec-de-lièvre, les arrêts de
développement de membres ou d'organes, la difformité du crâne chez l'idiot, etc.

Cependant il est d'autres malformations qui, pour ne pas attirer autant l'attention
comme monstruosités, n'ont pas moins d'intérêt pour l'observateur attentif ; on ne les
voit pas, mais leur existence n'est pas douteuse, décelées qu'elles sont par l'insuffisance
de la fonction de l'organe. Un exemple me fera mieux comprendre et montrera la gradation entre la malformation qu'on voit et celle qu'on ne voit pas.

Un homme est atteint d'une angine œdémateuse, sa voix est complètement éteinte ; sa
glotte est presque entièrement oblitérée par l'œdème des cordes vocales qui sont transformées en gros bourrelets blanchâtres ; son état s'améliore, et bientôt les bourrelets
diminuent, les cordes vocales fonctionnent, la voix s'entend, mais elle est rauque ; l'amélioration s'affirme et le malade guérit ; sa voix est revenue, il parle comme avant la
maladie, et sa santé est excellente ; mais il chantait, sa voix était belle et juste, aujour-
d'hui il chante, son timbre a changé et sa voix est fausse. Rien de plus naturel, l'état de la
fonction a été et est encore en rapport avec l'état de l'organe.

Cependant, quelle est l'altération des cordes vocales qui peut faire qu'il chante faux,
alors qu'avant leur maladie il chantait juste ? Cela est impossible à dire : cette altération
existe, mais elle est inappréciable à nos sens, avec les moyens d'investigation que la
science possède.

De même, et par comparaison, l'être dégénéré auquel il manque une portion du cerveau,
l'idiot, en un mot, est privé d'intelligence ; le paralysé général chez lequel une malformation cérébrale est acquise, a son intelligence altérée par le délire des grandeurs ; enfin,
l'homme inintelligent, bizarre, aliéné, a certainement dans son cerveau une altération
acquise, ou une malformation héréditaire, qu'aujourd'hui nous ne savons pas voir.
Comme l'homme qui chante faux, il pense faux ; en effet, qu'est-ce que « penser faux »,
si ce n'est être bizarre, inintelligent ou aliéné ? Rien de plus naturel : comme dans
l'exemple précédent, l'état de la fonction a été et est en rapport avec l'état de l'organe.

Je reconnais qu'il est plus commode de dire de cet aliéné ou de ce bizarre : « Il est fou
ou bizarre, parce que ses facultés intellectuelles sont altérées ou mal équilibrées, » mais
c'est comme si on disait de celui qui chante faux : « Il chante faux, parce qu'il a la voix
fausse. » Les deux comparaisons se valent.

nécessairement très bon, je le reconnais, mais son caractère est infiniment meilleur, le plus souvent bon. — Entre les deux, l'étude la plus élémentaire des hommes démontre que les gens d'intelligence médiocre sont en général très inférieurs, en ce qui touche le caractère, aux hommes plus intelligents. — Mal comprendre, tirer des conséquences fausses d'un fait quelconque, est l'origine de mille défauts; voir les choses de haut, en prévoir les suites, est une condition importante du calme de l'existence. Ce calme et cette sérénité de l'homme intelligent ont sur le caractère une heureuse influence. On n'a qu'à regarder autour de soi pour constater que les hommes intelligents ont meilleur caractère que ceux qui ne le sont pas.

Dans les lignes qui précèdent, j'ai étudié le caractère en général au point de vue de ses éléments psychiques, volonté, sensibilité, intelligence. Je vais maintenant passer en revue ces variétés, et je terminerai par l'étude des influences qui peuvent le modifier.

LES VARIÉTÉS DU CARACTÈRE

Je vais décrire sommairement les variétés du caractère. C'est ici la partie la plus difficile de ma tâche, car cette description touche à la morale, à la littérature et à l'appréciation personnelle certainement plus qu'à la science proprement dite. C'est ici surtout que j'ai à faire appel au souvenir de mes lecteurs; ils n'ont, en effet, qu'à regarder en eux et autour d'eux pour reconnaître ou récuser l'exactitude de mes descriptions.

Les caractères me paraissent pouvoir être divisés en trois catégories : les bons, exemple les gens gais, etc.; les mauvais, exemple les jaloux, etc., et ceux qui ne peuvent pas être rangés dans ces catégories, les caractères sérieux, fins, etc.

Cette division n'est point une classification et ne saurait l'être, elle est absolument arbitraire et n'a d'autre but que de faciliter l'étude; les lecteurs la rectifieront suivant leur sentiment personnel.

Les Bons Caractères. — Dire d'un homme qu'il a bon caractère n'est pas dire qu'il est bon; ces qualités ne s'excluent pas, mais elles sont loin d'être identiques; on rencontre souvent des personnes d'une grande bonté qui sont loin d'avoir un bon caractère.

Celui qui a bon caractère a des rapports faciles avec son entourage; il est patient, doux, franc, peu susceptible, ne s'emporte pas facilement, et a, très développé, le sentiment de la justice. On voit combien est complexe cette qualité : je n'insisterai pas sur sa description; elle ressort de l'ensemble de celles qui vont suivre.

Les Caractères doux. — Le vulgaire indique la douceur de caractère par cette phrase : « *Il ne ferait pas de mal à une mouche.* » Bien qu'elle soit une qualité complexe, elle l'est cependant moins que la bonté; la douceur est une sorte de vernis, de lustre qui pare la personne qui en est douée, sans affirmer l'existence de qualités solides. On peut très bien avoir de la douceur dans le caractère sans être bon. Beaucoup sont trompés par cette apparence et croient à la bonté des gens qui ne sont que doux. — Telle personne est dure, emportée et désagréable avec son entourage, qui, dans un moment difficile, sera admirable de dévouement et de bonté; telle autre sera chaque jour, et pour tous, gracieuse, douce et charmante, qui, les jours tristes venus, se dérobera sous un prétexte quelconque. J'ai longtemps vécu avec les sœurs de charité; toutes sont douces, mais toutes ne sont pas bonnes. Il en est de même dans la vie sociale, où le bois blanc bien verni est souvent préféré au chêne seulement dégrossi : le *bourru bienfaisant* manque de douceur et n'en est pas moins bon.

La douceur est une qualité qui peut être simulée, elle est l'apanage apparent des faibles; la bonté ne s'imite pas : on dit volontiers des gens qui sont doux sans être bons, qu'ils ont le caractère *doucereux*.

Les Caractères affables, placides, sereins, bienveillants. — L'affabilité, c'est la douceur dans les rapports avec les inférieurs. Le caractère placide est une forme de la douceur : c'est la douceur avec une légère teinte de niaiserie; elle est à la douceur ce que le caractère bonasse est à la bonté. La sérénité emporte avec elle une idée d'innocence et de calme. L'enfant doux et innocent a la physionomie sereine; le vieillard philosophe, qui, ayant derrière lui une longue vie d'honneur, voit de haut les choses de la vie, peut avoir aussi le visage serein.

La bienveillance est une autre forme de la douceur et de la bonté; plus superficielle que la dernière, elle donne un grand agrément aux rapports sociaux; les gens à caractère bienveillant sont d'un commerce agréable.

Les Caractères calmes. — La nature du caractère varie avec l'âge, rien de plus connu : les calmes sont en général d'âge mûr; on sait que la jeunesse est bruyante. Le calme du caractère, qui est un des commencements de la sagesse, est l'apanage de l'homme doué d'une certaine philosophie, qui ne s'émeut pas facilement. Un exemple : un accident survient dans la rue, un cheval est tombé sous les brancards d'une charrette; le charretier, calme, bien que vivement ému, ne montre pas son trouble et défait prestement et sans bruit les boucles de son attelage; il surveille les mouvements de son cheval et cherche en même temps pourquoi il ne se relève pas; sa pensée entrevoit les causes et les conséquences de l'accident, mais ne les exagère pas.

Bien autre est le charretier qui n'a pas le caractère calme : l'accident arrive, et sa pensée, trop prompte, lui fait voir son cheval mort, sa ruine complète, sa famille sans pain; effaré, il s'exclame en jurons, tempête, se désole, se précipite sur les courroies de son attelage, brise les boucles, coupe les traits que ses mains tremblantes ne peuvent détacher : le cheval, qui n'est pas blessé, ne se relève pas plus vite, et le maître, qui, dans son trouble, n'a pas cherché à se garer, reçoit un formidable coup de pied.

J'ajouterai que le calme du caractère est le principal élément du sang-froid. Cette qualité est loin d'exclure les autres et peut donner à un peuple sa caractéristique : ainsi, les Hollandais sont calmes, ennemis du bruit, leurs foules ne sont que bourdonnantes; les Parisiens et les Méridionaux sont tapageurs, leurs foules sont tumultueuses et violentes. On dit aussi des gens à caractère calme qu'ils sont maîtres d'eux-mêmes : ils ont la patience suffisante pour ne se fâcher que quand il est nécessaire.

La Modération. — La modération dans le caractère est une forme du calme; ce mot paraît plutôt s'adresser aux idées, le mot *calme* s'adressant aux actes. Ainsi, on dit d'un homme qu'il agit avec calme et qu'il pense avec modération; cette forme de caractère est une précieuse qualité : *In medio virtus*, disaient les Latins.

Il a en politique une signification précise : les *modérés* y sont les opposés des *intransigeants;* ainsi que le calme, elle fait partie du sang-froid : elle est l'apanage de l'âge mûr et de la raison complète.

La Souplesse de caractère. — Savoir se plier aux nécessités de la vie, sans murmure ni révolte, tenir compte des situations, éviter les froissements, se diriger habilement au milieu des difficultés de l'existence, constitue la souplesse de caractère : c'est une qualité. — Pour n'être pas un défaut, elle doit tenir le milieu entre la faiblesse et la fermeté; on dit d'un homme souple de caractère, qu'il est *facile à vivre.* Cela ne veut pas dire qu'il soit toujours de l'avis du dernier qui parle, ce qui serait insouciance ou faiblesse; cela signifie qu'il sait mettre des formes à n'être pas de l'avis des autres. L'urbanité et la bonne éducation sont les principaux accessoires de la souplesse du caractère; elle est l'opposé du caractère entier, lequel ne sait pas plier quand il faut et, tranchant et cassant, veut imposer son opinion. Cette qualité doit s'allier à la finesse, qui enseigne à céder quand il est nécessaire pour ne pas blesser inutilement son interlocuteur.

L'homme au caractère souple n'en a pas moins le sentiment de la justice, mais il sait réaliser ses projets sans froisser personne : affaire de tact et de mesure.

Les inférieurs intelligents sont, en général, souples de caractère, mais peuvent manquer de franchise; les enfants, rarement; c'est chez eux qu'on rencontre le plus de volontaires.

La souplesse de caractère peut n'être qu'apparente, car nombre de gens qui paraissent céder aux bonnes raisons n'en arrivent pas moins à réaliser plus tard l'acte qu'ils avaient conçu : ce sont de *faux bonshommes.*

La Dignité de caractère. — Dire d'un homme qu'il a de la dignité dans le caractère, n'est pas dire qu'il est un « digne homme », cette dernière expression suggérant la pensée de l'honnêteté et d'autres mérites. La dignité a pour base une juste appréciation de la valeur personnelle. Exagérée, elle touche à l'orgueil en passant par la vanité et la pose; elle a pour fond non seulement la valeur de l'individu, mais divers éléments que je vais mettre en lumière. Dans la société, on se doit non seulement à soi-même, mais à son nom, à sa nationalité, à sa situation et à son habit. Au milieu d'étrangers, un Français est tenu à une certaine dignité; on dit avec raison que noblesse oblige, et la dignité d'un militaire en civil diffère de celle que lui impose l'uniforme.

La dignité demande du calme : les gens trop vifs manquent souvent de dignité; les emportés, toujours.

La Force de caractère. — Souffrir sans se plaindre, apprendre sans faiblir une pénible nouvelle, c'est la force de caractère. Cette qualité est l'apanage de l'âge mûr, de la raison complète et entière, et suppose le courage, le sang-froid et la rapide prévision de l'avenir. Beaucoup qui semblent doués d'une grande force de caractère ne sont que des indifférents semblables, au moral, à nombre de gens qui paraissent des héros devant la douleur et qui n'ont qu'un mince mérite, car leur sensibilité physique est au-dessous de la moyenne.

La Modestie et la Simplicité. — Le caractère modeste est une parure de la jeunesse, mais ne lui appartient pas exclusivement : on peut être modeste à tout âge. L'homme modeste est souvent celui qui n'a pas de sa valeur personnelle une idée suffisante; cette qualité s'allie à la simplicité.

L'homme au caractère modeste se préoccupe peu des distinctions sociales, s'étonne des hommages qu'on lui rend et ne songe pas à les reporter à son mérite; il comprend peu le prestige et préfère toujours être inaperçu. Le caractère modeste a pour conséquence les goûts simples; j'ajouterai qu'on dit mieux la simplicité de goûts que la simplicité de caractère : cette dernière expression est plutôt le synonyme de niaiserie.

Les professions libérales comptent plus de caractères modestes que les autres. Cependant les artistes en comptent peu : le grand peintre Millet, qui était aussi modeste que Liszt l'était peu, a fait exception.

La Vivacité de caractère. — Le caractère vif est l'opposé du calme; la vivacité joue un si grand rôle dans la vie, que toute description morale d'un individu commence par ces mots : *il est* ou *il n'est pas vif.* L'homme vif s'exprime avec une certaine volubilité, et dit souvent ce qu'il pense sans trop réfléchir. Son entourage excuse volontiers les intempérances de son langage; on le sait vif. Aisément il se fâche et s'emporte pour le motif le plus futile, mais il reprend bientôt son calme et rit le premier de sa colère.

La vivacité dure toute la vie; nombre de vieillards sont vifs, très vifs, mais, chez eux, la raison tempère cette vivacité.

C'est surtout dans l'allure générale de l'individu, dans ses actes, que se montre sa vivacité. L'homme vif marche vite et ses mouvements sont relativement précipités. Il ne perd pas son temps; l'œuvre qu'il entreprend est plus rapidement accomplie, s'il l'accomplit, car souvent la vivacité exclut la ténacité, et surtout la patience.

Si la vivacité n'est pas une qualité maîtresse, elle est un agrément. Contenue dans une juste mesure, elle donne à l'individu, surtout s'il est intelligent, un certain piquant; en un mot, elle est le sel de l'existence, mais elle peut facilement en devenir le vinaigre.

Les Caractères ardents. — Le caractère ardent est, en quelque sorte, le corollaire du caractère vif. On dit d'un individu : « Il est vif et ardent. » Ce caractère doit être classé parmi les bons, bien qu'il touche de près à la violence et à l'emportement, qui sont de mauvais caractères; les ardeurs de caractère, comme toutes les ardeurs et la plupart des passions, sont l'apanage de la jeunesse et de la force. Contenu dans de justes limites, le caractère ardent est une qualité; c'est lui qui donne à l'homme le courage et l'entrain que nécessite une entreprise hardie; mal contenu, il peut être l'origine d'actes blâmables ou de crimes.

Les Caractères gais et enjoués. — Avoir le caractère gai est une qualification flatteuse. La bonne humeur et la gaieté sont un élément de l'existence et, pour l'entourage, un grand agrément. La gaieté est l'apanage de l'optimiste, de celui qui sait voir les choses du bon côté et ne pas s'occuper de niaiseries. Être gai suppose une certaine liberté d'esprit, laquelle, ne s'alliant pas toujours à une saine philosophie, marche trop souvent avec l'insouciance ou l'endurcissement.

La Gaieté appartient à tous les âges, mais plus particulièrement à la jeunesse : l'enfant turbulent et tracassier demeure gai en grandissant et peut conserver cette qualité, même avec le sérieux de l'âge mûr et la douce philosophie de la vieillesse. Les plus aimables vieillards sont ceux qui réunissent ces qualités, surtout s'ils se garent de l'égoïsme. S'il y a des âges gais, il y a des peuples gais ; le Français est gai ; on dit couramment : *la gaieté française*. Si l'on en pouvait douter, on n'aurait qu'à passer quelques instants au milieu de soldats et de marins en dehors du service ou dans un atelier. Les chants, les cris, les lazzis se succèdent, et celui qui ne rit pas est bientôt remarqué ; peu, du reste, résistent à cet entrain, car le rire appelle le rire. La gaieté n'est pas la vivacité ; nombre de gens à caractère calme sont d'un naturel très gai.

L'Enjouement est une forme de la gaieté ; il est comme la gaieté chronique. Ce mot éveille dans l'esprit une idée de grâce : l'enfance et la jeunesse peuvent être enjouées ; la vieillesse ne le peut pas. L'enjouement est pour une bonne part dans ce qu'on nomme un heureux caractère ; c'est un état permanent qui donne à la physionomie un cachet particulier, et à l'individu une allure connue de tout le monde. Dire de quelqu'un qu'il a « l'air enjoué » le caractérise très bien.

Les Caractères francs. — La franchise est une qualité précieuse quand elle est tempérée par la mesure, l'intelligence et le bon sens ; l'homme qui a un caractère franc est celui qui, ne cachant jamais la vérité, exprime cette vérité dans toute sa personne. La franchise est comme visible et donne à celui qui la possède un aspect bien connu ; on dit couramment d'un homme : « Il a l'air franc » ; d'autres qualités paraissent dans la physionomie, mais moins peut-être que celle-ci.

Ne pas mentir n'est que le commencement de la franchise, et cependant celle-ci ne consiste pas à dire toujours toute la vérité ; elle ne serait plus une qualité ; elle est, je l'ai dit plus haut, faite de mesure et d'intelligence ; je dirai plus, la vie sociale serait impossible sans cette mesure, laquelle n'est autre que le savoir-vivre.

Il est nombre de personnes qui poussent la franchise trop loin, jusqu'à la rudesse : le vocable : *une rude franchise*, est connu de tous ; ces hommes disent trop ce qu'ils pensent, entraînés par l'idée qu'il faut dire la vérité ; cependant, on le sait, toutes les vérités ne sont pas bonnes à dire.

C'est surtout dans le regard qu'apparaît la franchise; l'homme au caractère franc regarde en face, la tête haute et le port assuré; l'allure oblique, l'œil fuyant sont les opposés de l'air franc et ouvert; tout, du reste, dans l'aspect, décèle la franchise ou l'absence de cette qualité, à moins qu'une grande habitude du monde ou de la dissimulation, aidée d'un certain aplomb, ne puisse en imposer.

La franchise est la négation de la casuistique, laquelle est, au fond, l'art de marcher sur le bord de la vérité sans tomber dans l'erreur; la *sincérité* est une forme de la franchise; on dit aussi des hommes francs et sincères qu'ils ont le « caractère ouvert ».

Les Caractères expansifs et démonstratifs. — Celui qui conte ses petites affaires à tout le monde a le caractère expansif ou communicatif; il ne saurait se trouver en voyage ou dans un lieu public sans parler à son voisin ou à quelqu'un, ne pensant pas au médiocre intérêt qu'inspire ce qu'il dit à ses amis d'occasion; oubliant que le « moi » est haïssable, il parle de lui-même ou de ce qui le touche, et ne voit pas, sur le visage de ses interlocuteurs, combien tout cela leur est indifférent; il s'étend en considérations et les appuie d'anecdotes; le lendemain, il a oublié ses nouveaux amis.

Quel intérêt peut-il leur porter? Le hasard les a mis sur sa route et les remplace par d'autres; à d'autres donc à subir ce besoin d'épanchement qui le caractérise; s'il a de l'esprit, il amuse, c'est une agréable rencontre; s'il n'en a pas, c'est un fâcheux, un bavard, en terme familier un *raseur.* Si le caractère expansif accompagne en général un bon naturel, il est loin de l'affirmer, il peut n'être qu'un vernis, une habitude; ainsi le peuple de Paris est naturellement expansif, et son expansion dérive de sa gaieté. En France, les Méridionaux le sont aussi, et ne sauraient, ainsi que l'ouvrier de Paris, s'empêcher de « parler à leur voisin ». Ils ont ce qu'on nomme volontiers le caractère « bon enfant »; ceux, en petit nombre, qui n'ont pas ce caractère, sont réservés par naturel, éducation, indifférence ou morgue.

L'Entrain. — L'entrain est une des formes de la gaieté et de l'expansion, étant donnée une réunion de personnes qui, ne se connaissant pas, se regardent sans mot dire et s'ennuient avec ensemble; l'homme qui a de l'entrain met tout en branle par sa gaieté et sa bonne humeur; par lui, la glace est rompue, sa gaieté communicative anime tout le monde, et l'agrément a remplacé l'ennui.

La Réserve. — Si l'homme au caractère expansif conte à tout le monde ses petites affaires, l'homme au caractère réservé en parle peu et n'occupe les autres de lui-même qu'en cas de nécessité. La réserve fait partie du tact, de la dignité, de la bonne éducation et donne aux rapports sociaux un grand agrément; les gens froids et flegmatiques sont facilement réservés. Il arrive trop souvent que la réserve, la dignité et la bonne tenue ne sont que les masques de l'insuffisance; beaucoup qui n'ont rien à dire sont considérés comme gens qui, par réserve, contiennent le torrent des grandes pensées qui veulent s'échapper de leur bouche.

Si l'éducation n'avait d'autres mérites, elle aurait celui de dissimuler agréablement les imbéciles; les hommes élevés dans les maisons religieuses sont, en général, remarquables par ce vernis.

La Précision et la Correction. — Avoir de la précision dans le caractère, ou le caractère précis, c'est « savoir être à l'heure »; telle est la notion la plus vulgaire et la plus claire qu'on peut donner de cette qualité.

La précision se montre en nombre de circonstances; ainsi, l'homme doué de ce caractère répondra d'une façon nette à une question quelconque. Tout le monde connaît l'opposé de la précision; un paysan, interrogé, ne répondra jamais nettement *oui* ou *non*, il entortillera sa réponse d'un vague incompréhensible, et il sera impossible d'en tirer un renseignement précis.

Je ne dirai qu'un mot de la correction de caractère, c'est une qualité générale qui fait partie de la sociabilité et qui en comprend beaucoup d'autres; l'homme au caractère correct est celui qui, sachant tout faire à son heure, obéit à toutes les obligations plus ou moins sérieuses qu'imposent les habitudes sociales; il devient facilement formaliste.

Les Caractères généreux, magnifiques, désintéressés, magnanimes. — J'entends ici par caractère généreux celui de l'homme qui donne volontiers ce qu'il possède. La remarque n'est pas inutile, car, pour beaucoup, l'homme qui a un généreux caractère a en même temps courage, grandeur d'âme, dévouement et nombre

d'autres qualités. Généreux caractère pourrait être entendu comme
synonyme de grand caractère. La générosité est donc la qualité
d'après laquelle on donne facilement, et ne doit pas être confondue
avec la charité, qui est la générosité raisonnée et appliquée à un
but déterminé.

Nombre de gens attachent à ce qu'ils possèdent une valeur particulière et supérieure à la réalité. On leur offre un prix d'un objet
quelconque dont ils veulent se défaire; ils doublent ce prix, se
disant que, puisqu'on a remarqué cet objet, c'est qu'il a une haute
valeur; d'autres, s'élevant sans cesse contre les vices des hommes,
qui leur doivent toutes leurs misères, n'admettent pas qu'il y ait des
pauvres : ils se détournent quand ils en rencontrent; aucun d'eux
n'a le caractère généreux.

Tout homme, dans quelque situation qu'il soit, peut avoir le
caractère généreux; mais quand cet homme est un grand de la
terre, possède une grande fortune et en fait un noble usage, sa
générosité devient de la magnificence. Ce mot, cependant, a peut-
être un sens plus étendu. Si Laurent de Médicis a mérité d'être
appelé *le Magnifique*, ce n'est pas seulement par ses largesses, mais
par la grandeur intelligente avec laquelle il a protégé l'industrie,
le commerce et les arts, et a pu faire ainsi la gloire de Florence.

Le caractère magnanime est à l'honneur ce que la magnificence
est à la générosité : il est comme l'excès de l'honneur. François Iᵉʳ
accueillant magnifiquement son ennemi Charles-Quint faisait preuve,
surtout pour le temps, de magnanimité.

Le désintéressement est une autre forme de la générosité; plus
répandu que la magnificence, il peut se rencontrer à tous les degrés
de l'échelle sociale. Il est l'opposé de l'égoïsme. L'homme dont le
caractère est désintéressé pense peu à lui, beaucoup aux autres; il
s'efface facilement et fait passer l'intérêt d'autrui avant le sien
propre. Les caractères désintéressés sont les seuls qui, le courage
aidant, soient propres au dévouement.

La générosité, la magnificence et le désintéressement sont compatibles avec l'économie, cette qualité n'étant autre que l'usage
raisonné et bien entendu de ce qu'on possède. Si la générosité peut
s'allier à l'économie, elle ne peut s'allier à la parcimonie, qui touche

à l'avarice. Je parle ici de l'économie véritable et bien entendue, et non de l'économie dite *sordide*, laquelle n'est que l'exagération de la parcimonie.

La Fermeté de caractère. — La fermeté de caractère, c'est le *tenacem propositi* d'Horace ; l'expérience, la raison, le bon sens indiquent une ligne de conduite ; l'homme au caractère ferme la suit, ne se laissant pas ébranler par des objections secondaires, à moins qu'il ne les trouve suffisantes et justes ; il n'est, pour cela, ni tenace ni entêté ; ce qu'il veut, il le veut bien, et il a de bonnes raisons pour le vouloir ; en un mot, il marche droit et ferme vers un but que son libre arbitre lui a fait entrevoir.

La Témérité, les Caractères entreprenants et résolus. — La témérité de caractère est quelquefois le commencement du courage, mais n'est pas le courage lui-même ; elle est le courage de l'enfance. Le téméraire s'aventure dans un chemin dangereux qu'il aurait pu éviter, où exposera sa vie sans nécessité en marchant sur le bord d'un précipice ; il se rit des avertissements raisonnables et se croit plus brave que personne. La témérité est à peine une qualité ; elle est quelquefois un défaut, car le téméraire devient facilement un *bravache.*

Les téméraires ont, en général, le caractère entreprenant et résolu ; ces qualités sont des formes du courage ; on dit d'un homme entreprenant et résolu, qu'il est courageux jusqu'à la témérité.

La Fierté, la Hauteur. — La fierté de caractère est une qualité, elle est une forme de la dignité ; on dit d'un homme d'un caractère élevé : « Il est noble, fier et digne. » Elle est de tous les âges et de toutes les situations : l'Espagnol, du mendiant au grand seigneur, a le verbe haut, le geste superbe. Il a le caractère fier. Tout le monde connaît don César de Bazan.

La fierté a pour base l'estime de soi-même et le sentiment de sa propre valeur. Exagérée, elle devient facilement un défaut et tourne à l'arrogance.

La hauteur est une des formes de la fierté, mais avec une nuance peu flatteuse. Le vrai gentilhomme a de la fierté ; le parvenu n'a que de la hauteur.

Le Caractère dévoué. — Le caractère dévoué n'est pas tout à fait ce qu'on entend par dévouement, il y a une nuance entre ces termes : le dernier s'entend plutôt d'un caractère héroïque ; l'homme qui se précipite dans les flammes pour sauver son semblable fait un acte de dévouement : c'est un héros momentané qui peut n'avoir pas, dans l'existence de tous les jours, ce qu'on entend par caractère dévoué. Il est dans la nature de certains hommes de songer à ceux qui les entourent plus qu'à eux-mêmes ; ils sont, en un mot, l'opposé des égoïstes ; ils s'effacent sans cesse devant les désirs, les goûts ou les intérêts des autres, et sont toujours prêts à rendre service : ils ont le caractère dévoué. Ce caractère est de tous les jours et de tous les instants. L'homme qui en est doué se consacre non seulement aux autres ou à son entourage, mais il s'attache, se dévoue facilement à une idée élevée, comme la Bienfaisance, ou une œuvre qui en découle : la recherche des pauvres honteux, la moralisation de l'enfance abandonnée, etc.

En un mot, il fait plus aisément, et d'une façon plus suivie, le bien que tel homme vif et généreux, dont le mérite ne sera cependant pas moindre. Les actions d'éclat qu'on nomme des dévouements sublimes peuvent être son fait, mais moins peut-être que celui des gens à caractère ardent et passionné.

Les dévoués sont souvent victimes des autres, car, croyant difficilement au mal, ils sont faciles à tromper ; les rusés et les malins tirent parti de cette faiblesse.

Je me demande si je dois comprendre dans cette étude des gens à bon caractère ceux qui aiment l'ordre, la symétrie ; cela me paraît douteux, car je serais entraîné à l'étude des goûts et je sortirais de mon sujet.

LES MAUVAIS CARACTÈRES

Les défauts de l'homme s'appellent *légion*, mais tous ne dépendent pas du caractère proprement dit : ce sont des goûts, des sentiments ou des passions. Si j'avais entrepris un traité de morale, je n'aurais qu'à les passer successivement en revue ; mais je n'étudie que le caractère, et je vais tâcher de ne m'occuper que des défauts qui l'ont pour point de départ. J'essaierai, mais je sais que, malgré mon désir, je ne serai pas, dans le tableau qui va suivre, d'accord avec tous mes lecteurs.

Voici, successivement, les nombreuses façons dont l'homme peut avoir un mauvais caractère.

Les Envieux. — L'homme au caractère envieux ne peut voir la satisfaction ou le bonheur d'un autre sans regretter de ne pas les partager; il regrette de ne pas posséder ce qu'il voit entre les mains d'autrui, et ne peut admettre qu'un homme qu'il a connu autrefois dans une position modeste, lui soit aujourd'hui supérieur par la fortune ou la situation. Si le sort lui donne ce qu'il envie, il en sera peut-être embarrassé; mais n'importe, un autre ne l'aura pas. Le chien du jardinier de La Fontaine, qui ne rongeait pas l'os, mais empêchait d'autres chiens de le prendre, était un envieux; les femmes sont envieuses des avantages physiques et de la toilette des autres femmes.

On peut avoir envie, accidentellement, de quelque chose, sans être pour cela un envieux; il y a une nuance entre ces termes. L'homme au caractère envieux n'est pas heureux, et ne saurait l'être; ses regrets sont de tous les instants, et, sans être triste, il n'a pas de gaieté.

Les Jaloux. — La jalousie est un défaut de caractère, mais poussée à l'extrême, elle peut devenir une passion et porter aux plus grands crimes; on dit alors : une *jalousie aveugle,* voulant dire sans doute que l'infortuné qui en est possédé ne voit rien, en dehors de l'objet de sa passion; il n'écoute rien; on le trompe, il se vengera.

La jalousie est comme une dépendance des sentiments affectifs; elle peut grandir, et d'un défaut devenir une passion; elle est un sentiment si naturel, que les enfants à la mamelle sont jaloux de leur nourrice, et les petites filles, de leurs petites amies.

Le chien qui voit son maître caresser un autre chien exprime sa jalousie par ses aboiements; le chat quitte la place d'un air indigné.

On dit communément que l'envie et la jalousie sont sœurs; cela est vrai; mais il ressort de l'analyse de ces défauts que l'envie s'applique plutôt aux choses et aux situations, et la jalousie aux sentiments et aux divers degrés de l'amitié et de l'amour.

On est jaloux d'un ami ou d'une femme; on est envieux de la fortune ou de la position d'un autre.

Les Sournois. — L'homme au caractère sournois est celui qui se cache pour jouer aux autres de vilains tours. Le sournois est à l'antipode du franc; il n'est ni triste ni sérieux, il est réfléchi, et pense, le plus souvent, à être désagréable à son prochain. La sournoiserie est un des éléments de la méchanceté. Le sournois a une attitude trompeuse, car son aspect sérieux cache sa ruse, et cette ruse n'est que de la rouerie. Quand il a réussi dans quelque entreprise contre son entourage, il se réjouit dans l'ombre et trouve son plaisir dans le déplaisir des autres; les méchancetés des caractères sournois ne vont pas jusqu'à la machination ténébreuse; elles n'en sont que le commencement. Les sournois qui ont de la gaieté dans le caractère sont ceux dont on se méfie le moins, et sont les plus à craindre; la plupart sont mielleux et prennent volontiers l'air bon enfant.

Les sournois qui appliquent leur caractère spécial à des choses de peu d'importance, portent le nom de *cachottiers;* ils font mystère de tout, ne parlent jamais de leurs affaires et dissimulent les choses les plus simples.

Les Curieux. — La curiosité est un défaut de caractère; le curieux presse son entourage de questions pour apprendre des choses qui lui importent peu, mais qu'il a une sorte de plaisir à savoir; il est mal à l'aise auprès d'une lettre fermée et fera tout au monde pour savoir ce qu'elle contient. J'ai vu un jour une domestique en contemplation devant une caisse qu'elle n'avait pas le droit d'ouvrir. « Qu'avez-vous donc, lui dis-je, à regarder cette caisse? — Ah! Monsieur, c'est plus fort que moi, je souffre de ne pas savoir ce qu'elle renferme. »

Je n'entends ici le mot *curiosité* que dans son sens le plus restreint et le plus vulgaire; il a, en effet, d'autres significations : ainsi on désigne par lui l'ensemble des objets que les amateurs collectionnent.

La curiosité est une des armes de la méchanceté et de la fourberie.

Les Hypocrites. — Les hypocrites sont des sournois supérieurs; Tartufe en est le type immortel. Ce sont des gens dissimulés et intelligents, qui veulent paraître ce qu'ils ne sont pas, et qui surtout veulent qu'on leur croie des sentiments dont la possession est un honneur et un avantage. Le premier de ces sentiments est la piété, c'est celui dont l'exploitation hypocrite offre le plus de ressources ; aussi la qualification lui est particulièrement réservée. Les hypocrites, dans d'autres ordres d'idées, sont plutôt dits gens à caractère *retors*.

Le caractère hypocrite est un sentiment naturel : il y a des chiens qui mordent sans aboyer ; mais il est particulièrement perfectible par l'exemple ou par l'éducation ; il peut même, par ces moyens, être créé de toutes pièces. On accuse, à tort ou à raison, la morale des Jésuites de perfectionner et de créer ces natures de caractère. Celui qui marche vers un but sans se préoccuper des moyens, dans une société armée comme la nôtre, ne pourrait, en effet, se passer de l'hypocrisie.

Une hypocrisie bien réussie ne peut être le lot que d'un homme intelligent ; les imbéciles ne sont que des *cafards*. Ainsi, l'exploitation du miracle, dans un but social ou politique, est le triomphe de l'hypocrisie, mais ne peut être dirigée que par des esprits supérieurs.

Tous les hommes intelligents, même à égalité d'entourage et d'éducation, ne sont pas aptes à faire de bons hypocrites ; ceux qui deviennent supérieurs en ce genre sont les esprits fins, déliés, calmes et réfléchis, mais sans scrupules.

On ne rencontre pas d'hypocrites au caractère ouvert, franc ou vif ; et ce n'est pas parmi les plus humbles serviteurs des religions qu'on voit les Tartufes les plus accomplis.

Les Obséquieux. — Les gens à caractère obséquieux sont comme les diminutifs des hypocrites ; l'obséquiosité est un défaut des inférieurs ; ceux-là, quand ils deviennent les maîtres, sont durs et hautains ; ils cherchent par une basse flatterie qu'on nomme *flagornerie,* et par des attentions exagérées et maladroites, à se faire rechercher et bien venir ; ils font parade en paroles d'une affection et d'un dévouement à toute épreuve, pourvu qu'ils n'aient pas l'occasion de les montrer ; mielleux, ils ont l'échine souple, trop souvent le chapeau à la main ; manquant souvent de dignité, et toujours de franchise, ils marchent sournoisement vers un but, toujours le même : tirer le meilleur parti possible d'un homme plus haut placé qu'eux, et s'en faire protéger.

Les gens à caractère obséquieux sont gênants pour les hommes modestes, et d'un grand agrément pour les orgueilleux; ils constituent la cour de ces derniers et peuplent leurs antichambres.

On ne naît pas obséquieux comme on naît vif ou têtu : on le devient; et, comme je l'ai dit plus haut, ce défaut de caractère se développe surtout chez les gens à situation inférieure et dépendante; il est même un des moyens de ceux qui veulent parvenir à tout prix. Les caresses d'un chien qui veut un os représentent assez bien le caractère obséquieux, il finira par avoir son os, disparaîtra, et quand il l'aura rongé il recommencera ses caresses.

Les Égoïstes. — Songer avant tout à soi constitue le caractère égoïste; l'égoïste a souvent les apparences de la bonté; mais pour peu qu'on recherche les motifs de sa conduite, on s'aperçoit qu'il n'est bon que lorsque ses plaisirs et ses intérêts se rencontrent avec ceux de son entourage.

S'il est intelligent, il s'arrangera de façon à ce qu'on ne voie pas le but qu'il recherche, mais il trouvera toujours d'excellentes raisons pour avoir partout la première place. Toujours dissimulé, il est souvent hypocrite; dans ce cas, beaucoup s'y trompent, et cèdent aisément aux désirs de ces faux bonshommes. Quand le hasard place un homme dans une situation qui ne lui impose aucune contrainte, s'il est égoïste, il l'est sans scrupules, il en est cynique.

L'égoïsme n'est pas un défaut de la jeunesse : celle-ci est en général généreuse; il appartient surtout aux vieillards, et particulièrement aux célibataires : le sentiment de la famille, l'amour des enfants préviennent de l'égoïsme.

Un jour, un vieillard infirme, soigné avec le plus grand dévouement par une domestique à laquelle un accident avait fait perdre un œil, disait à sa fille :

« Quel malheur que Marie n'ait plus qu'un œil!

— Certes, mon père, c'est un grand malheur.

— En effet, si elle devenait aveugle, que deviendrais-je? »

L'égoïsme se double souvent d'une sordide économie, mais cette économie est, à certains points de vue, très bien entendue; prévoyants pour l'avenir de leur bien-être, les égoïstes se privent peu, mais ils privent les autres : ce ne sont pas de véritables avares.

Le premier degré de l'égoïsme, c'est le caractère personnel ; nombre de gens se mettent sans cesse en avant et à propos de tout, disent à des gens qui s'en soucient peu : « Moi, voyez-vous, voici ce que je pense..., j'ai une santé excellente... » etc.

Trop communicatifs en ce qui concerne leur personnalité, ils ne font pas attention à la profonde indifférence qui accueille leurs discours.

Les Caractères susceptibles et inquiets. — L'homme au caractère susceptible croit toujours qu'on s'occupe de lui, qu'on s'en moque, ou qu'on lui veut du mal. Il interprète à rebours les actions les plus simples et, pour peu qu'avec cela il soit triste, il ne voit autour de lui qu'embûches et machinations.

La susceptibilité ne procède pas de l'orgueil, car les orgueilleux se croient trop au-dessus des autres pour croire qu'on s'occupe d'eux, mais dérive d'un amour-propre mal compris. Le commerce de ces hommes est difficile, car ils interprètent mal les choses les plus simples, et les gens paisibles et bons regrettent toujours d'avoir à blesser leur entourage.

Les susceptibles, s'ils sont braves, deviennent facilement des *matamores;* s'ils ne le sont pas, ils rongent leur frein et se vengent d'injures imaginaires par toutes sortes de vilains tours ; si bien qu'on se demande, quand on en est victime, comment on a pu blesser cet homme désagréable. On rencontre un vieux camarade qui détourne la tête ou hésite en vous tendant la main : c'est un susceptible qu'on a blessé sans le vouloir. On dit couramment des susceptibles qu'ils ont le *caractère mal fait,* qu'ils sont *ombrageux.*

La susceptibilité a souvent pour point de départ une exagération de la dignité personnelle.

Beaucoup exagèrent avec intention la susceptibilité pour cacher un projet ou un acte quelconque, en général blâmable ; c'est pour eux qu'on a créé la locution : *Il se fâche, donc il a tort.*

La susceptibilité est souvent maladive, mais moins que l'aigreur, l'irritabilité et l'inquiétude de caractère ; on excuse les malades qui ont ces défauts, mais les gens bien portants qui en sont atteints ne sont pas excusables ; on dit volontiers d'eux qu'ils sont « des fagots d'épines, des crins, des hérissons ».

L'homme au caractère inquiet est certainement à plaindre : voyant du mal partout, se préoccupant sans cesse de mille futilités, il ignore le calme d'esprit, grand élément du bonheur en ce monde.

L'Aigreur de caractère. — L'une des formes les plus désagréables du mauvais caractère est certainement l'aigreur. Vous allez la main tendue vers un homme pour lequel vous avez quelque estime et lui parlez à cœur ouvert : il vous tend un doigt ou serre à peine votre main et vous écoute d'un air distrait. Il sait tout ce qui a pu vous arriver de pénible ou de désagréable et vous le rappelle ; il est vrai qu'il vous plaint et vous exprime sa sympathie, tout cela dit d'un ton sec et froid.

Il sait très bien que vous avez fait un acte honorable qui mérite les louanges de tous, mais il ne vous le dira pas ; il est vrai que l'aigreur est souvent la compagne de l'envie.

Avec cela, il n'est point méchant, il n'est qu'aigre ; souvent même il regrette d'avoir ce malheureux caractère et s'en excuse, mais il n'en est pas moins insupportable, si bien que quand on le quitte on se demande ce qu'on a pu lui faire et on emporte une sensation morale semblable à celle qui demeure dans la bouche quand on a goûté du vinaigre.

Il ne faut pas confondre les caractères aigres avec les caractères aigris : ceux-ci sont des infortunés qui, après de longues luttes, ont vu s'évanouir leurs espérances, ou ont souffert pour d'autres raisons. Ils sont malheureux et souvent dignes de sympathie. Mais ils sont quelquefois injustes et pardonnent mal au bonheur des autres ; tristes et sombres, l'aigreur n'est chez eux qu'accidentelle.

Les Moqueurs et les Railleurs. — Le caractère moqueur appartient surtout à la jeunesse ; il est quelquefois très amusant, quand il est accompagné d'esprit ; mais rien n'est facile comme cette sorte d'esprit, car les ridicules ou les singularités sont nombreux dans la société, et il n'y a pas grand mérite à les apercevoir.

La moquerie est un défaut très secondaire ; elle peut cependant avoir des conséquences pénibles. Il est en effet des moqueurs qui n'ont pas d'esprit, et leur moquerie est lourde comme leurs plaisanteries. Une aimable moquerie n'est pas un défaut, elle est même un des agréments de l'esprit français.

L'excès de la moquerie, c'est le sarcasme; une de ses formes, le persiflage; la raillerie est une autre forme : c'est la moquerie dans un ordre d'idées plus élevé.

Les Tracassiers. — Les petits défauts se résument en un défaut plus général : le caractère tracassier. Il est des gens qui se mêlent de tout, s'occupent de ce qui ne les regarde pas, sont bruyants, s'agitent sans motifs, offrent sans cesse leur intervention, et par leur bavardage et leur agitation sont des causes de trouble. Ils ont conservé dans leur âge mûr le besoin de mouvement qu'ont les enfants qui, tous, ont ce caractère, au moins chez les peuples latins. Nos enfants, grâce à Dieu, n'aiment pas les jeux tranquilles!

Les Caractères taquins. — Ce caractère accompagne souvent le caractère moqueur. Moqueur, railleur et taquin sont de petits défauts fréquents chez les jeunes gens des deux sexes. Le taquin relève, avec plus ou moins d'esprit, les défauts ou les ridicules des autres, embarrasse les interlocuteurs pour se rire de leur embarras, et, suivant une locution courante, s'amuse à « faire monter les gens à l'échelle ».

Quand le taquin n'a affaire qu'à des gens paisibles ou intelligents, on s'en amuse; mais d'autres se fâchent, surtout les susceptibles; dans ce cas, ce défaut peut avoir des conséquences pénibles que le taquin ne prévoit pas, surtout s'il manque de tact. Aussi, n'est pas taquin qui veut, ce défaut suppose toujours un certain esprit.

Les moqueurs, les railleurs et les taquins se complètent souvent d'un autre petit défaut qui est comme le corollaire des leurs : ils colportent des racontars personnels et malveillants; ils sont, suivant une expression vulgaire, « potiniers, » les femmes surtout. Cela tirerait peu à conséquence si le monde n'était peuplé de gobeurs, de susceptibles et de bonasses, qui ne discernent pas la vérité, croient aux « potins », les répètent, et suscitent ainsi des brouilles et des dissensions sérieuses.

Les Caractères tristes, sombres, méfiants. — Nombre de gens voient tout en noir; un événement quelconque survenant, ils n'en prévoient que les conséquences fâcheuses : tous les malades sont condamnés, tous les chevaux sont vicieux et tous les chemins sont dangereux; ce sont des pessimistes, non dans le sens qu'on donne aujourd'hui à cette sorte de pose, qui n'est pas si moderne qu'on le croit, mais dans un sens plus étroit.

La plupart des pessimistes ont le caractère triste; ils rient peu et ne prennent que peu de part aux amusements des autres; ils éloignent par leur aspect les importuns et les bavards. Tout les ennuie et ils ennuient tout le monde, bien qu'ils ne soient pas plus méchants pour cela.

Le caractère sombre n'est que l'exagération du caractère triste; on rencontre partout des gens toujours seuls, le sourcil froncé, ne riant jamais, et paraissant plongés dans les réflexions les plus amères. Ils ont quelque rapport avec les oiseaux de nuit, et l'on dit d'eux qu'ils sont des « hiboux ».

Ceux qui voient ainsi tout en mal sont souvent méfiants, ils croient volontiers qu'on veut les tromper et, par leur malheureux caractère, rendent la vie difficile à ceux qui les entourent.

Les Caractères bourrus. — Tant qu'il est possible à un bourru de s'isoler, personne n'a à supporter les désagréments de ses tendances; mais il est dans la vie nombre de situations où cet isolement est impossible : c'est un père de famille, un chef d'atelier, un surveillant de lycée; alors cet homme triste et méfiant malmène son entourage, se fâche sans motifs, donne des ordres excessifs et, s'il doit conduire des soldats, des forçats ou des nègres, est souvent méchant ou féroce. Dans la vie ordinaire c'est un bourru.

La Violence, l'Emportement, l'Irascibilité. — La violence et l'emportement ne sont que des formes ou des degrés d'un même défaut de caractère, et l'exagération d'une qualité : la vivacité. On dit souvent pour peindre un caractère: « Il est vif et emporté. » Ces défauts sont loin d'être incompatibles avec la bonté : on voit tous les jours des personnes d'un caractère violent avoir le cœur excellent et aimer fort ceux qui ont à souffrir de leurs emportements. Les mères qui ont la main leste aiment autant leurs enfants que les mères au caractère paisible.

Le commencement de l'emportement est l'irascibilité. Les gens à caractère irascible sont ceux qui se fâchent pour un rien. Susceptibles à l'extrême, ils s'imaginent sans cesse qu'ils sont menacés d'une agression quelconque et donnent de l'importance à des choses qui n'en ont point ; leur commerce est insupportable et leur entourage souffre de cette malheureuse disposition de leur esprit.

De même que l'emportement et la violence, l'irascibilité est loin d'exclure la bonté ; rien n'est plus ordinaire que de voir réunis chez la même personne cette qualité et ce défaut.

Les vieillards deviennent souvent irascibles ; les gens atteints de maladies chroniques le sont toujours.

Le Caractère brutal. — Les brutaux ne sont pas non plus toujours méchants, mais la plupart du temps ils sont inintelligents. Il y a deux brutalités : la brutalité physique ; celle du charretier qui bat ses chevaux sans raison, et la brutalité morale de celui qui annoncera sans précautions une mauvaise nouvelle et qui n'aura pas d'égards pour la délicatesse d'esprit et de goût de ceux qui l'entourent. Ceux-là sont des fâcheux, « mettent les pieds dans les plats »; pour s'excuser, quand ils regrettent les effets de leurs paroles, ils disent volontiers : «Que voulez-vous, c'est plus fort que moi ! je suis franc avant tout; pourquoi cacher la vérité?» Dire la vérité est bien ; mais toutes les vérités ne sont pas bonnes à dire, et souvent le tact peut exiger qu'on les taise.

La Dureté de caractère. — Ce défaut est une forme de la brutalité : il est commun chez les hommes qui commandent aux autres ; uni à la justice et à l'intelligence, il est la fermeté ; sans intelligence et sans justice, il est la brutalité ; il est souvent uni à l'égoïsme ; dur et égoïste sont, en effet, des défauts de caractère qui marchent ensemble.

Les Têtus, les Volontaires, les Obstinés. — L'abus de la volonté est l'origine des défauts qui sont connus sous les noms de *caractère volontaire*, d'*entêtement* et d'*obstination;* les volontaires sont ceux qui, à propos de tout, veulent imposer leur opinion ou manifestent vivement leur désir de posséder une chose quelconque ; ils ont envie de tout ce qu'ils voient ; c'est un défaut d'enfant, et surtout d'enfants mal élevés, remuants ou tracassiers ; l'autorité ou une volonté plus forte en viennent facilement à bout.

En grandissant, les enfants volontaires deviennent têtus. Faire une chose qu'on croit bonne paraît naturel; mais on se trompe parfois, et la chose peut n'être pas aussi bonne qu'on le croit.

L'entêté n'écoute pas les bonnes raisons qu'on lui donne et persiste dans son projet; il ne cherche pas à comprendre, et paraît renoncer à son idée s'il a affaire à plus fort que lui; mais, quand on a le dos tourné, il y revient avec persistance, et l'on voit celui qu'on croyait avoir convaincu s'entêter dans une action dont les conséquences peuvent être fâcheuses.

L'obstination n'est qu'une forme de l'entêtement, mais plus que lui elle est inintelligente; les mouches qui, luttant de la tête contre une vitre, s'obstinent niaisement à vouloir passer au travers, représentent bien le caractère obstiné.

Le Caractère entier. — Le caractère entier dérive de l'orgueil; l'homme qui a ce défaut a un port de tête, une façon de parler, une hauteur et une arrogance qui frappent tous les yeux; il commande et veut être obéi; il donne des ordres et n'admet pas qu'on les discute; c'est un autoritaire complet. Ce défaut de caractère est la plupart du temps acquis surtout pour les hommes d'intelligence médiocre arrivés très vite à une situation qui leur donne le droit de commander; très ordinaire chez les anciens officiers qui ont commandé pendant toute leur vie, il est loin d'exclure nombre de qualités.

Les Autoritaires. — Les abus de la volonté ont d'autres formes; il est des gens qui ont le caractère autoritaire : ils donnent à leurs expressions le tour du commandement; au lieu de dire : *il vaut mieux,* ils disent : *il faut.* Tant qu'ils n'ont affaire qu'à un entourage patient ou plus raisonnable qu'eux, la chose a peu d'importance; mais quand ils se trouvent en face d'autres caractères autoritaires, ce sont des froissements et des discussions sans fin.

On dit des caractères autoritaires qu'ils sont absolus; entre ces formes, nous ne voyons qu'une nuance insaisissable. Appliqué aux petites choses, l'absolutisme fait le caractère tracassier et, suivant une expression peu française, des « mestrillons » ou petits maîtres; aussi celui des « faiseurs d'embarras ». Les enfants qui aiment à commander aux autres représentent assez bien le caractère mestrillon.

Les Caractères grognons, boudeurs, rancuniers et vindicatifs.
— Parmi les formes les plus désagréables et les plus dangereuses
du mauvais caractère, on peut compter les grognons, les boudeurs,
les rancuniers et les vindicatifs. Les grognons sont gens qui se
fâchent de tout, manifestent leur mécontentement par de sourdes
plaintes qu'ils s'adressent comme à eux-mêmes et ennuient leur
entourage de leurs lamentations ridicules. Toujours susceptibles,
ils sont, la plupart du temps, tristes et concentrés ; les boudeurs,
qui la plupart du temps ont le caractère triste, indiquent, par une
physionomie spéciale, leur mauvaise humeur, et ont une façon à
eux d'avancer les lèvres qu'on nomme *faire la moue;* ce sont des
grognons muets, mais expressifs. La bouderie est un défaut de
l'enfance, elle se rencontre cependant quelquefois chez l'adulte.

Les rancuniers et les vindicatifs sont les mauvais caractères les
plus dangereux ; les grognons et les boudeurs ne sont que désagréables.

Le rancunier est l'homme qui ne pardonne pas une injure ou
une plaisanterie ; il est, la plupart du temps, susceptible. Il ne
manifeste pas sa colère, mais, vienne l'occasion, on s'aperçoit qu'il
n'a rien oublié.

Le vindicatif est le rancunier qui se venge ; non seulement il
n'oublie pas l'injure, mais, fût-ce longtemps après, il s'en venge
avec violence. Le caractère vindicatif est le commencement du
sentiment de la vengeance ; celle-ci peut être noble ; le caractère
vindicatif n'est que désagréable ou dangereux. Ce caractère n'est pas
propre à l'homme, certains animaux le possèdent à un assez haut
degré, les chevaux par exemple. J'en ai longuement parlé page 233.

Il est des agrégations d'hommes qui ont le caractère vindicatif :
en France, les Méridionaux l'ont plus développé que les gens du
Nord. Les Espagnols et les Italiens sont particulièrement vindicatifs ;
la vendetta corse est connue de tout le monde.

Les Effrontés, les Arrogants, les Impudents, les Indisciplinés.
— Un homme, s'adressant à un autre homme que sa situation
sociale ou son âge place très au-dessus de lui, lève haut la tête et
s'exprime sans convenance ni mesure, c'est un effronté. Cette forme
de caractère est peu commune chez les hommes calmes et réfléchis ;

et elle a le plus souvent pour base une excessive confiance en soi-même. La plupart du temps elle est un défaut transitoire de l'enfance et de la jeunesse et disparaît complètement avec l'âge. Il en est de même de l'arrogance, laquelle n'est que son exagération et a la même origine.

Le mensonge uni à l'effronterie fait les impudents. Le caractère indiscipliné est aussi, la plupart du temps, un défaut de la jeunesse ; l'âge mûr se plie mieux à la règle ; l'indiscipliné ne sait pas, ne peut pas obéir ; il suffit, la plupart du temps, qu'un ordre lui soit donné pour qu'il agisse autrement. Ennemi de toute règle, il n'écoute que sa fantaisie, et quelle fantaisie ! Quand il discute l'ordre donné, c'est un raisonneur, un récalcitrant.

L'indiscipliné peut être très intelligent, il n'en fait pas moins l'ennui et le désespoir de ses maîtres et de sa famille. Si, avec ce caractère, il a de bons sentiments et de l'honneur, il se modifie avec l'âge, et suit la route commune ; s'il est fourbe et vicieux, il déshonore et lui-même et ses parents, et devient le fléau de la société. Combien de familles honorables comptent un de leurs membres qui fait leur désespoir ! Il a commencé par être un enfant indiscipliné, indomptable, chassé de partout, du lycée comme du régiment ; il est joueur, vicieux, subit l'empire d'un entourage pervers, et sa disparition de la scène du monde est, pour les siens, comme pour les honnêtes gens, un véritable soulagement. Il n'est personne qui ne connaisse quelqu'un de ces mauvais sujets.

Les Prodigues. — La prodigalité est un défaut de caractère ; non seulement le prodigue ne sait pas compter, mais il donne ce qu'il possède à tout venant et à tout propos. Il n'a pas de souci de l'avenir, et ne songe qu'aux plaisirs du moment. La plupart du temps, le prodigue est un homme faible de caractère, qui ne peut résister à aucun entraînement. Victime des usuriers et des fripons, il est la vache à lait de l'entourage que sa faiblesse lui a donné ; il n'est point méchant, mais n'ayant jamais pu se priver d'une fantaisie, il rend malheureux ceux qui se préoccupent de son avenir.

Les prodigues deviennent souvent fastueux : le vice du caractère devient un goût, et les goûts fastueux sont une des formes du désordre.

A l'opposé des prodigues, sont les avares; mais l'avarice nous paraissant autre chose qu'une forme de caractère, nous n'en parlerons pas ici.

Les Caractères agités et remuants. — Il est des gens qui ne peuvent tenir en place : sitôt assis, ils se lèvent et marchent sans motif; ils sont mal à l'aise dans les lieux fermés et ne peuvent souffrir d'être placés, soit au théâtre, soit ailleurs, dans un point de la salle d'où ils ne pourraient sortir à leur fantaisie. Ils sont remuants et tapageurs; enfants, ils sont tracassiers.

Ces défauts de caractère s'observent chez l'ensemble de certains peuples : les Méridionaux, par exemple : leurs foules sont agitées, tapageuses; ils aiment le bruit, le mouvement, les cris, les fanfares.

Les sauvages, qui sont de grands enfants, aiment aussi le mouvement et le bruit.

Les Caractères contrariants. — Une nature de caractère très particulière, c'est le goût de la contradiction; il est des gens qui ne sont jamais de l'avis des autres : toute affirmation amène de leur part une négation. Suivant le milieu où il se trouve, le contrariant hausse les épaules, sa figure exprime le doute, ou il emploie les formules connues : *il faut voir… cela n'est pas absolument certain.*

Le goût de la contradiction est tel chez certaines gens, qu'avec eux toute conversation est impossible; ils n'admettent rien de ce qu'on leur dit, discutent sur des pointes d'aiguille et deviennent ergoteurs : s'ils sont inintelligents, ils se fâchent sans cesse et sans raison, et l'on dit d'eux qu'ils sont « rageurs ». Les contrariants et les agités sont souvent agressifs; ils cherchent querelle à tout propos et à tout venant, et sont assez bien représentés par ces petits chiens qui aboient rageusement après les grands, lesquels les regardent avec dédain.

Les Caractères craintifs, superstitieux, faibles, indécis, méticuleux. — Le caractère craintif n'est pas, sans doute, un gros défaut. Cependant, la crainte est le commencement de la lâcheté, et elle est, dans la vie, une cause permanente d'ennuis et d'embarras. Ce caractère est particulièrement développé chez les enfants et chez les femmes; il a certainement pour origine le sentiment exagéré de la conservation, bien qu'au moment où il se manifeste on ne s'en rende pas compte. Le craintif a peur de tout, prévoit des accidents improbables, et sa préoccupation paralyse ses forces et lui enlève toute présence d'esprit; il est en général superstitieux et voit des dangers imaginaires dans le vendredi et le nombre 13 (en France).

J'ai dit : en général, car il y a des superstitieux qui ne sont pas craintifs. Beaucoup d'animaux sont craintifs, particulièrement ceux dont les moyens de défense sont insuffisants; on dit couramment : *peureux comme un lièvre*. Il est certain que, chez eux, l'origine de ce caractère est le sentiment de la conservation. Avant d'avoir connu l'homme, les animaux qui nous paraissent être les types des êtres craintifs ignoraient ce sentiment, et s'il existe aujourd'hui chez eux, c'est que leurs ancêtres, dont l'homme a fait ses premières victimes, le leur ont transmis par hérédité.

On dit aussi des craintifs qu'ils ont le caractère *timoré*.

Le caractère craintif n'est pas la faiblesse de caractère, il en est indépendant. L'homme faible de caractère est souvent un insouciant ou un paresseux qui ne se donne pas la peine de réagir et de discuter; il subit l'influence d'autrui, et s'il est inintelligent, il n'entrevoit pas les conséquences déplorables de sa faiblesse : « On en fait ce qu'on veut », dit le vulgaire.

Bien entouré, subissant des influences honorables, il fait son chemin dans la vie comme un autre; mais si le malheur le met aux mains d'êtres pervers, tout est possible.

La faiblesse de caractère est le propre de la vieillesse; plus qu'aucuns, les vieillards subissent les influences qui flattent leurs vices et leur égoïsme; c'est ainsi que se font certains testaments : « Que m'importe ce que deviendra ma fortune, » disent-ils, et ils déshéritent leur famille d'un trait de plume au profit de ceux qui les circonviennent ou par une peur habilement exploitée de l'enfer.

Les gens faibles de caractère sont, le plus souvent, indécis. — L'indécision est l'embarras où se trouve l'homme, entre deux déterminations; on est souvent indécis, mais une raison éclairée sait bientôt le parti qu'il faut prendre. L'homme au caractère indécis croit toujours qu'il va mal faire, s'abstient, hésite, tâtonne, et finalement fait une sottise. Sans être un défaut sérieux, l'indécision est une entrave dans la vie; c'est pour elle qu'on a fait le proverbe :

« Le mieux est l'ennemi du bien. » Je ne parlerai pas davantage de l'indécision, ayant longuement traité ailleurs de l'hésitation, dont elle n'est qu'une nuance.

A ces petits défauts, s'ajoute souvent le caractère méticuleux. Les méticuleux sont une variété des craintifs et des indécis, on les nomme aussi des « tâtillons »; ce sont des gens qui s'occupent de niaiseries au-dessous de leur situation, ou qui se préoccupent sans cesse de choses de peu d'importance; ils ne savent pas proportionner la valeur des choses dont ils s'occupent à celle du temps qu'ils emploient; en un mot, ils perdent leur temps pour rien. Ce caractère a son bon côté : s'il est celui d'un habile ouvrier, toute œuvre qui sortira de ses mains sera accomplie et excellente; il lui aura donné tous ses soins; le méticuleux est alors dit consciencieux.

Le Capricieux. — « Le caprice, dit Littré, est une volonté changeante, bizarre et sans raison. »

Ce caractère est particulièrement développé chez l'enfant et chez la femme, surtout dans la première enfance. Le caprice est la première manifestation de la volonté; c'est, comme le dit Littré, la volonté non raisonnée. On le sait, dans la première enfance, le raisonnement n'existe pas : l'enfant a des désirs, des envies; il les manifeste par des cris ou des colères qui ne sont que l'expression de ses caprices : il voit la lune, la trouve belle, il veut qu'on la lui donne et il pleure; on le fouette, et il n'y songe plus.

Le propre du caprice, c'est d'être fugace : il est sans racines. Les femmes, surtout dans leur jeunesse, ont le caractère plus capricieux que les hommes; cela tient certainement à ce qu'elles ont l'esprit plus mobile, et qu'agissant avec moins de réflexion elles n'entrevoient pas aussi vite que l'homme toutes les conséquences de leurs actes; en un mot, leur volonté n'est pas aussi éclairée.

S'il est vrai, comme l'a dit un moraliste, que les « femmes soient des enfants méchants », il est naturel qu'elles soient capricieuses.

Les Caractères fanfarons, hâbleurs, vantards, poseurs, vains, suffisants, hautains; la Morgue, le Dédain. — Toutes ces formes de caractère dérivent de l'orgueil, nous allons les passer rapidement en revue.

Il est nombre de gens qui, pour imposer aux autres, se donnent des mérites qu'ils n'ont pas : on les nomme des « fanfarons »; ils racontent des histoires impossibles, et, vantards et hâbleurs, ils émerveillent les badauds, qui veulent bien les écouter, des récits de leurs combats et de leurs hauts faits. Tartarin racontant sa chasse au lion représente très bien ce type. En France, les Méridionaux sont particulièrement atteints de ces petits défauts; aussi dit-on de ces caractères : « c'est un Gascon », et leurs actions sont des gasconnades.

Lorsque ces défauts sont revêtus du vernis d'une certaine éducation, ils ne se manifestent que discrètement, mais n'en existent pas moins; on dit alors de ceux qui les ont qu'ils sont des « poseurs ». Ils sont très communs dans la bonne société. Chercher à dissimuler ce qu'on est et à paraître ce qu'on n'est pas, outrer les situations, affecter des sentiments absents, sont les formes de la « pose ». Ce défaut n'est qu'un ridicule qui ne trompe pas les gens sensés; la plus ordinaire de ces poses est l'affectation dans le langage.

La pose à la bonne compagnie, par la parole, le costume et les allures, est aussi très répandue; mais la bonne compagnie, elle-même, n'est pas exempte de pose. En France, elle affecte le genre anglais; en Angleterre et ailleurs, le genre français, et beaucoup, dans une haute société spéciale, se font remarquer pour la pose à la simplicité. Lire à ce propos l'*Évangéliste*, de Daudet.

La pose à n'importe quoi est très commune; on dirait qu'il est très difficile d'être sincère.

L'orgueil, en tant que défaut ou qualité, est un sentiment d'un ordre élevé. Nous n'avons pas à nous en occuper ici. Mais les diminutifs, tels que la vanité, la suffisance, la morgue et les caractères hautains et dédaigneux, relèvent de notre analyse. Ceux-là sont bien des défauts de caractère.

Faire étalage d'un avantage quelconque est le propre de la vanité comme de la morgue et de la suffisance; mais il est, outre ces défauts, des nuances que l'analyse permet de reconnaître. Quand un avantage est réel, un homme peut en être vain, une femme peut être vaine de sa beauté, un homme de ses talents; les artistes, par exemple, pèchent souvent par excès de vanité.

Si cet avantage est illusoire ou très exagéré, la vanité n'est plus que de la suffisance.

Le sentiment exagéré de l'importance d'une situation sociale donne à certaines gens une allure particulière qui porte le nom de « morgue »; cette allure peut être collective : ainsi, on reproche aux Anglais leur morgue; tout sujet de la gracieuse Victoria est persuadé qu'il porte en lui une autorité particulière, qu'il a une importance spéciale : il est Anglais, il doit donc être placé au premier rang de l'humanité. Cette importance se traduit par une allure spéciale que tout le monde connaît et que nos voisins nomment le *cant*.

La morgue est aussi un défaut de profession, de caste, de quartier, de ville, etc.

Ainsi, oubliant cette vérité que le mérite est chose personnelle, tel qui n'est qu'un imbécile tire vanité d'un grand homme qu'il compte parmi ses ancêtres, et, bouffi de morgue, se croit supérieur aux autres. Il a ce qu'on nomme la « morgue aristocratique ».

Tel autre s'imagine que par la nature des objets qu'il vend il est supérieur à ceux qui vendent autre chose, et dans sa morgue il les regarde avec dédain.

Un autre, né dans une partie de la ville plus aristocratique, tire vanité de cette prétendue supériorité. Je n'en finirais pas si je passais en revue tous ces ridicules; on n'a qu'à regarder autour de soi pour les apercevoir et reconnaître combien leur peinture est admirable dans le *Bourgeois gentilhomme* et dans le *Gendre de M. Poirier*.

A ces nuances de l'orgueil, j'ajouterai le caractère hautain. Il est à peine un défaut; il en est un cependant, car la dignité, dont il est l'excès, peut se passer de hauteur. L'homme hautain a toujours un regard et une raideur très caractéristiques.

Les petits défauts dont je viens de parler sont, en général, accompagnés dans leur expression par un diminutif du mépris, le « dédain ». Le caractère dédaigneux est surtout le privilège de la vanité, de la suffisance et de la hauteur; l'air dédaigneux cache très souvent l'incapacité; il en est de même de la suffisance; la moue dédaigneuse est la manifestation la plus ordinaire de cette dernière.

Les Caractères frivoles et légers. — Il y a nombre de gens pour lesquels le côté sérieux de la vie n'existe pas, leurs préoccupations sont pour l'art de paraître, la toilette ou les plaisirs mondains. Ils donnent à l'accessoire une importance extrême, le mettant, en toute occasion, au-dessus du principal ; ce sont des caractères frivoles.

Cette nature de caractère est particulièrement développée chez les femmes du monde qui, en trop grand nombre, lui sacrifient les devoirs sacrés de la maternité.

Si l'on dit d'une femme de ce caractère qu'elle est frivole, on dit plutôt d'un homme qu'il est léger. La légèreté d'esprit, c'est la difficulté d'appliquer l'attention aux choses sérieuses, c'est les examiner avec impatience et ne pas leur donner l'importance qu'elles méritent. Les caractères de cette nature ont souvent pour fond l'indifférence ou la paresse.

Les caractères frivoles et légers, comme les goûts et les occupations frivoles, qui en sont la conséquence, sont un défaut des gens de loisir ; l'homme qui travaille n'a pas le temps d'être frivole, mais il peut avoir le caractère léger ; c'est là une nuance entre les deux termes.

Les nations gourmées et guindées prenant la forme pour le fond, la lourdeur pour le sérieux, disent volontiers des Français qu'ils sont légers et frivoles. Il est vrai que la gaieté, l'entrain et l'esprit français peuvent le faire croire, surtout à ceux qui ont besoin d'exploiter cette idée contre nous. Mais, en fait, les caractères frivoles et légers ne sont pas plus nombreux chez nous que chez les autres nations. Les Français sont frivoles d'une façon plus aimable et ne se gênent pas pour le montrer, voilà tout.

Il est généralement admis que les nègres sont plus frivoles que les Européens.

Les Caractères faux, fourbes, retors, rusés ; la Dissimulation. — Dire la vérité est la loi d'une existence honnête. L'homme faux de caractère ignore cette loi ; mais comme pour vivre en société il faut qu'il ait l'air de la connaître, il simule la franchise et cache ses mensonges.

La fausseté se montre dans tous les actes de la vie et donne à la physionomie un aspect particulier : l'homme faux ne regarde jamais en face, son regard est oblique et sa tête légèrement inclinée ; il ment à plaisir et pour les motifs les plus inattendus.

Le peu de souci de la vérité peut être un vice national; ainsi tout le monde sait le cas qu'il faut faire de la parole des Chinois ou des peuples de l'Extrême-Orient; tromper, et surtout tromper un chrétien, est loin de peser à leur conscience; il en est même qui le considèrent comme un devoir. Les nègres ont le caractère faux. Les habitants du Sénégal, qui sont en rapport constant avec eux, savent le peu de valeur de leur parole comme individus, et de leurs traités comme nation.

Un fourbe est plus qu'un menteur, c'est un menteur qui applique l'art de mentir à tirer parti des autres. S'il est très intelligent en affaires, on dit de lui qu'il est « retors ». L'homme fourbe et retors est un danger pour la société.

Si sa finesse et ses mensonges sont appliqués à des sujets moins sérieux ou moins nuisibles, il est simplement rusé. La ruse est un sentiment naturel que développe la conscience de la faiblesse et l'instinct de la conservation; tous les chasseurs savent combien les renards sont rusés, et les moyens qu'emploient les lièvres pour dépister les chiens.

Chez certaines peuplades sauvages dont les moyens de défense sont limités, la ruse se développe d'une façon extraordinaire; tout le monde a lu *Le Dernier des Mohicans*.

L'excès de la ruse devient la rouerie. On dit aussi des gens rusés qu'ils sont astucieux, mais ce mot s'applique à des ruses qui ont pour mobile des actions d'ordre supérieur; il y a une nuance entre ces termes : la ruse d'Ulysse était de l'astuce.

Les gens faux et rusés sont forcément dissimulés, car il leur faut cacher la vérité; ce caractère est, chez certains individus, comme une seconde nature : moins apparent que la fausseté, il s'applique comme elle à mille sujets, lesquels sont en général de peu d'importance.

L'homme dissimulé sait se taire : s'il parlait, il deviendrait un menteur et un fourbe. J'ajouterai qu'il est, dans la vie, nombre de circonstances où savoir se taire, dissimuler en un mot, est un mérite; car, on le sait, toutes les vérités ne sont pas bonnes à dire.

On peut dire que la dissimulation est le commencement de la fourberie.

Les Caractères insouciants, indifférents, négligents et désordonnés. — « Cela m'est bien égal!... » « Que m'importe?... » « Après moi le déluge !... » sont des locutions familières propres aux insouciants. En effet, ils se soucient peu de ce qui les entoure et ne portent ni aux choses ni aux personnes l'intérêt que celles-ci commandent. Il peut arriver qu'ils soient préoccupés de choses d'un ordre plus élevé : ils ne sont alors que distraits; leur insouciance n'est qu'apparente.

L'insouciance se complique souvent de paresse : l'insouciant ne veut pas se donner de peine. Il fait surtout peu de cas de ce qui l'oblige à se déranger; beaucoup aussi, par inintelligence, ne se font pas une juste idée de l'importance des choses.

Ce défaut est quelquefois affecté, surtout par les paresseux et aussi par les boudeurs et par les volontaires. Ils affectent de ne pas se soucier des choses pour ne pas avoir à les faire.

Les Nonchalants. — Le caractère nonchalant est l'opposé du caractère remuant ou agité : la nonchalance est le défaut de gens qui, dit le vulgaire, « plaignent leur peine ». Ils ont le goût de l'immobilité, de la tranquillité; agir est pour eux un ennui, une gêne : lents dans leurs mouvements, ils agissent, mais sans efforts. Dans la nature, le caméléon et l'escargot sont des types d'animaux lents et nonchalants. Le créole d'autrefois qui, passant les journées sur un fauteuil de rotin, faisait ramasser son mouchoir par un nègre, représentait la véritable nonchalance.

Ce défaut, tout superficiel, n'exclut aucune qualité. Les climats chauds sont ceux où il est le plus souvent rencontré.

Les Indifférents. — L'indifférent ne sait pas aimer, et en religion manque de foi. Il est froid en amour comme en piété. Quelquefois, cette indifférence a pour base l'insensibilité; car, de même que la sensibilité physique peut être moindre ou diminuée chez certains individus, la sensibilité morale peut être peu développée, et il est possible de prendre pour des indifférents des gens dont la sensibilité est insuffisante.

L'indifférence peut être acquise. On voit tous les jours des personnes se détacher de leurs affections pour des causes quelconques ou, détournées par d'autres idées, perdre le sentiment religieux.

Ainsi, il n'est pas rare de voir des jeunes filles très pieuses perdre leur piété quand elles deviennent mères : c'est comme un remplacement.

Les Caractères négligents. — La vie ordinaire et les rapports sociaux demandent des habitudes d'ordre et une certaine tenue ; leur absence est le fait des gens à caractère négligent ; on les nomme aussi des « désordonnés »; ils sont en effet désordonnés, mais dans un sens restreint.

Combien rencontre-t-on de ces gens qui ne brossent jamais leur chapeau, ont leurs habits boutonnés de travers et ne savent pas où trouver les objets dont ils ont à se servir chaque jour ! La négligence est comme une forme de l'insouciance, quelquefois de la paresse. Il faut citer aussi les gens qui sont toujours pressés et qui, n'ayant jamais le temps de rien faire, laissent constamment quelque chose en souffrance.

Les Caractères malveillants ou méchants. — On se sert dans le langage usuel d'un mot qui résume plusieurs formes du mauvais caractère : on dit d'un homme qu'il a le caractère malveillant, qu'il est un méchant homme. En fait, les malveillants sont ceux qui veulent du mal à leur prochain ; or, ils peuvent vouloir ce mal de nombreuses façons : ils peuvent être envieux, sournois, fourbes, vindicatifs.

La méchanceté et la malveillance sont des défauts sociaux ; bientôt connus de l'entourage, ils éloignent peu à peu les amis, et le méchant demeure seul. Il devient alors égoïste et sombre. Je ne m'étendrai pas sur ce sujet, qui n'est que le résumé de tout ce qui précède.

Les Acariâtres. — Il est une forme très commune de caractère qui, ainsi que la précédente, résume plusieurs défauts. Je veux parler des acariâtres.

Cette désignation paraît réservée aux femmes. Les hommes ne sont pas acariâtres, ils sont bourrus, vindicatifs, emportés.

Ce caractère est un composé de contradiction, d'irréflexion et d'emportement; mais il est loin d'exclure les qualités solides, telle que la bonté ou le dévouement; en un mot, il est plutôt un désagrément qu'un défaut. Il est comme une tache dans le vernis.

L'histoire a conservé la description du caractère de la femme de
Socrate. Comme au temps de ce philosophe, la femme acariâtre
contredit, s'emporte, vocifère et injurie; mais, la plupart du temps,
la colère passée, regrette ses paroles et rachète ses emportements
par de bonnes actions. Elle n'en est pas moins insupportable à son
entourage, qui se passerait volontiers de ces écarts entre la violence
et la bonté; écarts que la raison lui commande de supporter avec
patience.

Les Caractères qui sont bons ou mauvais, suivant les circonstances. — Il est un certain nombre de formes de caractère qui,
suivant les conditions d'existence dans lesquelles l'homme se trouve
accidentellement placé, peuvent être pour lui un avantage ou un
désagrément, une qualité ou un défaut. Je vais les passer en revue.

Le Caractère sérieux. — Ce caractère est, en général, une qualité,
mais son exagération est un défaut. Celui qui le simule est guindé,
gourmé. De plus, le sérieux, pour être tolérable, doit être accompagné d'affabilité et de bonne grâce; sans elles il donne l'air triste
et sombre. Être sérieux quand il le faut, et rire à son heure, est
un des agréments de la bonne compagnie.

Le sérieux est l'apanage de l'âge mûr; on dit de l'enfant qui
grandit qu'il commence à devenir sérieux; rien de plus naturel, car
avec l'âge arrivent les soucis de la responsabilité, du soin de la
famille et les préoccupations de l'avenir.

L'enfance n'est pas sérieuse, elle rit volontiers; les enfants trop
sérieux sont, ou de petits phénomènes qui ne tiennent presque
jamais ce qu'ils promettent, ou de petits malades. Rien n'est pénible
à voir comme le trop grand sérieux de l'enfance.

Les souffrances physiques et morales peuvent être l'origine du
caractère sérieux; mais, la plupart du temps, ce caractère se développe spontanément, surtout en présence des responsabilités.

Dire d'un homme qu'il n'est pas sérieux est une qualification très
sévère : c'est dire qu'il est incapable d'avoir le sentiment de la
réalité des choses, soit parce qu'il ne peut les comprendre, soit
parce qu'il ne saurait fixer son attention sur elles.

Il y a des situations qui nécessitent plus que d'autres un caractère sérieux. On s'étonnerait avec raison d'un prêtre qui n'aurait jamais que le rire aux lèvres, aussi bien que d'un acteur comique dont le tour d'esprit, à la ville, serait triste et lugubre.

Le Caractère austère. — L'excès du sérieux est le plus souvent l'austérité, du moins comme caractère, car le caractère austère n'est pas précisément ce qu'on entend par austérité.

L'homme au caractère austère est celui qui, n'écoutant que le devoir, ne s'arrête à aucune considération devant l'honneur ou devant l'idée de faire son salut.

Cet homme est souvent sombre et morose, il rit peu (quelques-uns, jamais); sa physionomie reflète l'état de son âme et prend un aspect particulier, bien connu de ceux qui fréquentent les religieux. L'excès de cette modalité intellectuelle est le caractère ascétique. C'est, en effet, chez les personnes préoccupées outre mesure de la vie future qu'on rencontre le plus communément ce caractère. Il est le commencement du fanatisme : grand quand il est éclairé, féroce quand il est inintelligent.

Au sujet de cette cruauté, voici ce que je puis raconter : Il est dans le midi de la France un couvent qui ne reçoit que des filles repenties. Le caractère austère de la règle — aussi celui de ces malheureuses — les contraint à un dur travail : à coucher sur la dure en tout temps et à se priver de nourriture, sans compter la discipline et d'autres macérations. La maladie enlève ces fanatiques dans une période moyenne de six ans. Aucune n'échappe : toutes sauvées ! L'austérité fait des bienheureuses comme certaines femmes font des anges.

Les Apathiques, les Indolents et les Lourdauds. — A l'opposé des caractères vifs, légers ou frivoles, sont les indolents, les apathiques et les lourdauds. Leur intelligence est suffisante et juste, mais ils pensent et agissent avec mesure et lenteur, évitent le plus possible de se mouvoir et fuient les occasions de se presser; « ils plaignent leur peine, » dit le vulgaire. Sont-ils au sommet de l'échelle sociale, ils ont de la dignité, de la majesté; sont-ils au bas, ce sont des lourdauds.

La lourdeur, l'indolence et l'apathie sont loin d'exclure les qualités : on voit tous les jours des gens excellents manifester leur bonté avec la lenteur qu'ils mettent à faire toute chose. Malheureusement, ces formes de caractère donnent souvent le change, et ne peuvent être appréciées que si l'on connaît à fond ceux qui les manifestent. Il est parmi ces apathiques des gens très intelligents, mais la plupart n'ont pas d'esprit ; les spirituels appartiennent à la catégorie des « pince-sans-rire », désignation singulière que j'emprunte au langage courant.

Les Caractères froids. — Ne s'émouvoir que lorsqu'il convient, ne rire que quand il faut, peu montrer ses sentiments et sa pensée et dédaigner les paroles inutiles, tels sont les gens à caractère froid. Ce caractère, contenu dans de justes limites, est une qualité, car il s'allie avec la dignité et fait partie des allures de la bonne compagnie. Malheureusement, la froideur est le masque de nombre de défauts, particulièrement de l'indifférence. Il est, en effet, des gens froids qui n'ont pas grand mérite à contenir des sentiments qu'ils n'ont jamais éprouvés.

Dans l'enfance et dans la jeunesse, la froideur est un défaut, car elle est incompatible avec la vivacité et l'entrain naturels à cet âge.

Dans l'âge mûr, elle devient une qualité, car elle est la plupart du temps le résultat de la réflexion et du sérieux ; dans la vieillesse, elle est fréquente, mais souvent exagérée par l'égoïsme, auquel échappent peu de vieillards, surtout s'ils n'ont pas de famille.

Chez les femmes, une certaine froideur devient de la dignité et donne à celles qui sont belles cette allure spéciale qu'on nomme la « beauté souveraine ».

En tant que qualité, elle ne procure aucun agrément à ceux qui la possèdent. On peut la classer parmi les qualités solides. En tant que défaut, elle est insupportable. Tout le monde connaît dans la société ces gens raides, glacés et ennuyeux, que le vulgaire nomme des « trouble-fêtes ». Ce sont des gens froids que le hasard a lancés dans le monde.

Le Caractère concentré. — Il est des gens à caractère très froid qui ont un aspect particulier. Toujours seuls, absorbés dans leurs pensées, ils ne parlent jamais ou le moins possible. On dit d'eux qu'ils ont le caractère concentré. Lorsque ce caractère n'est pas en même temps sournois, qu'il n'est que trop sérieux ou trop réfléchi, il est encore une qualité. Il devient un défaut s'il est en même temps triste et bourru.

La recherche d'un problème ardu, les préoccupations et les douleurs morales absorbent et concentrent la pensée. Archimède absorbé, ignorant le soldat qui le frappe, est le type de la concentration de caractère.

La Distraction. — La concentration de caractère a un diminutif qui est la distraction, laquelle est une sorte d'altération de la volonté. Je n'ai pas la pensée de refaire ici l'admirable portrait que Labruyère a tracé du distrait, lequel portrait, soit dit en passant, tient plus de la littérature que de la psychologie; je n'y ajouterai que quelques traits, pour lui donner une allure plus scientifique.

Le distrait est un homme qui accomplit un acte ou qui néglige de l'accomplir sans en avoir conscience, bien que cet acte appartienne à l'ordre des actes volontaires. L'énonciation de ces termes « acte volontaire » m'amène naturellement à mentionner les diverses altérations de la volonté, qui pourraient être confondues avec la distraction proprement dite. Pour plus de clarté, je procéderai par exemples :

Un homme rencontre dans la rue des personnes qu'il connaît; il les voit, mais n'y fait pas attention : sa pensée est ailleurs, et il ne salue pas. Sa volonté n'a été pour rien dans son impolitesse; je dirai plus, il la regrette. C'est, à proprement parler, une distraction. Si elle se renouvelle, c'est que cet homme a le caractère distrait.

Examinons ce qui se passe pour d'autres altérations de la volonté : l'action réflexe, l'habitude et l'automatisme.

Une mouche cherche à s'introduire dans le nez d'un homme : il éternue, c'est un acte réflexe; la volonté n'y est absolument pour rien, l'acte s'est passé en dehors d'elle, et nul ne songerait à rendre l'homme responsable de tout acte semblable.

Tel a depuis des années l'habitude de faire la même chose à la même heure; survient une obligation imprévue à remplir à cette heure, il l'oublie, rien de plus ordinaire. Ce n'est pas la distraction, c'est l'habitude qu'il faut accuser de cet oubli.

On lit un journal en marchant, les mouvements réguliers de la marche s'accomplissent; on évite même les obstacles, et cependant la volonté n'y est pour rien, car l'esprit est absorbé par la lecture. C'est de l'automatisme : la volonté est absente de l'acte accompli. Elle n'a eu d'action que pour commencer la marche et pour la faire cesser. Elle s'est comme éclipsée pendant la lecture du journal; cependant, on n'a pas marché par distraction.

On le voit, dans tous ces cas la volonté a été altérée d'une façon différente. Dans l'acte réflexe, elle est complètement absente. Dans la distraction, dans l'habitude et dans l'automatisme, elle a été assoupie un moment, mais d'une façon différente.

Ces développements ne sont que le complément de ce que j'ai dit plus haut au sujet des rapports du caractère avec la volonté.

Les Caractères positifs et les Caractères rêveurs. — Le mode d'exercice de la pensée varie singulièrement suivant les individus, même à instruction et à intelligence égales. J'ajouterai que cette variété constitue un des principaux éléments de la personnalité.

L'un a ce qu'on nomme l' « l'esprit positif ». Ses idées s'enchaînent méthodiquement, et ont pour unique base ses intérêts, ses travaux, sa vie de chaque jour. Enfant, il se laissait à peine détourner de la tâche imposée : c'était un élève appliqué; jeune homme, il a été absorbé par d'autres soins et par les soucis de l'avenir; homme, il est ce que j'ai dit précédemment : sérieux et positif.

Cette forme de caractère est une qualité quand elle est contenue dans de justes bornes; mais son excès est un défaut. L'homme trop positif devient facilement vulgaire et grossier : il n'a ni le sens ni la notion de l'idéal, lequel est l'expression de ce qu'il y a de plus noble chez l'homme.

A l'opposé est le caractère rêveur. Aussi bien que l'autre, le rêveur accomplit sa tâche, mais non sans peine et sans lutte, car il en est sans cesse détourné par ses rêveries. Son imagination exaltée se berce de chimères, qui, la plupart du temps, sont incessamment remplacées par d'autres. Son monde est le monde des rêves, et sa pensée, indécise, a l'imprévu et le désordre de cet état d'esprit. Enfant, il aimait les fées, et isolé dans la campagne, il allait sans voir, perdu dans ses pensées; jeune homme, le fantastique le séduit, les œuvres d'imagination le charment : il se croit poète et, suivant son éducation, évoque les héros du passé ou les êtres fantastiques qu'ont imaginés les romanciers; il les voit, il leur parle. Charmé par les créations du génie, il pleure avec Werther, soupire avec Mignon et s'emporte avec Hamlet.

Si, par circonstance de milieu, sa rêverie est tournée vers les choses de la foi, il s'exalte et tombe dans le mysticisme : il est sur la voie qui conduit aux miracles. C'est un illuminé. Beaucoup de saints ont ainsi commencé : leurs rêveries sont devenues des ravissements.

J'ai eu au lycée un camarade d'une grande intelligence, et en même temps rêveur et poète : la rêverie et la poésie en ont fait un prêtre qui est devenu un évêque éminent.

On rêve à tout âge; mais l'analyse semble démontrer qu'on ne rêve pas de la même façon. Dans l'enfance et dans la jeunesse, la rêverie est constituée par une série d'idées qui s'enchaînent. Leur sujet est sans doute chimérique et fantasque, mais elles forment un ensemble qui a comme l'apparence de la réalité; ainsi l'enfant voit les fées, s'imagine Cendrillon et entend Croquemitaine.

Le jeune homme fait des châteaux en Espagne et suit une série d'idées dont l'amour, l'avenir et la foi sont la trame et le fond. Ces rêveries sont comme des rêves organisés, ceux dont on dit : Je dormais, mais il me semblait que j'étais éveillé.

La jeune fille est particulièrement rêveuse, surtout quand elle passe de l'enfance à la jeunesse, et ses rêveries sont de cet ordre.

Tout autres sont les rêveries des adultes, hommes et femmes. Autant celles de la jeunesse sont coordonnées dans leur singularité, autant celles-ci sont incohérentes. Ce rêveur est l'homme qui répond à ces mots : A quoi pensez-vous? — « Je ne pense à rien. »

Sa pensée est, en effet, tellement indécise et vague, qu'elle ne constitue aucune idée. La solitude, la grandeur de la mer, les vastes horizons portent à la rêverie; j'y joindrai le bien-être, la fumée de tabac, le haschich, etc.

Cette rêverie a un analogue : le rêve ordinaire, celui dont on dit qu'il n'a pas le sens commun.

Il y a des professions rêveuses : les marins; des peuples rêveurs : les nations du Nord, et des époques rêveuses, où la mode était à Ossian et aux élégies.

Pris comme ensemble, le Français est peu rêveur.

Les rêveries de la jeunesse s'évanouissent devant la raison de l'âge mûr. A cet âge, on ne saurait admettre les créations fantastiques et coordonnées qui les constituent. On les repousse instinctivement, mais combien les regrettent!... Ne sont-elles pas un des plus grands charmes de la jeunesse?... la jeunesse elle-même.

On pourrait m'objecter que les rêveries si bien coordonnées du jeune âge ne sont que des actes de l'imagination. Je ne suis pas de cet avis : il y a des degrés dans la coordination des idées.

En effet, dans l'exercice de l'imagination, quelque fictif que soit son but, la coordination est complète : les idées s'enchaînent parfaitement, et l'invention ressemble à la réalité. Cette ressemblance est même un mérite pour lui. Un certain réalisme n'est-il pas une qualité littéraire?... tandis que, dans la rêverie de la jeunesse, la coordination est incomplète. Lien ordinaire des idées, elle est comme dénouée, relâchée, bien qu'elle existe.

En un mot et par comparaison, l'œuvre de l'imagination est un paysage en pleine lumière; celle de la rêverie est un paysage dans le brouillard : les formes en sont indécises, vagues et incomplètes.

Les Caractères tenaces. — Bien que j'aie déjà parlé de la ténacité de caractère à propos de la volonté, je crois devoir revenir sur ce sujet.

Elle est une qualité quand elle a pour mobile une idée juste ou une détermination sage; elle est un défaut et devient de l'entêtement quand il en est autrement.

Un homme intelligent a conçu un projet dont l'accomplissement demande du temps : il ne perd pas son projet de vue, saisit les occasions de le mener à bien, et ne se laisse pas détourner par des objections sans valeur. Une certaine ténacité est nécessaire dans la vie, car la moindre détermination soulève dans l'entourage mille objections. Elles n'ont la plupart du temps aucune valeur; ceux mêmes qui les font n'y attachent pas d'importance, mais ils les font tout de même par une sorte de besoin de contredire. Le projet avorte : ils l'avaient bien dit... Il réussit : ils ont oublié leur opposition. Rien de plus louable que cette ténacité qui sait résister à de pareilles instances; elle n'est que la suite dans les idées.

Cette suite dans les idées, appliquée à des projets sans valeur, peut être une source de misères, d'ennuis ou de ridicules. Tout le monde connaît des gens qui appartiennent à la catégorie des inventeurs : ils ont trouvé le moyen de diriger les ballons, le mouvement perpétuel; ils travaillent à la recherche de la quadrature du cercle, etc. Rien ne saurait les détourner de leurs projets : les objections qu'on leur fait ne sont que jalousie ou erreur; ils n'écoutent rien : ils sont tenaces. Ils ont une idée, ils n'en démordront pas.

Les Caractères audacieux. — Prendre rapidement son parti, ne pas s'embarrasser des détails et agir sans crainte est le propre des caractères audacieux. L'audace est un des principaux facteurs de la réussite. Savoir oser est un avantage dans la société.

Le caractère audacieux contenu dans de justes limites est une qualité : il permet d'accomplir des actes que la timidité et l'hésitation rendraient impossibles.

Mais pour que cette qualité rende des services, il faut qu'elle soit appuyée par l'intelligence et le sang-froid. L'audacieux qui prend mal son temps fait une maladresse, si ce n'est pis. Excessif ou appliqué à contre-temps, il est un défaut : il devient l'effronterie, l'impudence ou l'arrogance.

On dit aussi des audacieux qu'ils sont gens à caractère entreprenant ou déterminé.

La Résolution et la Décision. — Ces formes de caractère peuvent être des défauts quand, chez les personnes peu intelligentes, elles tournent à l'entêtement. Mais la plupart du temps elles sont de précieuses qualités. Presque synonymes d'audace et de courage, elles en diffèrent par une nuance. Celles-ci, en effet, entraînent l'idée d'un danger affronté, alors que la résolution et la décision, qualités de tous les jours, s'appliquent de plus aux actes ordinaires de la vie.

Ce sont particulièrement les gens résolus et décidés qui prennent rapidement leur parti, à l'opposé des hésitants. La plupart des hommes intelligents et à esprit juste apprécient d'un coup d'œil rapide les avantages ou les inconvénients d'une détermination quelconque, étant admis cependant qu'ils appliquent à cette décision une attention suffisante. Ceci dit à l'adresse des caractères légers, qui ne sont résolus qu'en apparence et font des sottises avec aplomb.

Rien de plus singulier que l'analyse du caractère de nombre de gens, au point de vue de la décision et de la résolution. Beaucoup, dans les actes ordinaires de la vie, laissent flotter leur volonté au gré des caprices ou des suggestions de leur entourage. Mais vienne la nécessité d'une décision importante à prendre, ils affirment nettement leur volonté et n'écoutent plus que la vérité.

D'autres, particulièrement parmi les Méridionaux, sont décidés en toutes choses, et leur visage porte l'empreinte de la hardiesse et de la vivacité. Aisément autoritaires, il n'est rien sur quoi ils n'expriment nettement leur volonté.

La Timidité. — A l'opposé des audacieux sont les timides.

La timidité est un sentiment souvent naturel, mais qui peut être transitoire. Très petite fille, la femme n'est pas timide ; vers sept ou huit ans elle le devient, et demeure ainsi jusqu'au mariage ; puis peu à peu la timidité disparaît après avoir duré plus ou moins long-temps. Les vieilles femmes sont très rarement timides.

Rien n'est moins raisonné que la timidité. On est timide sans savoir pourquoi. Il est probable que les timides éprouvent ce senti-ment parce qu'ils croient, à tort ou à raison, à leur insuffisance : ils ont comme une méfiance non raisonnée d'eux-mêmes. Analysons en quelques mots ce qui se passe chez un timide qui passe un examen :

Le jeune homme a bien travaillé : il sait. Arrivé devant ses juges, il s'assied un peu pâle — c'est la couleur de la timidité masculine — et tourmente d'une main tremblante les boutons de son gilet. On l'interroge, lui posant une question qu'il sait parfaitement : il reste court ; il a tout oublié ; son intelligence est ailleurs : il se voit refusé, et d'une pensée rapide il entrevoit les conséquences de son échec : sa famille en larmes, son avenir compromis, les railleries de ses camarades, etc. ; alors il balbutie des niaiseries ou demeure bouche béante ; quelquefois il se lève, préférant renoncer à la situation qu'il sollicite, ou, atteint d'un malaise physique inexprimable, il pâlit plus encore et se trouve mal.

S'il a affaire à un interrogateur qui juge la situation, il peut, après de bonnes paroles, reprendre l'aplomb nécessaire ; sinon, un mot ironique met le comble à son trouble.

La timidité n'a rien de commun avec le manque de courage; voici un fait qui le prouve :

Je présidais un jour une conférence dans laquelle un caïd arabe des environs de Tlemcen, connu pour sa bravoure, avait la parole. Je le voyais, bien qu'il parlât très bien français, hésiter, pâlir et tourmenter fiévreusement les glands de son burnous. « Allons, lui dis-je doucement, courage! on vous écoute avec plaisir. — Ah! Monsieur, me dit-il dans un repos, j'aimerais mieux charger l'ennemi à la tête de mon goum qu'affronter tous ces yeux qui me regardent. » C'était un brave timide.

Le monde est rempli de gens qui cachent avec soin leur timidité comme incompatible avec leur situation sociale. Ils en souffrent cruellement.

J'ai connu un pasteur dont parler en public était le devoir, et qui s'en acquittait très bien. Remplir ce devoir lui eût été impossible, s'il avait regardé son auditoire : il levait les yeux au-dessus, et ainsi ne voyait personne. Par ce stratagème, il n'était pas intimidé, et y gagnait d'avoir l'air inspiré.

Il est des orateurs timides qui ne regardent qu'une seule personne, toujours la même, faisant ainsi abstraction complète de la foule qui les écoute. Ils se créent ainsi la fiction qu'ils ne parlent qu'à un seul.

La timidité peut-elle être un défaut? Ce serait peut-être beaucoup dire. Mais si elle n'est pas un défaut, elle est une insuffisance. Il est certain que dans quelques circonstances elle est au moins gênante ou ridicule.

Souvent elle est une qualité, ou plutôt une parure, un ornement. On comprend difficilement un enfant ou une jeune fille sans cette forme de caractère. A leur âge, le silence, l'embarras et la rougeur sont ses manifestations extérieures, et il existe un lien entre l'innocence et la timidité.

L'Exagération de caractère. — Il est dans le caractère de certaines gens de ne pas pouvoir raconter la chose la plus simple sans lui donner plus d'importance qu'il ne convient. Ils disent sans doute la vérité, mais ils la disent en l'amplifiant. Rien n'est singulier comme d'entendre raconter un accident dont a été témoin un homme de ce caractère. En France, les Méridionaux sont remarquables en ce genre.

Le goût de l'exagération n'est ni une qualité ni un défaut : c'est une simple tournure d'esprit. Seulement, son excès devient facilement le mensonge.

L'Amour-propre. — La forme de caractère qui peut être le plus facilement une qualité ou un défaut est certainement l'amour-propre. Si grandes peuvent être les différences entre les amours-propres, que ce mot est impossible à définir. Des exemples donneront très bien l'idée de ce qu'on entend par lui.

Un enfant apprend avec zèle ce qu'on lui enseigne : il travaille non pour l'instruction en elle-même — il n'apprécie pas ce but élevé, — mais par amour-propre. Il serait fâcheux qu'il n'eût pas ce caractère : il veut dépasser ses camarades, et l'émulation le soutient dans son travail. Il rougira de n'être pas aux premiers rangs de sa classe et de laisser les prix à ses concurrents. Ici, l'amour-propre est louable.

Un homme a fait rapidement sa fortune, et veut paraître et briller au milieu de ceux qui le dédaignaient avant qu'il fût riche : il met alors son amour-propre à avoir une plus belle maison, de plus beaux équipages et de plus belles livrées. Il les éclabousse de son luxe. Ici, l'amour-propre n'est pas louable : il procède de l'orgueil, et devient de l'arrogance ou de la suffisance.

Tels se mettent toujours en avant, et croient que tout ce qu'ils font ou tout ce qu'ils possèdent est d'ordre supérieur. On dit d'eux qu'ils sont « pétris d'amour-propre », qu'ils ont un « amour-propre insupportable ».

En ce qui touche cette formule du caractère, tout est dans la mesure : car si trop d'amour-propre conduit à l'orgueil, pas assez devient l'insouciance, la négligence ou la paresse. Le manque d'amour-propre peut même aller jusqu'au cynisme. Chaque homme doit avoir une certaine quantité de ce caractère, tempéré par la raison et les convenances.

L'Humilité. — L'humilité de caractère est-elle une qualité ou un défaut ? Tout le monde sait qu'elle est une vertu chrétienne, surtout catholique. La raison en est simple : basé, comme la plupart des religions, sur le principe d'autorité, le catholicisme n'admet pas qu'on le discute : il s'impose. Par suite, courber la tête devant ses dogmes, s'humilier sous sa loi est un mérite, une vertu! Toute force, toute autorité qui s'impose et commande, exige l'humilité de ceux qui lui sont soumis. Ce principe est nécessaire dans les sociétés naissantes ou en voie d'évolution. Il l'est moins à mesure que le progrès grandit l'individu dans sa dignité, et lui permet une discussion que sa libre conscience dirige : ainsi, les Orientaux sont humbles; les Américains du Nord ne le sont pas.

Étant donnée une société composée de personnes ayant le juste sentiment de leur valeur et sachant se tenir à leur place, l'humilité n'a rien à faire avec elle. Elle est un mérite si du moins elle n'est pas feinte. Quand on doit obéir aveuglément à un chef sans avoir le droit de discuter ses ordres, elle est la discipline et la patience. Fille de l'autorité, elle est surtout une vertu de cour et d'église.

Est-ce à dire que l'humilité de caractère ne puisse pas être une admirable vertu? Le type si beau et si vrai de l'évêque Myriel dans les *Misérables* me démentirait.

L'homme ne naît pas humble, il le devient. En effet, le jeune enfant n'est jamais humble, pas plus que timide. Si le sort le place plus tard dans une situation où l'humilité soit nécessaire, il acquiert ce caractère, et il peut être humble avec sincérité.

Dans les religions où Dieu n'est pas un père, mais un maître ; où il frappe et punit plutôt qu'il n'aide et console, l'humilité s'impose et fait partie de l'adoration. Elle donne alors aux gens une allure spéciale, bien connue sous le nom d'« air d'église ». Celui qui possède cet air a une certaine façon de saluer et de baisser les yeux qui décèle son caractère.

Le plus souvent, cet humble ne courbe pas toujours la tête : quand la force qui le plie a le dos tourné, il se relève et devient arrogant, et comme dit Tartufe :

> La maison est à moi, je le ferai connaître...

Le Caractère indépendant. — On dit d'un homme qu'il a le caractère indépendant, lorsqu'il supporte difficilement toute règle. Ce caractère se manifeste en nombre d'occasions assez dissemblables. Nous n'examinerons ici que le caractère à proprement parler, c'est-à-dire le sens le plus restreint du mot *indépendance*.

Quand la règle à laquelle un homme veut se soustraire est odieuse ou injuste, l'indépendance de caractère est une qualité, mieux encore elle peut être une vertu. Elle est au contraire un défaut, un crime même, quand l'homme se révolte contre une règle juste ou contre les lois de son pays.

L'indépendance de caractère est étroitement unie à l'indiscipline. Celui qu'elle domine se révolte sans cesse contre toute règle, plein de confiance en lui-même. Il croit n'avoir besoin de personne, et considère toute loi comme une oppression ou une injure à sa dignité, à sa liberté et à son intelligence.

Enfant, l'indépendant de caractère est l'écolier turbulent, raisonneur et tracassier; homme, il trouve mauvaises les lois de son pays. S'il était le maître, il en ferait certainement de meilleures. Il n'admet aucun gouvernement, et fait partie de tous les complots. Les anarchistes, les socialistes, les nihilistes, les intransigeants, etc., sont des indépendants. J'ajouterai que les héros de tous pays : les Guillaume Tell, les Camille Desmoulins, etc., ont commencé par être des indépendants de caractère. Pour être louable, ce goût de la révolte doit non seulement s'exercer contre une règle odieuse, mais s'appuyer sur l'intelligence et le bon sens.

L'indépendance de caractère est l'origine de toutes les excentricités qui, dans tous les temps, ont attiré l'attention : depuis les longs cheveux des romantiques jusqu'aux tableaux des impressionnistes et des indépendants, aux façons des incohérents et des rapins et à la littérature des naturalistes, des décadents, des symbolistes ou des déliquescents. Dans vingt-cinq ans, ces excentriques porteront d'autres noms et maltraiteront d'une autre façon les beaux-arts, le bon goût et la langue française.

Les Caractères fantasques, bizarres, originaux. — Pour certaines gens, les petites conventions qui constituent non le fond, mais la forme de la société, sont insupportables. Ils ont une allure à eux qui dit bien haut qu'ils n'entendent pas « faire comme les autres ». Cette forme de caractère comprend les originaux, les fantasques et les bizarres.

Je vais essayer de donner l'idée de ces sortes de gens.

La façon de s'habiller est leur mode de protestation le plus ordinaire; ils ont imaginé une forme de chapeau, d'habit ou de chaussures qu'ils disent plus commode que celle de tout le monde, et ils s'en servent sans s'inquiéter de ce qu'on en pense. Rien à dire de ces fantaisies quand elles sont innocentes et sincères; il n'en est pas de même quand, basées sur la vanité ou sur l'orgueil, elles ont pour but de se faire remarquer. Tout Paris a pu voir, vers 1847, un monsieur, mis du reste comme tout le monde, qui portait sérieusement un chapeau carré en soie verte. On en riait, il n'en avait nul souci. Les guenilles que Chodruc-Duclos promenait avec ostentation dans le Palais-Royal, sous la Restauration, faisaient hausser les épaules aux gens de bon sens; j'ajouterai qu'il y a longtemps qu'Alcibiade coupait la queue à son chien.

Ne rien faire comme tout le monde règle la conduite des bizarres et des originaux. Ces derniers, surtout, sont ceux qui sont particulièrement fantasques, ont des raisonnements absolument imprévus et des façons d'agir qui leur sont propres; tantôt distraits, tantôt taciturnes, tantôt gais, ils déroutent, par leur mobilité, toute analyse de leur personnalité. Cette mobilité est l'essence même du caractère de ces originaux.

Demandez-leur pourquoi ils sont ainsi, ils l'ignorent ou vous donnent des raisons saugrenues, qui déroutent toute appréciation sérieuse.

Contenus dans certaines limites, ces caractères ont leur agrément, car l'existence monotone et compassée qu'imposent les habitudes sociales, ne perd pas à être, de temps à autre, animée par les originaux et les bizarres. Seulement, il leur faut un certain courage, car ils ont à braver le ridicule.

La raison dominante des caractères indépendants, bizarres et originaux est, pour la plupart, le désir de se distinguer. Il y aurait certainement grand intérêt à analyser cette tendance; mais philosopher sur elle, qu'elle se nomme l'«ambition», la «coquetterie» ou la «réclame», me ferait sortir de mon sujet.

Les Caractères scrupuleux. — Les scrupuleux sont les gens qui ne se décident à un acte quelconque qu'après en avoir pesé toutes les conséquences, considéré tous les aspects, envisagé tous les côtés avec le plus grand soin, la plus vive attention. Leurs hésitations vaincues, l'acte accompli, ils se demandent s'ils n'ont rien omis, s'ils n'ont porté préjudice à personne et se préoccupent de tout ce qui peut s'ensuivre.

Rien de louable comme l'application des scrupules à l'exercice des facultés maîtresses de l'homme : l'honnêteté et l'honneur; ceux qui ont des scrupules de cette nature, dominent de haut-les insouciants au cœur léger qui trouvent toujours que tout va bien. Mais il n'en est pas toujours ainsi; les scrupuleux sont souvent des gens à esprit faible, à caractère timoré, qui poussent la préoccupation jusqu'à la niaiserie; pour eux tout est matière à scrupule. Si la pensée du salut les domine, ils seront pris au sujet de l'exercice de leur religion de mille scrupules de conscience qui les livrent pieds et poings liés au premier fanatique venu. Dans la société, ils craindront sans cesse d'avoir fâché quelqu'un ou d'avoir oublié quelque formalité puérile.

Les scrupules peuvent avoir une grande importance : n'est-ce pas un scrupule religieux qui a soulevé le peuple hindou contre l'Angleterre? Les cartouches que les Anglais donnaient à leurs soldats bouddhistes étaient faites, disait-on, avec de la graisse de vache; or, la vache est un animal sacré.

Les gens à scrupules sont non seulement craintifs, mais ont le caractère inquiet.

Dans les trois chapitres qui précèdent, j'ai passé en revue toutes les formes de caractères qui sont venues à ma pensée; mais bien que leur nombre dépasse cent vingt, j'en ai certainement omis : le lecteur voudra bien y suppléer en excusant les oublis.

Je vais maintenant rechercher les influences très nombreuses qui provoquent l'expression de tel ou tel caractère. Si, en effet, l'homme est libre de ses actes, il ne l'est pas toujours d'avoir tel ou tel caractère et doit subir les influences de son naturel ou du milieu dans lequel il vit. Il est bien entendu que je ne m'occupe ici que des influences qui agissent sur l'homme en état de santé : le caractère des malades devant être étudié à part.

LES INFLUENCES QUI AGISSENT SUR LE CARACTÈRE

Ces influences sont nombreuses, je vais les passer en revue, en commençant par la principale : le tempérament.

Le Tempérament. — Dans l'état actuel de la physiologie, le mot « tempérament » répond à une notion un peu vague. On doit cependant admettre, d'après l'observation la plus élémentaire, qu'il est quatre sortes d'hommes : les sanguins, les nerveux, les lymphatiques et les bilieux, et que cette division répond à l'idée générale qu'on se fait de l'espèce. Ces tempéraments ont avec les caractères une telle affinité, qu'on dit en langage ordinaire : « il a agi suivant son tempérament », pour dire : « suivant son caractère. »

Chaque homme naît avec un tempérament qu'il tient de ses parents ou de son milieu ; par suite, la plupart des formes du caractère lui sont comme imposées : ainsi, les sanguins sont en général emportés, prodigues, gais, démonstratifs et résolus ; les nerveux, maîtres d'eux-mêmes, précis, corrects et fermes, mais c'est chez eux qu'on rencontre le plus de jaloux, de frivoles et de moqueurs ; les lymphatiques sont en général calmes et placides, nonchalants et indifférents ; ils peuvent être faux et dissimulés ; enfin, les bilieux ont peu de qualités : ils sont plutôt envieux, taquins, méfiants, bourrus, rusés, vindicatifs et concentrés.

Cette part faite à l'énoncé sommaire des caractères que la forme des tempéraments paraît imposer, j'ajouterai que je ne crois pas qu'il y ait une séparation tranchée entre les tempéraments. Je ne crois pas non plus que tel tempérament impose nécessairement tel ou tel caractère ; ainsi, il n'est pas de gens qui ne soient que sanguins, et je ne crois pas que parce qu'un homme est sanguin il doive nécessairement être violent.

Tous, en effet, nous sommes des êtres intelligents, ayant notre libre arbitre et notre bon sens (plus ou moins naturellement) ; de plus, vivant en société, le hasard nous a placés dans un certain milieu ; or, ces forces, qui sont en dehors et au-dessus des tempéraments, ont sur eux une action considérable. Tel sanguin aura non seulement les formes de caractère que j'ai dites plus haut, mais s'il est intelligent et bien élevé, sa vivacité sera tempérée par l'enjouement, et sa violence par la générosité. Il sera résolu, mais en même temps bon, dévoué et poli.

Si le hasard a placé le sanguin dans une situation subalterne; si, pour vivre, il a besoin d'obéir, il saura dissimuler sa violence et montrer de la franchise et de l'activité. De même pour les autres formes de tempérament.

Il existe donc une corrélation intime entre les tempéraments et les formes de caractère; en un mot, l'influence des premiers est si considérable qu'il est permis de se demander si, alors qu'il naît avec un tempérament qui lui est imposé, l'homme est responsable des formes de caractère qui en dérivent. Cette responsabilité doit être atténuée suivant les espèces (comme on dit au Palais), et je serais disposé à excuser dans une certaine mesure le sanguin violent et le lymphatique paresseux.

Je prie de remarquer que j'ai dit, *dans une certaine mesure :* pour beaucoup de gens le tempérament ne fait qu'expliquer certains défauts; pour moi, il les excuse; c'est une nuance.

L'Age. — L'influence de l'âge sur le caractère est incontestable; je vais essayer de l'analyser.

Commençons par l'enfance : il est entendu que je ne m'occupe ici que des enfants en général, car, par exception, il est des enfants qui ont les défauts ou les qualités de l'âge mûr; on en rencontre qui sont précis et sérieux, égoïstes et faux.

En général, les enfants sont vifs et turbulents; ils aiment le mouvement, qui non seulement leur est agréable, mais nécessaire à leur développement musculaire; il leur est imposé par la nature.

Les enfants forts sont remuants, alors que les chétifs et malingres sont inertes; ils sont aussi gais, enjoués et bruyants. A qui n'est-il pas arrivé de reconnaître le voisinage d'une pension ou d'un lycée, au bruit qui en sort? Ils sont, aussi, francs, sincères et démonstratifs. Ils paraissent insouciants, mais, chez eux, l'insouciance ne va pas jusqu'à être un défaut; ils ne font pas attention, voilà tout. En effet, comment se préoccuperaient-ils comme il convient d'une existence dont le sérieux dépasse la portée de leur esprit?

Les enfants manquent en général d'ordre et de précision; ils ont de plus une certaine légèreté de caractère qui ne leur permet pas de s'appesantir longtemps sur le même sujet et changent facilement de préoccupations. Ceux qui ont à les diriger peuvent utiliser habilement cette mobilité; de plus, ils ont des caprices et sont taquins.

Certaines formes de caractère leur appartiennent à peu près en propre : ainsi, la malice et la timidité; d'autres sont fort rares chez eux : l'hypocrisie et l'égoïsme, par exemple.

Beaucoup ont une certaine indépendance de caractère qui a plutôt pour base la légèreté que l'orgueil. Ils sont ennemis de toute règle parce qu'ils n'en comprennent pas l'utilité et que cette règle les contrarie dans leurs jeux ou dans leurs caprices. Malheureusement, cette indépendance peut être le commencement de l'indiscipline, laquelle devient aisément le désordre et l'inconduite.

L'homme fait a, ou peut avoir, toutes les formes de caractère. Je ne parlerai ici que de celles qui lui sont propres. En fait de qualités, il se possède mieux; il a plus de sang-froid, plus de courage; ces caractères sont certainement dus au sentiment intime qu'il a de sa force; il est précis et correct, et en général plus généreux. Plus retors et plus rusé, il est aussi plus brutal; enfin, il est plus souvent distrait, résolu et audacieux.

Le vieillard, n'étant que la continuation de l'homme fait, voit ses qualités et ses défauts de caractère se modifier; les hommes simples, doux et bienveillants acquièrent en vieillissant une sérénité et une majesté qui font le charme de leurs cheveux blancs. Leur sagesse est faite de calme, de sang-froid et de sincérité; chez eux, l'ardeur est remplacée par la réflexion, et la témérité par la dignité.

Est-ce le sentiment de sa faiblesse?... le vieillard est craintif, prudent, fuit le danger; beaucoup, se rattachant à la vie qui chaque jour les abandonne, deviennent tristes, irritables et grognons. Ils ne pensent qu'à eux, et l'égoïsme devient leur défaut dominant; l'avarice en est souvent la conséquence.

Le Sexe. — Étudier l'influence du sexe sur le caractère, c'est comparer l'homme et la femme; le sujet serait facilement trop littéraire; aussi m'efforcerai-je de demeurer dans les limites de l'observation psychologique et de ne m'occuper que du caractère.

Les formes dominantes chez la femme sont, en fait de qualités, la douceur, la modestie, la finesse, la dignité et le dévouement; en fait de défauts, les caractères inquiets, moqueurs, craintifs, timorés, dissimulés et acariâtres, la malveillance et l'obstination.

Les caractères timides, bizarres, scrupuleux et malicieux s'observent aussi communément chez les femmes; la prédominance de quelques-unes de ces formes sur les autres est certainement due au sentiment qu'ont les femmes de leur faiblesse relative.

Les femmes dites *hommasses* ont les qualités et les défauts des hommes.

Les modifications physiologiques qu'impose à la femme la reproduction de l'espèce, ont sur son caractère une influence très considérable et momentanée, mais je n'ai pas à m'en occuper ici.

Chez l'homme, dominent les formes de caractère qui ont pour base le sentiment qu'il a de sa force et de la prééminence de l'espèce. Il est le roi de la nature; rien d'étonnant que son caractère soit empreint de cette royauté : ainsi il est maître de lui, réservé, courageux, généreux ou magnifique, ferme, fier et entreprenant, etc. Ses défauts peuvent être la violence, la brutalité, l'obstination, le caractère autoritaire, la fourberie, la dissimulation, etc.

Il est entendu que les formes de caractère de l'homme fait sont celles qu'il peut manifester librement, quand il est le maître; si, pour vivre, il doit obéir, les manifestations du caractère sont singulièrement atténuées, surtout celles des défauts; j'ai déjà émis cette remarque.

Les Milieux. — Vivant en société, l'homme ne peut avoir que trois situations : commander, obéir et vivre avec des égaux. En tous cas, dans sa famille, il est le maître. Quelles sont les influences que peuvent avoir ces situations sur le caractère?

Dans les sociétés primitives ou sauvages, ainsi que dans la plupart des sociétés animales, le chef est le plus fort, le plus intelligent, le plus rusé, celui en un mot qui peut rendre le plus de services à la communauté. De cette situation découle le pouvoir absolu.

Aujourd'hui, dans notre société, il est difficile de se faire une idée exacte de ce que peut être le caractère de cet homme tout-puissant qui commande sans contrôle et sans lois; il n'est jamais contredit : il n'obéit qu'à sa volonté, qu'à son caprice, ou plutôt à son naturel. S'il est né bon, c'est un bon roi, saint Louis, par exemple; s'il est né fourbe, fanatique ou féroce, c'est un Philippe II, un Néron, un Louis XI.

Aujourd'hui, en Europe, sauf peut-être en Russie, les dévergondages de caractère de ces hommes seraient impossibles. Encore dans les pays où un homme seul a la suprême puissance, l'opinion publique, le respect humain et la presse, plus forts que tout homme, si puissant qu'il soit, tempéreraient son caractère.

Quand l'homme vit avec des égaux, son caractère a pour frein le caractère et la liberté d'autrui. C'est une contrainte, je le reconnais; mais sans cette contrainte il n'y aurait pas de société possible. C'est dans ces conditions que j'ai placé les types de caractères que j'ai décrits; c'est dans les mêmes conditions, excellentes en tous points, que sont placés les écoliers et les soldats; aussi, on le sait, les caractères insupportables dans la famille sont heureusement modifiés par le lycée et par le régiment.

L'action bienfaisante de la vie en commun peut être considérée comme un type de l'influence du milieu.

Dans la troisième situation, quand l'homme est contraint d'obéir, son caractère se plie à la nécessité. S'il est intelligent, il saura cacher ses défauts : le violent ne sera qu'ardent, le brutal paraîtra franc, et l'impudent sera expansif et résolu. Mais il n'est pas besoin d'une grande attention pour reconnaître chez ces inférieurs l'obséquiosité, l'hypocrisie et la ruse. Ce ne sont que des sournois!

Il est cependant un milieu, je l'ai dit plus haut, dans lequel tout homme est le maître, qu'il commande ou obéisse ailleurs : c'est la famille. Là, il peut se laisser aller à son caractère et donner à ses défauts libre carrière. Combien d'hommes qui, avec leurs égaux ou leurs supérieurs, paraissent avoir toutes les qualités, et qui, dans leur intérieur, sont insupportables! Il n'est pas un des lecteurs de ces lignes qui n'en puisse citer des exemples.

Je n'ai jusqu'ici considéré le milieu dans lequel vit l'homme qu'au point de vue social; les influences, que j'étudie plus loin, me paraissent répondre aux autres sens du mot *milieu*.

Les Climats et la Température. — C'est plutôt sur le caractère des nations que le climat exerce son influence; mais comme les nations ne sont que des agrégations d'individus, cette influence agit sur chaque homme.

Je commence par dire que je ne fais ici que des remarques générales, car sous tous les climats on rencontre tous les caractères. L'influence des climats est très complexe; par suite, d'une analyse difficile. Est-ce, en effet, le froid ou le chaud qui ont sur le caractère une influence qui paraît certaine, ou le climat n'est-il pas l'origine de mœurs, de passions ou d'habitudes qui agissent sur les caractères?

Prenons des exemples : le climat excessif des régions polaires impose à leurs habitants des nécessités qui influent sur leurs caractères; mais dans l'état actuel de la science, il est impossible d'affirmer que cette influence est due à l'action directe du froid sur leur cerveau. L'influence du climat est donc plutôt générale et secondaire. La principale de ces nécessités est la lutte sans merci contre les éléments. De là découlent la violence, la brutalité, la ruse, l'audace, le sang-froid, etc., sans compter les modifications de caractère qui naissent des habitudes d'intempérance, si ordinaires sur ces terres glacées.

Dans le Nord proprement dit, les mœurs sont plus douces, et la civilisation atteint son maximum de perfection; les caractères subissent nécessairement cette influence. Il est permis d'affirmer que les hommes du Nord sont plus corrects, plus sérieux et plus froids que les hommes du Midi, et que leurs défauts principaux sont la brutalité, l'entêtement, la roideur et la fausseté.

Dans ces pays, on inculque même aux petits enfants des habitudes de calme et de sérieux. Je me souviens qu'un jour, à Harlem, m'étant assis, au Bois, auprès d'un bel enfant de dix-huit mois à deux ans couché dans sa petite voiture, je fus frappé de son immobilité et de son calme. Ayant demandé à sa bonne s'il était toujours ainsi, elle me répondit : « Ah! Monsieur, s'il s'agitait, il serait puni, on le gronderait, ou bien c'est qu'il serait malade! » Singulière façon de comprendre le besoin de mouvement que la nature impose aux petits enfants!

Sous les climats du Midi, les caractères sont absolument différents : l'homme est violent, vindicatif, audacieux, bruyant et ardent, etc.; la femme, fière, gracieuse, frivole et malicieuse, etc.

Sous les climats très chauds, les caractères diffèrent encore. En outre des qualités et des défauts des hommes du Midi, on remarque chez les habitants de ces pays, à côté de l'ardeur et de la violence, une nonchalance incroyable. L'agitation et le mouvement, qui sont comme une nécessité dans les pays à climat tempéré, sont un excès et une fatigue. L'existence du créole est la preuve de ce que j'avance.

Les zones tempérées renferment tous les caractères, et il me paraît que l'influence du climat ne mérite d'être notée que dans les extrêmes.

Je ne dirai qu'un mot de l'influence de la température.

Les caractères se modifient-ils suivant les saisons? Cela est probable. Il ressort des statistiques criminelles que les délits et les crimes sont plus fréquents en été qu'en hiver, et il est certain que la plupart des révolutions ont eu lieu en temps chaud, sauf cependant la révolution de Février; mais il faisait ce jour-là un temps magnifique et nullement froid.

Le Régime. — L'homme étant omnivore, sa santé s'accommode des régimes les plus opposés (je ne veux parler ici que du régime alimentaire) : les végétariens se portent aussi bien que ceux qui mangent de la viande, et le caractère de tous est semblable. Il est cependant de tradition que les anachorètes, qui ne vivaient que de racines et ne buvaient que de l'eau, étaient des hommes parfaits. Cependant, en ce qui concerne le caractère de saint Antoine, de saint Jérôme ou d'autres ermites, il me sera permis d'exprimer quelques doutes scientifiques.

Certains excès de régime ont sur le caractère une influence non douteuse : les excès alcooliques, par exemple. Mais nous sommes ici en face d'une sorte d'intoxication; l'homme qui en est la victime n'est plus en état complet de santé.

Une autre forme d'excès de régime a de l'influence sur le caractère : je veux parler de l'excès de nourriture. Il est des milieux : la campagne, les petites villes, la vie du bord, dans lesquels l'existence

intellectuelle a peu de ressources; les satisfactions de l'estomac y
suppléent : bien manger est un plaisir qui prime les autres. Mais
cette satisfaction a de tristes conséquences en ce qui touche le
caractère : ces gens sont en général brutaux et emportés, inquiets
et obstinés, vantards et susceptibles, etc. Tels sont quelques-uns
des défauts qu'acquiert un homme dans ces conditions, alors que,
placé dans un milieu où l'on mange seulement pour vivre, il aurait
eu le meilleur des caractères.

Les Passions et les Vices. — On ferait un livre; je dirai plus, un
grand écrivain ferait un beau livre sur « l'influence des passions et
des vices sur le caractère ». Telle n'est pas mon ambition; je n'en
dirai que quelques mots, n'oubliant pas qu'une modeste étude sur
le caractère de l'homme n'est pas un traité de haute morale.

L'état d'esprit qu'on nomme le « bon caractère » s'appelle aussi
l' « égalité d'humeur ». Cette expression dit clairement que la condition du bon caractère est l'équilibre entre les goûts, les désirs,
les habitudes et la volonté, lesquels constituent ce qu'on nomme
l' « humeur ».

Or, est-il rien de plus contraire à cet équilibre qu'une passion
quelconque? L'essence même de toute passion n'est-elle pas, en
effet, la prédominance considérable d'un goût, d'un désir ou d'une
volonté élevés momentanément à leur maximum d'intensité? Il est
facile de comprendre ce que peut devenir le caractère d'un homme
ainsi possédé.

Bien qu'il n'entre pas dans mon sujet de faire l'analyse des
passions, je dirai quelques mots de ces modalités intellectuelles.

Quel que soit le mobile d'une passion, l'amour, le jeu ou quelque
autre goût exalté jusqu'à l'extrême, celui qui lui appartient perd sa
liberté. Emporté loin de la réalité, il voit les choses sous un jour
spécial, semblable à l'homme qui, couvrant ses yeux de verres
variés, voit tout en rose ou en noir, grossi ou rapetissé. Le passionné
obéit aux oscillations de son âme; emporté dans cette tourmente,
son caractère subit les modifications les plus singulières.

L'homme qui est la victime d'une passion, absorbé par sa pensée,
néglige, oublie ou dédaigne tout ce qui n'est pas l'idéal qu'il poursuit, ou plutôt par lequel il est poursuivi : il est distrait, inquiet,

susceptible, ombrageux et jaloux. Si c'est l'amour qui le mène, parle-t-on devant lui et sans égards de ce qui l'occupe tout entier, il s'emporte et s'exalte. Faut-il cacher sa passion, la ruse et la dissimulation viendront à son aide : il aura le courage, la force de caractère et la résolution que comportent les situations périlleuses, et sera au besoin frivole, audacieux et prodigue; il sera dévoué jusqu'au sublime, emporté jusqu'au crime.

Pour les gens qui l'entourent et s'agitent dans les modestes réalités, c'est un bizarre, un fantasque, un fou, alors qu'il est souvent un héros.

Mais je m'arrête, car trop d'analyse ressemblerait à un manque d'égards, et il ne faut pas imiter les enfants qui éventrent leurs joujoux. Honorons les passions quand elles méritent d'être honorées. Nobles, elles grandissent l'humanité et méritent le respect de tous... même celui des philosophes. Les grandes passions ne font-elles pas les grands caractères?...

L'influence des vices sur le caractère est autre. Ils ne l'élèvent jamais, ils l'abaissent toujours. Tel homme qui a un caractère excellent et nombre de qualités devient vicieux; il s'éprend du libertinage, de l'ivrognerie ou du jeu. Que deviennent ses qualités?... Les exemples, hélas! ne manquent pas pour répondre, et pas un de mes lecteurs ne serait embarrassé pour en fournir.

Le premier soin du vicieux est de cacher ses vices, car il sait le mépris qu'ils inspirent. Il lui faut mentir, mentir toujours! Beaucoup arrivent dans cet exercice à une singulière habileté. Malheureusement pour eux, la franchise disparaît de leur visage : le regard devient faux et oblique, la ruse perce dans leurs discours, et bientôt leurs débordements ne sont un secret pour personne.

Voyez ce libertin, ce libertin crapuleux; il était honnête, franc et bon, mais esclave de ses vices! Il lui faut leur obéir avant tout! Il se glisse dans l'ombre, ment sans rougir à tout le monde et devient impudent et retors. Plus encore : le sentiment de l'honneur s'éloigne de lui, et de compromis en compromis, de chute en chute, il commet des indélicatesses, fait des faux ou quelque autre infamie; son sens moral a sombré dans la tourmente. Le malheureux est joueur! Son vice le domine et lui fait oublier que l'or qu'il risque sur une carte est le pain de ses enfants. Il n'a de bontés que pour ceux qui l'aident à se perdre, et, brutal chez lui, il ne connaît que sa passion. Son sens moral disparaît comme celui du libertin : il se déshonore, et la catastrophe venue, finit par une lâcheté : il se tue!

Que dire de l'ivrogne? Il est peut-être moins infâme! il est certainement moins dangereux, car ses qualités disparaissent plus tôt, et l'abrutissement ne tarde pas à obscurcir sa pensée et son caractère. Il n'est pas plus excusable, mais son vice est si apparent que ceux qui l'entourent se garent davantage de lui.

Le Beau. — Le beau, quelle que soit la forme sous laquelle il se montre à l'homme, qu'il soit l'œuvre de la nature ou du génie, a une influence sur le caractère; mais cette influence est indirecte. En effet, il agrandit l'intelligence, et sa contemplation élève l'âme au-dessus des réalités de l'existence; perfectionnant ainsi la nature humaine, il rehausse le caractère.

Cette action, comprise des anciens, était figurée par la fiction ingénieuse d'Orphée charmant les animaux. Il est cependant une condition pour que le beau ait une action sur l'homme : c'est que celui-ci le comprenne et le sente. Les montagnards et les riverains des mers voient-ils la grandeur des paysages près desquels ils sont nés? Rien de plus douteux, au moins pour la plupart. Et combien sont-ils ceux qui n'ont pas même entrevu le charme de Raphaël, la magnificence de Rubens et la grâce de Greuze!...

On ne peut cependant nier que les beautés de la nature, ou plutôt son caractère, n'aient sur l'homme une sorte d'action latente. Rien de plus frappant, par exemple, pour celui qui parcourt la Bretagne, que l'harmonie qui existe entre ce pays et les Bretons! Ces landes austères, ces roches sauvages et cette mer grandiose ont pour habitants et pour riverains des hommes sérieux et austères comme elles, et des femmes vêtues de noir. Leur caractère est dur comme leurs rochers, mais sincère comme leur foi. De même le Cévenol et l'habitant des causses de la Lozère sont sérieux et austères comme leurs montagnes et comme les pays désolés où ils sont nés.

Ils aiment ces pays! Car ne voit-on pas très souvent ces hommes — les montagnards en particulier — loin de leur foyer, languir et souffrir de ce mal singulier qu'on nomme le « mal du pays »! Ils ne raisonnent pas leur douleur, et si heureux qu'ils soient dans leur nouvelle patrie, ils souffrent et ne guérissent qu'en retournant dans leurs montagnes. Il semble qu'il en est de même pour les habitants de pays aux immenses horizons, comme les landes, les steppes et les rivages des mers.

A l'opposé, visitez les bords charmants de la Méditerranée; les caractères y sont gais comme le soleil : on y chante, on y danse; les femmes sont vêtues de couleurs claires, et l'enjouement a remplacé l'austérité : c'est toujours le pays de la noble Laure et de la douce Mireille!

Il en est de même des œuvres d'art, nées du génie de l'homme : leur action sur la nature humaine est lente, mais certaine. Ainsi, on ne peut nier que Paris ne soit le centre artistique du monde civilisé : l'art est comme l'atmosphère de la capitale de la civilisation. D'où vient cette puissance créatrice qui donne de temps à autre le jour à un génie, comme Victor Hugo, Ingres ou Halévy?... Il n'est pas douteux que le grand nombre de belles œuvres que renferment nos musées, notre musique, notre littérature et nos théâtres n'en soit l'origine. De là sort le goût français qui fait de nos industries d'art les reines des industries, et ce sentiment artistique, élevé, qui s'impose au monde.

Mais, me dira-t-on, quelle action peut avoir sur le caractère ce sentiment du beau dans les arts?... Prenons les artistes comme types, car, de tous les hommes, ce sont ceux qui, avec ou sans génie, portent le plus haut le culte de l'art.

Au premier abord, ils ont le caractère de tout le monde; cependant, par l'analyse, on reconnaît aisément chez eux la prédominance de certaines qualités et de certains défauts. Leur amour-propre est excessif, et va chez quelques-uns jusqu'à l'orgueil : ils sont susceptibles, vantards, fanfarons et insouciants de l'avenir; ceux qui sont riches sont prodigues. Mais combien rachètent ces défauts par des qualités précieuses! La principale est l'indépendance de leur caractère, laquelle, le dirai-je en passant, peut malheureusement amener l'indépendance du dessin, de l'harmonie et de la grammaire.

De plus, ils ont la gaieté, la dignité, le désintéressement et la générosité; aujourd'hui, le souci de paraître et les grands besoins de la vie peuvent obscurcir ces mérites, mais ils sont de tous les temps ; l'histoire des grands artistes dit les somptuosités de Rubens, l'indépendance de Michel-Ange et la vanité de Listz.

Si j'ai pris les artistes pour types des hommes qui sont sensibles au beau, je ne méconnais pas qu'il est, en dehors d'eux, nombre de personnes qui ont le même privilège. N'est-il pas certain que Florence doit aux Médicis sa royauté artistique de la Renaissance?

Ces hommes qui savent goûter les jouissances que donne le beau, quelle que soit son origine, sont des intelligences d'ordre élevé ; leur nature est supérieure et leur caractère se ressent de cette supériorité. Ils ont la franchise, l'indépendance et souvent la hauteur et le désintéressement des artistes.

L'Éducation. — J'entends ici le mot « éducation » dans son sens le plus large, comme l'ensemble des acquisitions intellectuelles et physiques qui élèvent l'homme civilisé au-dessus de l'homme de la nature. L'éducation comprend donc et l'instruction et les habitudes sociales.

Il n'est pas douteux que l'éducation n'ait sur le caractère une influence considérable ; nous allons voir comment.

L'homme vit en société ; par suite, il est, la plupart du temps, obligé de dissimuler ses défauts, et il les dissimule avec d'autant plus de soin qu'il occupe une situation plus élevée. Beaucoup de ces défauts, cependant, peuvent disparaître par la seule action de l'éducation. Prenons un exemple : un enfant au caractère violent, emporté, indiscipliné, est élevé dans un lycée ; cette existence égalitaire le modifie, car ses camarades se chargent de lui enlever chaque jour quelque aspérité ; de plus, son intelligence se développe et son instruction s'affermit. Il était obstiné, autoritaire, impudent, orgueilleux ; bientôt, subissant doucement l'action bienfaisante et de son entourage et des nobles exemples qui lui sont racontés dans ses livres, il grandit, son orgueil se transforme en dignité et son obstination en force de caractère.

Les habitudes sociales sont un composé de politesse, de savoir-vivre et de respect des convenances et des usages ; leur action sur le caractère est considérable ; un mot les résume : le mot « éducation » (pris dans son sens étroit). Par elle les hommes sont divisés en

classes qui ont leurs traditions, leurs usages et leurs lois; aucune
de ces lois n'est écrite et aucun tribunal ne les applique; elles ont
cependant des sanctions qui peuvent être terribles, car elles se
nomment le ridicule, la honte et le déshonneur; nul ne s'y peut
soustraire, à moins d'être reconnu pour un original à éviter ou pour
un misérable à mépriser. Ces lois sont la sauvegarde de l'état de
société, elles sont comme les annexes de leurs grandes sœurs que
renferment les codes; sans elles, la civilisation serait en péril, car
du haut au bas de la société humaine et dans tout pays civilisé,
elles sont le lien qui unit les classes entre elles. Ce lien est puissant,
et à l'heure d'un danger nous le verrons modifier singulièrement les
caractères.

Prenons un exemple qui nous fera comprendre mieux qu'un
développement théorique :

Une ville est surprise par un tremblement de terre, une inonda-
tion, un grand incendie; on fuit, et les habitants, épouvantés, se
groupent à l'abri du danger. Ici, plus de classes, il n'y a que des
hommes, des femmes et des enfants, des forts et des faibles, que
menace la même mort; alors, le lien dont j'ai parlé plus haut se
resserre, et apparaissent les vertus qui sont l'honneur de l'humanité :
le dévouement, le courage, la charité, ou les faiblesses, qui sont sa
honte. Les qualités du caractère se dessinent, le sang-froid regarde
le danger en face, la résolution le combat : la jeune mère, hier
dédaigneuse et hautaine, donne le sein à l'enfant du pauvre que le
désastre vient de rendre orphelin; la paysanne réchauffe dans ses
bras le gentilhomme évanoui, et les jeunes courent tous au danger
sous les ordres d'un chef qu'ils se donnent et qui est toujours le
plus intelligent et le plus intrépide.

Est-ce à dire que, le danger passé, les caractères seront modifiés?... Rien n'est plus douteux : l'influence n'était que momentanée,
ils redeviendront ce qu'ils étaient auparavant. Il ne restera avec les
traces du désastre que le souvenir ému de cette grande solidarité,
qui, sœur du patriotisme, est la sauvegarde de la civilisation.

Plus s'élèvent les degrés de la société, plus grandissent les obligations du savoir-vivre, plus aussi grandit la contrainte qui force
l'homme de bonne compagnie à cacher son caractère et à paraître

ce qu'il n'est pas; loin de ses pareils, il se dédommage comme il peut, et ils ne sont pas rares les hommes bien élevés qui, ne pouvant battre leurs femmes, font passer leurs colères en rossant leurs chevaux ou leurs chiens.

Ces obligations sont telles que l'honneur et la vie d'un homme peuvent être à la merci d'un sourire et subissent les plus dures lois. N'oublions pas que l'honneur exige qu'une dette de jeu soit payée dans les vingt-quatre heures, et qu'un coup d'éventail a provoqué la conquête de l'Algérie.

Le Travail. — « L'oisiveté est la mère de tous les vices, » dit-on aux enfants qui ne travaillent pas. C'est peut-être beaucoup affirmer, mais il est certain que le caractère de l'homme qui travaille ne ressemble pas à celui de l'homme qui ne travaille pas. Le premier est précis et correct, ses goûts sont simples, et il est en général sincère et expansif; il peut être fin et rusé, susceptible et jaloux, mais il n'a pas le temps d'être retors et vindicatif.

L'oisif, au contraire, à quelque classe qu'il appartienne, livré à lui-même tout le jour, subit plus facilement les mauvaises influences. « Il faut bien tuer le temps, » dit-il, et il se laisse aller à des défauts qui deviennent des vices. Les oisifs sont vantards, indisciplinés, fourbes, et ce sont eux qui, devenus des vagabonds, et pis encore, alimentent pour la plus grande part les prisons, le bagne et l'échafaud.

Le travail porte en lui une influence si moralisatrice que, dans les classes inférieures, l'homme qui ne travaille pas, « le fainéant, » est peu estimé. — Il faut qu'il mange, dit-on; — s'il mange et ne travaille pas, d'où tire-t-il ses ressources? L'origine n'en saurait être honorable, et on le méprise. Le travail forcé n'est-il pas, dans la plupart des pays civilisés, le complément bienfaisant d'un mode de réclusion?

Il est des conditions dans lesquelles, sans être malade, un homme doit subir une sorte d'inaction; dans ce cas, son caractère s'altère et ses défauts l'emportent bientôt sur ses qualités.

Les Voyages. — Il est une circonstance dans laquelle l'homme, moins soumis aux obligations qu'impose son milieu ordinaire et plus indépendant, montre plus aisément son véritable caractère : je veux parler des longs voyages. Loin de son pays, inconnu de tous, il ne craint pas les regards de l'entourage, il n'a pas à se gêner, et son naturel montre toutes ses aspérités; aussi est-il de notion vulgaire que, pour connaître les gens, il faut avoir voyagé avec eux.

Quelles sont les formes de caractères qui dominent chez les voyageurs? Les principales sont : la précision, le sang-froid et la fermeté. Trop souvent ces qualités manquent aux voyageurs. Ils sont alors inutilement grognons, agités, tapageurs, impatients, surtout les Français; d'autres sont hâbleurs, justifiant le dicton : « A beau mentir qui vient de loin; » d'autres, pris de vanité, font étalage de distinctions imaginaires, ne pensant pas qu'ils rencontreront un compatriote au détour de la route.

Quelles que soient les modifications que les voyages amènent dans les caractères, elles sont peu durables, et le plus insupportable des voyageurs peut, revenant chez lui, être un bon père de famille et un aimable compagnon.

L'Instinct de la Conservation. — Ce sentiment est naturel chez les animaux, et le premier de tous, l'homme, le possède comme les autres; seulement, chez les animaux supérieurs qui possèdent des moyens d'attaque et de défense, il est singulièrement modifié par le courage.

Deux sortes de dangers menacent la vie de l'homme : ceux contre lesquels toute lutte est impossible, comme les tremblements de terre, les éruptions de volcans, etc., et ceux contre lesquels la lutte est possible, comme les périls de la guerre, les incendies, les tempêtes; tous éveillent l'instinct de la conservation.

Qu'arrive-t-il, par exemple, dans l'éruption d'un volcan, et que deviennent les caractères devant le danger d'une mort épouvantable?

On fuit, affolé; seuls de sang-froid, quelques hommes dirigent les fuyards; les craintifs poussent des cris et augmentent l'épouvante; les dévoués se précipitent au secours des faibles, et les égoïstes ne s'occupent de personne. L'audace, le sang-froid et la force de caractère sont les qualités qui sauvent le plus grand nombre d'existences.

L'homme peut-il quelque chose contre le danger, alors se montrent les formes de caractère que résume le mot « courage », telles que la fermeté, la résolution, l'audace.

Les plus vaillants ou les plus téméraires, emportés par le dévouement, ne songent plus à leur vie et deviennent des héros; les prudents raisonnent le danger, écoutent le naturel, et s'ils peuvent sans lâcheté se mettre à l'abri, ne risquent pas inutilement leur vie; les lâches et les égoïstes trouvent facilement une bonne raison pour laisser mourir les autres. Ils sont comme le guerrier des *Caractères* de Théophraste, qui s'aperçoit, pendant le combat, qu'il a oublié son ceinturon dans sa tente. Le péril passé, l'homme ne craint plus pour sa vie, et redevient ce qu'il était auparavant.

Il est, cependant, une existence dans laquelle un danger permanent modifie le caractère d'une façon durable : je veux parler de la vie du marin.

Une planche le sépare de la mort, et il n'y songe pas; cependant il subit l'action latente de ce péril permanent; à bord, il est sérieux, souvent austère; précis et correct, il obéit sans murmurer à son chef qu'il vénère; sa franchise égale sa rudesse, et il a la simplicité d'un enfant; en revanche, il est souvent bourru, brutal et emporté.

D'où vient cette allure professionnelle? Il est difficile de le savoir, mais elle est un fait à constater; elle est peut-être due au sentiment intime qu'a l'homme de sa faiblesse devant la mer. En tout cas, le marin cache cette faiblesse, comme sa foi, au plus profond de son être.

On a pu croire que le spectacle de la mer agissait sur le caractère du marin par sa grandeur. Je ne suis pas de cet avis. Le marin n'est pas artiste et, pour lui, la mer n'est pas belle, elle n'est que profonde et terrible.

Le Sommeil provoqué. — Le somnambulisme spontané étant un état pathologique, j'étudierai son influence dans la deuxième partie de ce travail. Je ne rechercherai ici que l'influence que peut avoir sur le caractère le sommeil provoqué chez l'homme à l'état de santé par un des moyens connus et employés chaque jour, lequel sommeil s'accompagne le plus souvent de somnambulisme.

Dans cet état nouveau, dans cette *condition seconde*, qui modifie profondément la personnalité, les sentiments et la volonté sont particulièrement atteints. Je ne m'occuperai que des modifications des sentiments qui entraînent celles du caractère.

L'hypnotisé est autre : il était violent, il peut devenir calme ; méchant, il peut devenir doux, etc.; mais ces modifications suggérées à un homme endormi sont-elles durables? J'avoue partager les doutes de M. Bernheim, de Nancy.

Sur ce sujet difficile et délicat, la science n'est pas encore faite. Il est cependant permis d'espérer que la médecine mentale et la pédagogie y trouveront une source de progrès. Je base particulièrement cette espérance sur des observations qu'a publiées M. Auguste Voisin, médecin de la Salpêtrière, et sur un travail lu par M. le Dr Bérillon, à la dernière session de l'Association française pour l'avancement des sciences, à Nancy.

Voici des extraits des faits curieux observés par M. Voisin ; je n'ai pas à insister sur leur intérêt ([1]).

OBSERVATION I. — Jeanne X..., âgée de vingt-deux ans, atteinte de folie hystérique, est insoumise, violente, ordurière et malpropre ; son caractère est détestable et sa tenue déplorable. M. Voisin lui suggère pendant le sommeil provoqué les formes de caractère qui lui font défaut, et, après un traitement long et patient, elle a totalement guéri de sa folie hystérique. De plus, son caractère s'est amélioré à un tel point qu'elle a pu être admise comme infirmière dans un hôpital de Paris.

OBS. II. — Pauline D..., âgée de vingt et un ans, est atteinte d'hystéro-épilepsie, et son caractère est difficile, colère et dominateur ; elle est exigeante, vaniteuse et frivole à l'excès ; soumise pendant plusieurs mois à la suggestion hypnotique, ses idées délirantes ont disparu et son caractère s'est singulièrement amélioré.

OBS. III. — Mme M..., hallucinée, avait un caractère insupportable, sa violence dépassait toutes les bornes ; grâce à la suggestion hypnotique, elle est devenue douce et ne se laisse plus aller à sa colère.

En ce qui touche la pédagogie, il ressort d'un travail de M. Bérillon que la suggestion hypnotique peut modifier le caractère des jeunes enfants.

Voici deux faits. Je les cite textuellement :

I. — Un jeune collégien, robuste et bien portant, offre spontanément de se laisser hypnotiser pour montrer qu'il n'a pas peur. Pendant qu'il dormait,

([1]) Voir la *Revue de l'Hypnotisme* (juillet et août 1886).

la mère raconta au docteur Liebault, de Nancy, qui l'avait endormi, qu'il n'avait jamais été que le dernier de sa classe parce qu'il refusait obstinément de travailler. Pendant son sommeil, il lui fut suggéré de mettre plus d'application dans ses études; le résultat fut complet. Pendant six semaines, il donna l'exemple d'une assiduité et d'une application inaccoutumées, à tel point qu'il fut deux fois le premier de sa classe.

II. Un idiot n'avait jamais été accessible à aucune culture intellectuelle; on n'avait jamais pu lui apprendre ni à lire ni à compter. M. Liebault le soumit à de fréquentes séances d'hypnotisme, pendant lesquelles il s'efforça, par suggestion, de développer chez lui la faculté d'attention tout à fait absente; au bout de deux mois, cet idiot connaissait ses lettres et les quatre règles.

Espérons que ces faits seront le germe d'une *Orthopédie morale,* suivant le mot de M. Félix Hément; espérons aussi que les observations de M. Voisin nous ouvriront la voie pour améliorer ou guérir certaines formes d'aliénation mentale et redresser les caractères.

Je m'arrête, car développer ces questions serait sortir de mon sujet.

INFLUENCE DU CARACTÈRE SUR LE MODE D'EXISTENCE

Je viens de passer en revue les diverses influences qui peuvent agir sur le caractère; mais ce caractère lui-même, tel qu'il est imposé à l'enfance ou à la jeunesse, peut avoir sur le mode d'exis tence de l'homme fait une influence considérable. Pendant toute sa vie l'homme garde l'empreinte de ses premières années.

Dans l'éloge de Michelet, récemment prononcé par M. Jules Simon à l'Académie des Sciences morales et politiques, je trouve les remarques suivantes, qui me serviront d'exemple :

« Ce grand historien, né, disait-il, comme une herbe sans soleil entre deux pavés de Paris, avait eu l'enfance la plus malheureuse, et raconte qu'il conserva toute sa vie les traces de ses souffrances. Il avait un défaut qui était un malheur pour lui et pour ses élèves : c'était une susceptibilité extrême qui tenait à toute cette nature intellectuelle et morale, beaucoup à son passé et à la manière dont il avait été élevé. »

Plus loin, à propos des calomnies sur les familles royales auxquelles Michelet croyait trop aisément, M. Jules Simon ajoute : « J'affirme qu'il admettait ces odieuses, ces ridicules calomnies ; puisqu'il les répète, il les croit, il est sincère, il subit les conséquences de ses impressions et de ses passions ; tel nous le voyons dans la vie, tel il sera dans l'histoire ; son caractère le condamne à être injuste, en dépit de sa volonté. »

Or, ce caractère, c'est l'enfance malheureuse de ce grand homme qui l'avait formé. Combien qui, dans la vie ordinaire, portent la marque indélébile des souffrances des premières années ! Ils ont le caractère aigri ; on les évite en les excusant.

LE COURAGE

Bien qu'on dise, en langage courant, d'un homme courageux qu'il a du caractère, il est douteux que le courage soit une des formes de cette modalité intellectuelle ; aussi n'en ai-je pas parlé plus haut. Cependant, comme il me paraît difficile de le passer sous silence, j'en ai fait le sujet d'un appendice.

Il est une des principales qualités de l'homme, mais il est loin de lui être propre, car nombre d'animaux sont courageux en maintes circonstances.

Le courage a beaucoup de formes qui peuvent très bien s'exclure ; il est douteux, en effet, qu'il se rencontre un homme qui possède tous les courages, de même qu'il est très rare qu'un homme n'en possède aucun.

Exposer volontairement sa vie dans un but déterminé est l'essence du courage.

Je viens de dire : *volontairement ;* cette expression implique la connaissance du danger. On ne saurait, en effet, dire d'un enfant qui approche une lumière d'une masse de poudre, ou d'une femme qui brave la mort en conduisant, pour son plaisir, un cheval qu'elle ne connaît pas, qu'ils sont courageux ; ni l'un ni l'autre ne connaît le danger.

Le courage militaire et le courage civil sont les deux grandes formes du courage et se divisent tous deux en un grand nombre de variétés que je passerai successivement en revue. Avant d'entrer dans la description détaillée de ces variétés, je dirai un mot de l'héroïsme, qui est comme l'excès du courage.

L'Héroïsme. — Les héros sont au courage ce que sont les hommes de génie à l'intelligence; ils sont rares et, à juste titre, admirés. Il n'est pas de courage qui ne compte ses héros obscurs ou éclatants; tous méritent le respect et la gloire; leur mémoire est l'honneur de l'humanité, et, autant qu'aux faits, l'histoire leur doit son existence. L'héroïsme est l'exaltation de tous les courages, et la gloire n'est pas toujours sa récompense; mais, pour le sage, l'héroïsme est dans le fait accompli et non dans le bruit qu'en font les hommes.

L'héroïsme peut être osbcur ou éclatant; le second seul a la gloire, mais le héros obscur est peut-être plus admirable.

Le premier de ces héros, c'est le soldat qui sauve son pays en sacrifiant sa vie, c'est Léonidas, le tambour Barra, le chevalier d'Assas; ils ont appelé la mort dans un élan sublime, mais leurs noms glorieux demeurent l'honneur de l'humanité.

Le héros obscur, c'est le médecin de campagne qui sauve un enfant en aspirant de sa bouche le poison d'une trachéotomie. Il meurt; mais son héroïsme est ignoré, la gloire n'est pas son partage.

Le Courage militaire. — Tout homme a ce courage suivant son caractère; c'est ce qui explique ses variétés suivant les hommes et les nations. Je dis tout homme, car les vrais lâches sont très rares.

Le soldat au caractère vif, impétueux et violent court au feu avec élan : c'est le courage brillant, la *furia francese*; l'arme blanche et l'abordage sont ses triomphes; son animation devient de la colère et, dans le feu de l'action, il ne voit que l'ennemi et ne sent pas ses blessures. Sa pensée ne va pas au delà de la victoire. Il ne songe pas à la tactique; on a commandé le feu, il y court, il marche au canon.

Mais ce brave a-t-il un semblable courage quand l'ennemi n'est pas sous ses yeux ou sous ses coups, et qu'il n'a à combattre que le froid, la faim ou la fatigue? Cela est douteux.

L'homme au caractère calme a un courage différent; comme l'autre, il va au feu, mais sans emportement et sans colère; il marche à l'ennemi et ne court que s'il le faut. Il se sert plus volontiers du fusil et vise avec sang-froid. Il sait qu'il ne peut pas éviter toutes les balles, mais profitera d'un abri, d'un couvert; il sera plus rusé que l'autre et ne décèlera pas sa présence par un bruit inutile. Vienne un malheur, il ne se laissera pas entraîner par le « sauve-qui-peut »... sans chercher à savoir pourquoi il faut fuir; s'il fuit, il saura où il va, courra le moins possible et sera de ceux qui rendent une retraite honorable; le soldat au courage brillant a perdu la tête, et s'il était le premier au combat, il est aussi le premier dans la fuite; ce n'est pas qu'il ait peur, il vient de risquer cent fois sa vie, mais il court, il fuit comme il se battait, avec emportement.

Bien que l'habitude ne donne pas le courage à celui qui en manque, elle en peut donner l'apparence; le vieux soldat ne courbe plus instinctivement la tête au sifflement des obus et peut n'être pas plus brave que le conscrit qui « salue ». Mais il a acquis du calme, du sang-froid; il sait mieux se tirer d'affaire, il est plus « débrouillard » et, en fait, rend plus de services.

Le courage du marin est autre que celui du soldat; théoriquement, il paraît plus grand, car ce n'est pas seulement dans le combat qu'il risque sa vie, il est toujours près de la mort; mais chez lui l'habitude et l'insouciance atténuent le sentiment de ce danger.

L'homme au caractère vif a non seulement le courage brillant dont nous avons parlé, mais le courage aveugle : « Il tape comme un sourd; » c'est le courage ordinaire du Français.

Le courage raisonné est le courage du chef; il combine un plan, suit une tactique avec une inébranlable fermeté; le premier au danger, il est le dernier dans la retraite. C'est le capitaine du vaisseau qui, dans le naufrage, quitte le dernier son bord.

L'honneur et le patriotisme sont les principaux mobiles du courage militaire; mais ils sont compris d'une façon différente par les soldats et par les chefs. Pour ces derniers, la notion est précise et élevée, et il n'en est pas qui ne leur doive la plus grande part de son courage; pour les soldats, la notion existe aussi, mais amoindrie. Ces sentiments, un peu abstraits dans leur élévation, prennent une autre forme dans leur esprit; le soldat obéit à la discipline, défend sa vie menacée, et pour lui l'idée de patrie se résume dans sa famille qu'il a laissée au pays et dans les champs de son village qu'il entrevoit ravagés s'il ne se bat pas, de même qu'il ravagera ceux de l'ennemi s'il est le plus fort.

La bravoure n'est pas égale dans tous les éléments d'une armée; si tous les chefs sont courageux, chacun suivant son caractère, il peut n'en pas être de même des soldats. Sur 60 hommes pris au hasard, 20 sont très braves, 20 le sont moins, mais marchent au feu assez volontiers, 20 autres ne le sont qu'à la condition d'être bien encadrés, savamment distribués parmi les autres et surtout bien commandés.

La confiance dans les chefs est en général très grande; il doit en être ainsi. Il faut que le soldat sache bien que sa vie dépend du courage, de la décision et du savoir de celui qui le commande.

L'importance des cadres est extrême; avec de bons sous-officiers et quelques vieux soldats, une troupe, de médiocre, peut devenir excellente. Un exemple : rien de moins militaires que les Tonkinois; ils n'ont, en général, aucune des qualités du métier; bien encadrés, ils sont, de l'aveu de tous, d'excellents soldats.

Je ne dirai qu'un mot des conditions du courage et des circonstances qui peuvent le faire varier.

La santé parfaite est la première de ces conditions. On sait le soin qu'un bon général a du bien-être de ses soldats. Le maréchal Bugeaud les soignait comme ses enfants. La faim, la pluie, le froid, la fatigue et la chaleur excessive amollissent le courage, s'ils ne le détruisent pas.

Exposer sa vie est la base du courage, et le sentiment de la conservation, instinctif chez tout être vivant, est toujours en lutte avec lui; c'est le premier ennemi que rencontre la bravoure; la volonté et l'accoutumance deviennent bien les maîtres, mais ce n'est pas sans combat. On sait le mot du grand Turenne : « Ah! carcasse, tu tremblerais bien plus si tu savais où je vais te mener. » Il peint éloquemment cette lutte. Courber la tête sous les obus; trembler, s'arrêter dans le fossé voisin sont autant de preuves que la nature ne perd pas facilement ses droits. Mais combien de héros ont ainsi commencé!...

Certaines conditions favorisent et excitent le courage, surtout celui des hommes à caractère vif : les tambours, la musique militaire, le beau temps, l'honneur du drapeau, l'uniforme, l'amour-propre du corps dans lequel sert le soldat, les chants patriotiques. Chez les peuples peu ou point civilisés, les cris de guerre, les costumes éclatants et spéciaux, les emblèmes religieux, etc.

La plupart de ces notions m'ont été données par un général en retraite, un brave qui se connaît en courage militaire.

Le Courage civil. — Le courage civil a des formes diverses. La principale est le courage professionnel, lequel varie suivant la façon dont l'homme expose sa vie. Le caractère général du courage professionnel est d'être chronique. Pour la très grande majorité des cas, il est le courage des calmes et celui auquel l'accoutumance a la plus grande part. Le couvreur, qui expose tous les jours sa vie en marchant sur les toits, n'a nul besoin d'entrain. En exposant sa vie, il fait tranquillement son métier, bravant un danger qu'il connaît plus ou moins et auquel il ne songe pas.

Il y a autant de variétés de courage professionnel que de professions dangereuses; mais nous ne parlerons que des principales.

Les maladies qui frappent l'humanité sont spontanées, épidémiques ou contagieuses. Nous ne dirons rien des premières, chacun s'en défend comme il peut; mais, pour les autres, surtout pour celles qui sont contagieuses, l'homme a besoin du secours de son prochain, de son assistance; c'est dans l'exercice de cette assistance que se montre le plus noble des courages. J'ajouterai que le secours mutuel est le plus grand bienfait de la civilisation et l'apanage des religions les plus élevées. En effet, les sauvages fuient et laissent mourir sans secours les varioleux et les pestiférés.

L'exercice de cette assistance, qui dans ces cas est un danger, est le devoir le plus étroit du médecin, de la sœur de charité, de l'infirmier. D'autres qu'eux, un Belzunce, par exemple, peuvent exposer leur vie par une action d'éclat et conquérir une gloire d'autant plus grande que le dévouement ne leur était pas un devoir. Mais, si banal est le courage du médecin contre les maladies contagieuses que personne n'y prend garde. De temps à autre, on lit dans un journal que l'un d'eux, une sœur de charité ou un élève (on ne parle pas des infirmiers), est mort d'une piqûre anatomique, ou du croup, ou du charbon. On les plaint, on les admire, puis on n'y pense plus jusqu'à la prochaine victime. Les plaques de marbre des hôpitaux, qui portent en lettres d'or, pour la postérité, les noms des hommes généreux qui ont donné leur fortune, ne parlent pas de ceux qui ont donné leur vie : nul ne sait leurs noms. Les premiers, et non les autres, auraient donc besoin d'être encouragés?... Mais ne suis-je pas indiscret?

Après tout, la charité doit être intelligente : les pauvres s'en trouveront mieux.

Le médecin est du reste le premier à ne faire nulle attention aux dangers qu'il court; s'il y songe, c'est pour les siens. Il s'en soucie si peu que beaucoup croient qu'il ne court aucun risque, protégé qu'il est par quelque chose de spécial, quelque sortilège... la vertu de son diplôme sans doute! Ses aides dans les hôpitaux, les sœurs de charité, les élèves et les infirmiers sont aussi dévoués, aussi courageux; leur tâche est plus modeste, mais leur mérite est aussi grand.

Tous prennent des précautions, dit le vulgaire. Eh! sans doute, mais ces précautions sont de la nature de celles du soldat qui ne dédaigne pas l'abri d'un tronc d'arbre. Ils connaissent le danger et s'en garent comme ils peuvent; la plupart du temps, l'épiderme seul les protège contre la mort.

Dans la famille, le dévouement est aussi grand; mais il s'explique par l'affection qui unit leurs membres.

Il m'est permis de parler de ces choses, car je les vois de près.

Beaucoup d'industries sont dangereuses, celles surtout qui nécessitent l'emploi d'une grande force, la vapeur par exemple. Or, telle est l'insouciance des ouvriers en face du danger auquel ils sont habitués, que personne, pas plus qu'eux du reste, ne songe à admirer leur courage, et la plupart des accidents arrivent par leur faute.

Nombre de métiers sont dangereux. Je ne ferai que citer celui des couvreurs, des charpentiers, des chauffeurs, etc. Enfin, dans de nombreuses circonstances, l'homme fait preuve de courage : le pompier dans un incendie, le marin dans la tempête, le sauveteur en arrachant une victime à la mort, etc.

Je ne saurais passer sous silence d'autres variétés du courage, celui du chimiste qui manie des substances dangereuses, ou de l'expérimentateur en contact avec des virus terribles; le courage contre la douleur, plus commun chez les femmes que chez les hommes; le courage contre le ridicule, qui est fait d'insouciance ou d'orgueil; enfin, celui de la mère pour défendre son enfant. Ce dernier a cela de particulier que, faisant partie du sentiment maternel, il naît et meurt avec lui.

Ce dernier sentiment n'est pas propre à la femme; on le rencontre chez la plupart des animaux.

J'ajouterai que le courage ne consiste pas toujours à affronter un danger réel. L'homme qui, croyant aux apparitions surnaturelles, ne tremble pas dans les circonstances où il croit se trouver en face d'elles, fait preuve de courage. Il est convaincu, cela suffit.

Il y a peu de courage à ne pas craindre les dangers qui frappent très rarement les hommes, comme les accidents de chemins de fer, la rage, le feu du ciel. En effet, la moindre réflexion montre le peu de chances qu'on a d'être atteint. Mais stupide est celui qui les brave.

LE CARACTÈRE DANS LES MALADIES

Je vais analyser dans les lignes qui suivent les diverses modifications du caractère que le médecin ou les familles peuvent observer dans le cours des maladies ou des états analogues.

Je n'ai la pensée d'étudier ici les variations du caractère que chez les malades sains d'esprit; chez les aliénés, en effet, le caractère, comme les autres manifestations intellectuelles, subit des troubles considérables; mais ces troubles font partie de leur maladie mentale; les étudier à fond serait sortir de mon sujet. De plus, je ferai en sorte de ne m'occuper que du caractère proprement dit. Cette précaution ne sera pas inutile, car la transition du caractère à la moralité est pour ainsi dire insensible. — Un exemple me fera mieux comprendre : un homme est hargneux, susceptible, emporté; ce premier degré de la méchanceté ne devient-il pas facilement de la violence ou de la férocité, lesquelles sont bien près du crime? De même, la bonté n'est-elle pas le commencement de la vertu?

Cela dit, j'entre en matière.

Le Caractère dans l'exercice des fonctions. — Je donnerai la première place à certains actes physiologiques qui, sans être des maladies, sont des états accidentels en dehors ou à côté de la vie ordinaire : tel est l'exercice des fonctions de reproduction et de digestion.

Il n'est pas besoin d'être médecin pour avoir remarqué les modifications qu'éprouve le caractère chez les femmes à certains moments. Quand elle devient nubile, la jeune fille éprouve comme un sentiment indéfinissable de tristesse et d'inquiétude, elle devient rêveuse et facilement irritable; plus tard, même dans la plus parfaite santé, son caractère se modifie d'une façon sensible; un peu avant et un peu après, elle est plus irritable, plus violente et plus disposée à se laisser entraîner par une impulsion quelconque, plutôt dans le sens de la tristesse que dans celui de la gaieté.

Vienne une grossesse, et l'on voit chez le plus grand nombre d'entre elles le caractère se modifier d'une manière complète; la femme devient plus sérieuse, souvent triste; elle se préoccupe plus facilement et, pour peu qu'elle soit légère ou frivole d'ordinaire, on voit se modifier ces tendances. — Il semble que cette fonction, la plus considérable que la femme ait à remplir, lui inspire, sans qu'elle en ait conscience, une forme de caractère en rapport avec la grandeur des devoirs de la maternité.

Cette maternité elle-même devient l'origine de modifications transitoires du caractère qui frappent tous les yeux. La femme la plus faible, la plus timide à l'état ordinaire, voit surgir en elle, pour la défense de ses enfants, une force étrange de caractère : telle mère se précipite au milieu des flammes, toutes bravent avec insouciance et courage les maladies les plus contagieuses; les plus vives se font douces et patientes pour leurs enfants. La reine, la paysanne, la femme civilisée comme la femme sauvage, toutes sont égales devant la maternité.

Si, chez la femme, la fonction de la reproduction a une influence non douteuse sur le caractère, cette fonction modifie aussi le caractère de l'homme, mais dans un sens différent. Tout le monde sait qu'au printemps, le caractère des animaux change du tout au tout; qu'ils soient domestiques ou sauvages, l'influence existe, elle ne varie que dans la quantité. Inutile de citer des exemples, ils viennent à l'esprit de chacun. Chez l'homme, les modifications analogues varient avec l'état de civilisation; ainsi le sauvage est violent ou féroce; le civilisé l'est moins sans doute, mais les annales des cours d'assises sont remplies des drames de l'amour et de la jalousie, où le revolver remplace le casse-tête, et ne prouvent que trop quelles modifications ces circonstances peuvent apporter dans le caractère. — Il faut bien reconnaître que si, de la reine à la paysanne, toutes les femmes sont sœurs en maternité, du sauvage au civilisé, dans ces moments, tous les hommes sont frères.

Je ne ferai que rappeler les variations de caractère qui accompagnent l'exercice normal de la digestion; elles sont connues de tous :

l'homme qui a dîné voit autrement les choses que celui qui a faim, et l'aménité de caractère se rencontre surtout chez ceux dont l'estomac n'a pas de besoins. Mais je n'insiste pas; j'ai hâte d'arriver au sujet de ce travail : le caractère dans les maladies proprement dites.

Le Caractère dans les maladies chroniques. — L'égalité d'humeur et l'intégrité du caractère sont inconciliables avec toute préoccupation constante; or, il n'est pas de souci comparable à celui qui a pour objet un état de santé. Tout malade atteint d'une maladie chronique quelconque voit son humeur s'aigrir et son caractère s'altérer. Il en est de même pour les états pathologiques de longue durée qui condamnent au repos et qui, exempts de douleur, ne sauraient préoccuper les malades au point de vue de leur terminaison. Je veux parler des maladies des membres inférieurs, des fractures de jambe ou de cuisse, par exemple. Il est bien rare qu'après les huit à dix premiers jours d'un repos forcé, le caractère des patients ne s'aigrisse pas; il en est qui sont véritablement insupportables. Il peut même arriver que le trouble du caractère persiste et devienne permanent : un simple accident aura été la cause non douteuse d'une modification intellectuelle importante.

Voici deux observations que je dois à l'obligeance de M. le Dʳ Descourtis, médecin adjoint de la maison de santé d'Ivry, dont on connaît les beaux travaux sur des questions du même ordre.

OBSERVATION I. — L..., âgé de quarante-cinq ans, chef de culture, était robuste, d'une excellente santé habituelle, et ne présentait aucun antécédent pathologique, héréditaire ou personnel. Il était travailleur et rangé et ne faisait aucun excès alcoolique. — Au mois de septembre 1881, il fut victime d'un accident de voiture : il fut précipité à terre, et les roues du véhicule passèrent sur sa jambe gauche. Il eut alors une fracture compliquée des deux os de la jambe et resta plusieurs mois au lit, avant que la plaie extérieure fût guérie et que la consolidation de la fracture fût complète. Dans cette situation, il s'affaiblit beaucoup, et il parut opportun de lui donner des stimulants et des toniques de toutes sortes (quinquina, quassia amara, fer, etc.). Peu à peu il put marcher avec une canne, mais il avait perdu le sommeil, et pendant la journée il était sombre, taciturne, il éprouvait des impulsions bizarres. Subitement, il avait l'idée d'éventrer sa femme, sa fille, ou la première personne venue. Il l'avouait en pleurant et s'en montrait désolé, lui qui était si doux à l'ordinaire et d'un caractère si accommodant. Mais c'était surtout contre M. de M..., son protecteur et son ami, qu'il ressentait les plus violentes impulsions. Il le suppliait de ne pas se mettre à sa portée parce que, dès qu'il le voyait, il était tenté de commettre un crime. Du reste, il n'éprouvait ce besoin de tuer que vis-à-vis des personnes qu'il affectionnait le plus. — Les mêmes impulsions ont persisté très longtemps, puis nous avons perdu le malade de vue. — Quant à l'origine de ce trouble mental particulier, il faut la chercher exclusivement dans l'accident : c'est l'avis de toutes les personnes qui ont entouré de près le malade. Le mécanisme du phénomène est plus difficile à définir. Il faut seulement remarquer que L... avait fait un séjour de plusieurs mois au lit, dans le décubitus horizontal ; qu'il était très anémié ; que les impulsions ne se sont montrées que lorsqu'il a commencé à marcher ; enfin qu'elles ne survenaient que pendant la journée, et, le plus souvent, après les repas, quand il était debout. Il est donc permis de supposer que l'ischémie cérébrale jouait un certain rôle dans la production du phénomène morbide.

Obs. II. — M. P..., âgé de cinquante et un ans, notaire, avait toujours joui d'une bonne santé et menait une existence très active. Il était d'un caractère gai, toujours prêt à rendre service. Ses affaires avaient prospéré, rien ne devait le contrarier, et il se montrait en effet d'une humeur toujours égale. — Tout alla bien jusqu'au mois de novembre 1878. Visitant alors une maison qu'il faisait construire, il tomba si malheureusement qu'il se fractura la cuisse gauche. L'un des fragments, taillé en biseau, vint même perforer les tissus et faire saillie à la surface de la peau. Cette fracture fut longue à se consolider, tant à cause du genre même de la fracture que de la déchirure des tissus qui l'avait accompagnée. — Le malade resta plusieurs mois au lit, et lorsqu'il put marcher, il constata un raccourcissement très marqué de son membre inférieur, une grande faiblesse, et fut contraint pendant longtemps à marcher avec des béquilles, puis avec une canne. — A partir du jour où il recommença à marcher, on s'aperçut que son caractère était totalement changé. De gai, rempli d'entrain qu'il était, il parut triste, morose, toujours préoccupé. Il ne dormait presque pas, avait des bourdonnements d'oreilles presque continuels ; sa tête se congestionnait par intervalles ; il avait des vertiges et craignait de perdre connaissance. Ses occupations du notariat le fatiguaient et il fut obligé de céder son étude. Il était devenu craintif, presque timide, trouvait que ses affaires marchaient mal, qu'il était menacé de la misère. En même temps il était exigeant avec sa famille, susceptible, s'emportait sans motif et ne donnait prise à aucun raisonnement. — Mais c'était sa santé qui le préoccupait surtout. Il comprenait qu'il n'était plus maître de lui, ni dans ses pensées, ni dans ses actes, et avait peur de devenir fou. Il vint à Paris, consulta plusieurs sommités médicales, essaya de divers traitements,

fréquenta les stations thermales, les bains de mer, et sans résultat
favorable. C'est ainsi qu'il a vécu depuis plusieurs années, et son état
ne s'est pas modifié d'une manière sensible. — Il semble évident que
l'accident qui lui est arrivé est le point de départ de tous les troubles
psychiques qui peuvent se caractériser ainsi : tristesse, abattement, craintes,
appréhensions non justifiées; caractère susceptible, emporté, violent; idées
hypocondriaques; dégoût de la vie; troubles circulatoires encéphaliques.

On peut remarquer le caractère sombre des cancéreux, la tristesse des phtisiques et leur irritabilité. Je sais qu'il est beaucoup de
ces derniers, moins cependant qu'on ne le croit, qui conservent sur
la terminaison de leur maladie des illusions étranges, surtout dans
les formes torpides et peu douloureuses; mais la généralité de ces
infortunés a le caractère morose.

Il est probable que les douleurs qui rappellent de temps en temps
au malade l'existence de son mal sont pour beaucoup dans les
variations de son caractère, car les affections chroniques non douloureuses, comme le diabète ou l'albuminurie, laissent à ceux qui
en sont atteints leur insouciance ou leur gaieté.

Dans les Infirmités. — Il est peut-être logique de rapprocher
des maladies chroniques les infirmités. Est-ce le sentiment de leur
infirmité, est-ce toute autre cause, les infirmes n'ont pas le caractère de tout le monde. La malice des bossus est proverbiale; on
dit : *méchant comme un bossu.* Les boîteux sont souvent peu tolé-
rants. Les infirmités acquises ou congénitales troublent aussi le
caractère; ainsi, les sourds perdent leur gaieté; l'isolement relatif
où ils se trouvent en est certainement la cause, et il n'est personne
qui n'ait remarqué l'aspect bestial de la physionomie des sourds-
muets, lesquels, du reste, ont le plus souvent mauvais caractère.

Dans les traumatismes cérébraux. — L'ébranlement de la substance cérébrale causé par un traumatisme violent provoque des
changements de caractère qui ont quelquefois une grande importance. Le traumatisme peut être une contusion, une commotion ou
une fracture du crâne, suite de coups ou de chutes, — rien que de
naturel à cela; — l'altération moléculaire amenée par l'ébranlement
dans un organe aussi mou que le cerveau agit sur le siège profond
de toutes les fonctions de cet organe : pourquoi n'agirait=elle pas

sur le caractère, qui n'est que l'expression de quelques fonctions intellectuelles?

J'ai publié il y a cinq ans un travail *sur les troubles intellectuels provoqués par les traumatismes du cerveau;* je vais reproduire quelques-uns des faits que j'ai cités dans ce travail. De plus, un aliéniste éminent, M. Legrand Du Saulle, dont la science déplore la perte, a insisté sur ces troubles auprès de ses élèves de la Salpêtrière.

Voici ces faits :

1° En 1880, j'ai étudié à l'hôpital Saint-Louis, dans le service de M. Péan, un malade sur lequel ce chirurgien a bien voulu attirer mon attention. Ce jeune homme avait reçu en 1870 une balle qui lui avait fracturé le crâne et dont les fragments, avec des esquilles, étaient restés pendant neuf ans dans le cerveau. L'extraction de ces corps étrangers a nécessité l'opération du trépan. Or, pendant neuf années, de doux et patient qu'il était avant sa blessure, il était devenu susceptible et turbulent à l'excès.

Au moment où je l'ai étudié, il était opéré depuis vingt jours, et me disait qu'il avait la parfaite conscience que son caractère se modifiait en bien et revenait ou était revenu à son ancien état. Pour plus de précision, je lui ai posé la question suivante : Si on vous avait donné un soufflet avant votre blessure et aujourd'hui, ou pendant les neuf ans qu'a duré votre maladie, qu'auriez-vous fait? — Aujourd'hui comme avant, je le rendrais, m'a-t-il répondu, mais non sans avoir un peu réfléchi; pendant les neuf années, je l'aurais rendu sans aucune réflexion.

2° J'ai vu dans le service de Broca un enfant de treize ans qui avait eu une fracture du crâne; c'était, avant son accident, l'un des élèves les plus doux et les plus disciplinés de sa classe; après sa blessure et sa guérison, il est devenu malicieux et emporté, et son indiscipline passe toute mesure.

3° Un ancien malade du service de M. Tillaux, victime de l'accident du chemin de fer de l'Ouest de février 1880, et qui était resté quatre jours sans connaissance, a vu après sa guérison, et pendant deux mois, son caractère, autrefois vif et bon, devenir irritable, soupçonneux, insupportable et impatient.

Je crois donc qu'il est permis d'affirmer qu'un traumatisme cérébral peut amener dans le caractère des modifications profondes;
mais ces altérations ne sont que transitoires.

Chez les aliénés. — Le caractère ayant comme facteurs principaux des éléments psychiques qui sont l'intelligence, la volonté et
la sensibilité, il est naturel que les troubles de l'esprit aient sur lui
une influence considérable. Je n'ai pas la pensée de traiter à fond
dans ces lignes la question de ces troubles, car ils sont la folie
elle-même, et je serais entraîné trop loin; je ferai seulement quelques réflexions générales, que j'emprunte, pour la plupart, à une
communication qu'a bien voulu me faire un des meilleurs élèves
d'Esquirol, M. le Dʳ Desmaisons; sa longue et considérable pratique
leur donne un grand poids.

Je cite textuellement :

« Le signe qui, dans le cours d'une affection mentale, frappe le
plus vivement l'attention de tous et le plus douloureusement le cœur
des parents et des amis d'un aliéné, c'est la modification parfois
lente et parfois subite qui s'opère sous leurs yeux, dès le début,
dans le caractère du malade. Il peut suivre encore un raisonnement;
il peut réussir à déjouer par la ruse la surveillance de ceux qui l'entourent, et l'on voit chez lui des emportements excessifs, des écarts
de conduite, l'oubli des devoirs, avec une tendance au vol que rien
n'explique; des débauches crapuleuses, une facilité singulière à se
laisser duper et capter : tout témoigne du coup porté au caractère
de celui qui, jusqu'à ce moment, avait montré une volonté ferme,
le respect des convenances et une âme bien trempée. »

Plus loin :

« L'obsession de l'idée délirante donne au caractère une teinte en
harmonie avec la forme du trouble intellectuel. Les mélancoliques,
les persécutés, les érotiques, les paralysés généraux ont, chacun
dans leur sphère, des phénomènes morbides qui masquent leur
caractère primitif; mais dans tous les cas l'égoïsme reste l'unique
mobile de leurs actions. Ainsi, chez le paralysé général, malgré le
délire ambitieux et le penchant à répandre des largesses, la générosité du caractère n'est qu'apparente et n'existe qu'en parole : elle
ne résiste pas devant le partage d'un gâteau. »

J'ajouterai que chez les aliénés le caractère se modifie aussi en ce qui touche les sentiments affectifs. Tel fou, bon autrefois pour ceux qui l'entourent, les prend en grippe ou en haine; de là le grand danger de leur voisinage. Il préfère à son père, à sa mère, à sa femme, à ses enfants, un inconnu, et se range volontiers du côté des indifférents ou de ceux pour lesquels, quand il jouissait de sa raison, il avait un éloignement ou une aversion cent fois justifiés.

M. Desmaisons ajoute des remarques d'une grande finesse d'analyse; je les cite textuellement :

« L'examen du caractère de l'aliéné à la période de convalescence et après la guérison est d'un grand intérêt pratique et scientifique. J'ai observé que dans les folies intermittentes, l'intelligence se retrouve plus nette dans les premiers jours de la période de lucidité, et qu'en même temps le caractère est plus rassis, plus conciliant; le médecin en profitera pour obtenir des consentements, des accords d'autant plus utiles que le retour de l'accès est prévu et que l'intervalle lucide ne tardera pas à prendre fin. »

Plus loin :

« Si les accès sont très éloignés les uns des autres, on peut espérer, du moins pour l'âge mûr, que le caractère n'éprouvera pas d'atteinte sensible; mais quand les accès se rapprochent, la démence termine l'épreuve, surtout si l'âge vient y ajouter son poids. Aussi, ce n'est pas sans motifs que l'opinion générale montre de la défiance à l'égard des individus ayant été aliénés.

» Il ne faut pas compter davantage sur le caractère des gens qui sont prédisposés à cette triste maladie; leur existence n'est le plus souvent qu'un tissu d'actes bizarres dont ils sont inconscients. En outre, ils sont incorrigibles, je devrais dire incurables. »

Dans la paralysie générale des aliénés. — A côté de ces remarques générales sur les troubles du caractère chez les aliénés, je crois devoir donner une place à part aux perversions qu'on observe comme prodromes chez les paralysés généraux.

Il n'est pas de médecin auquel une femme ou des enfants douloureusement émus ne soient venus dire : « Nous ne savons pas ce que cela veut dire, mon mari ou notre père, qui avait toujours eu un excellent caractère, se fâche et s'emporte pour rien. Lui, si raisonnable autrefois, ne peut souffrir ni contrariété ni contradiction. Il se met, pour des niaiseries, dans des colères épouvantables. En un mot, on ne le reconnaît plus. » Tel est à peu près le langage qu'un médecin qui a quelque pratique a entendu bien souvent.

Si, l'esprit éveillé par ces paroles, le médecin procède à un interrogatoire souvent fort délicat ou à une sorte d'enquête secrète, il apprend que le mari, le père dont le caractère s'est si fort modifié, a des goûts singuliers. Sa moralité, grande autrefois, a baissé de beaucoup : il triche au jeu, ne comprend plus le sentiment de l'honneur, est pris de perversions morales qui lui donnent des goûts crapuleux et ignobles! Le médecin apprend aussi qu'il s'est surmené intellectuellement ou d'une façon quelconque. A la chasse ou pendant qu'il était militaire, il a fait quelque terrible chute qui l'a laissé longtemps sans connaissance. Il apprend aussi qu'il compte des paralysés généraux dans sa famille. Rien de plus clair, ce malheureux va devenir paralysé général, et bientôt vous verrez survenir et les idées de grandeur et les troubles moteurs qui rendent évidente la terrible maladie! Le premier avertissement, le prodrome, a été — quelquefois deux ans avant l'apparition de la première idée de grandeur — la perversion du caractère.

Voici, au sujet de ces prodromes, l'opinion de Lunier, dont on sait la haute autorité. Parlant des sujets prédisposés, il dit de leur caractère :

« Chez eux, les impressions sont vives, mais de peu de durée ; verbeux, téméraires, brusques, irascibles, ne doutant de rien, entreprenants, volontaires et en même temps vétilleux et peu tenaces dans leurs desseins, il ont en général le travail facile, mais s'y livrent avec difficulté... Ils s'adonnent souvent à des excès que l'on considère plus tard comme la cause de la maladie qui les menace, et qui n'en sont que des symptômes... Gais, spirituels, très sensibles et d'une société facile, ils se livrent au travail avec trop d'ardeur et se passionnent pour une idée ou pour un sujet qui touche peu une intelligence bien équilibrée. »

Le sagace observateur dont je cite les paroles fait remarquer que l'on rencontre particulièrement ces prodromes chez les gens de lettres, les poètes, les artistes.

Ce que je viens de dire des variations du caractère, comme prodromes de la paralysie générale, peut s'appliquer, dans une certaine mesure, aux folies proprement dites, surtout aux folies dépressives. Cependant, j'ai hâte de le dire, les perversions de caractère n'ont pas ici la même certitude comme prodromes; on les constate, mais c'est surtout après que la maladie a éclaté qu'on se souvient qu'elles l'ont annoncée.

En effet, la plupart des maniaques et tous les hypocondriaques ont vu leur caractère s'altérer au moins six mois avant l'explosion de la vésanie. Le plus souvent, le mode d'altération est la bizarrerie. Ils ajoutent de l'importance à des choses qui n'en ont point, raisonnent à côté du vrai et, s'ils doivent devenir hypocondriaques, se préoccupent sans mesure de l'avenir et sont les plus exagérés des pessimistes.

Chez les hystériques. — Si l'expression « caractère fantasque » n'existait pas, il faudrait l'inventer pour désigner le caractère des hystériques. Quel est le médecin qui n'a pas été frappé du caractère singulier des gens trop nerveux, particulièrement des femmes, lesquelles, pour la plupart, s'enorgueillissent de cette misère? Elles passent du rire aux larmes avec une étrange facilité. Tantôt sombres, tantôt gaies, loquaces ou taciturnes, elles sont ou très bonnes ou très méchantes, dures ou trop sensibles; on ne sait pourquoi, elles ne le savent pas elles-mêmes; on dirait que la froide raison n'est pas faite pour elles, et la femme nerveuse qui ira volontiers voir condamner à mort ou guillotiner, sera, le lendemain, sublime de dévouement auprès d'un cholérique ou d'un blessé.

S'il en est ainsi pour la plupart des femmes chez lesquelles la névrose existe à des degrés peu accusés, on rencontre les perversions de caractère à un degré bien plus marqué chez les malheureuses dont la maladie est très développée. Qu'on se renseigne auprès de M. Charcot, de ses élèves, et surtout des surveillantes de la Salpêtrière, et l'on sera édifié sur le caractère de ces fameux sujets. On saura bientôt que ces jeunes femmes, qui s'hypnotisent toutes seules à l'idée qu'on va les endormir, sont, entre les visites, les plus insupportables, les plus exigeantes et les plus tracassières des malades. — Quand nous passons devant elles, pendant le service, elles ressemblent à tout le monde; mais, la visite finie, le naturel reprend le dessus, et le fantasque et la fantaisie dirigent de nouveau tous leurs actes. — Toutes les hystériques se distinguent par une finesse, une rouerie et un goût pour le mensonge, qui n'ont d'égaux que le désir d'attirer l'attention et de faire parler d'elles.

Combien de prétendus miracles sont dus à cette singulière perversion!

Dans le dédoublement de la personnalité. — Chez Félida X..., dont on a lu l'histoire plus haut (v. p. 41), et qui est un exemple de dédoublement de la personnalité, les variations du caractère étaient très remarquables. — A l'état normal ou dans sa condition première, Félida était réservée, triste, sombre, presque farouche et parlant à peine; elle semblait toujours plongée dans d'amères réflexions. — Dans sa condition seconde, et dès la fin du petit sommeil qui constituait la période de transition, son visage s'illuminait de gaieté, sa réserve extrême avait disparu et elle devenait avenante et rieuse. Rien de plus frappant que ce contraste. Peu à peu, avec les années, cette différence a disparu et la tristesse a pris le dessus.

Il en était de même chez un jeune garçon qui présentait un état analogue et dont j'ai aussi publié l'histoire (v. p. 98).

Les faits de cet ordre sont trop peu nombreux pour qu'on puisse établir une règle. Mais il est probable que, dans tous les cas de dédoublement de la personnalité, les variations de caractère jouent un très grand rôle; c'est une étude à continuer.

Chez les épileptiques. — Tel n'est pas le caractère des épileptiques. Ils sont toujours tristes, sombres et méchants. Victime d'impulsions souvent terribles, l'épileptique a fréquemment conscience et de sa maladie et du danger qu'il fait courir à ceux qui l'entourent: c'est là une des raisons de sa tristesse. Il est des familles dans lesquelles on reconnaît très bien l'apparition prochaine de l'accès chez un parent à la seule modification de son caractère. Le malheureux, toujours triste, devient sombre; indifférent à tous ceux qui l'entourent, il est comme absorbé par ses méditations.

Je ne parle pas ici des perversions de caractère qui proviennent directement de l'impulsion morbide; alors l'épileptique, ordinairement malicieux ou méchant, devient féroce; on lui doit les crimes les plus épouvantables et les moins raisonnés, mais alors il est comme fou, il ne sait pas ce qu'il fait. Or, nous ne nous occupons ici que du caractère des malades raisonnables.

Chez les névralgiques et les névropathes. — Chez ces malades, les altérations du caractère sont la règle; de gais et confiants, ils deviennent, après peu de temps, tristes, méfiants et sournois; ils sont susceptibles et craintifs et font souvent le malheur de ceux qui vivent avec eux. — Tout Bordeaux a suivi récemment le convoi d'un homme de bien, respecté de tous, et dont tous connaissaient la bonté. Eh bien! dans les dernières années de sa vie, victime d'une névralgie faciale implacable, il était devenu sombre et difficile à vivre; les amis de sa jeunesse ne le reconnaissaient plus.

Je sais un névropathe dont la raison est parfaite et qui gère sa fortune et ses affaires avec intelligence; il est tourmenté par des idées chimériques de maladies possibles et d'accidents imprévus; or, dès l'origine de cette sorte de trouble intellectuel, sa famille a vu son caractère s'aigrir; il est devenu violent et égoïste, et l'effroi qu'il inspire à ceux qui l'entourent par le récit des prétendus malheurs qui le menacent, accroît encore sa névropathie; voyant qu'on s'occupe de lui, il ne saurait penser à autre chose.

Quel est le médecin qui n'a pas vu des cas semblables? — Ceux dont je parle ne sont pas des fous, loin de là; le deviendront-ils?... c'est probable; ils sont sur ce large terrain intermédiaire entre la raison et la folie où nous voyons autour de nous s'agiter tant de gens, et qui, par l'indécision de ses limites, est pour la médecine légale l'objet d'une légitime sollicitude.

Dans certaines intoxications. — Il est des éléments virulents et toxiques qui ont sur le caractère une action particulière; au premier rang, le virus de la rage. Tous ceux qui ont vu des enragés ont pu remarquer que dans la période qui précède les grands accès, lesquels ont le caractère de la folie, les malades les plus doux deviennent méchants jusqu'à la férocité; ils en ont du reste conscience, car ainsi que le chien qui, dans cette période, fuit son maître et ne le mord jamais, l'enragé se débat, se défend contre l'impulsion qui l'entraîne à se jeter sur ceux qui l'entourent; en un mot, il a la parfaite conscience de la modification de son caractère.

« Avoir le vin bon », « avoir le vin mauvais », sont des expressions connues. Tel homme d'un excellent caractère voit s'exagérer ou disparaître cette disposition ; je ferai cependant observer que l'ivresse du vin est généralement gaie : on connaît la jovialité de l'ivrogne.

S'il en est ainsi du vin, il n'en est pas de même des autres boissons fermentées : les eaux-de-vie de grain, de pommes de terre, de riz, l'arrack, la bière et autres boissons alcooliques du Nord et de l'Orient, donnent, le plus souvent, l'ivresse méchante ou féroce, et en fin de compte amènent l'abrutissement.

D'autres substances qui ne provoquent pas l'ivresse proprement dite, mais des états analogues, comme l'opium, le haschisch, la belladone, le datura, etc., modifient aussi le caractère, mais plutôt dans le sens de la dépression et de la tristesse. L'excitation factice qu'elles provoquent, lorsqu'elle est souvent répétée, amène un affaissement physique et moral bien connu des voyageurs qui ont visité l'Orient.

Dans les maladies du cœur, de l'intestin, des voies urinaires. — Certaines maladies du cœur, entre autres la terrible névrose qu'on nomme l'*angine de poitrine,* ont une action sur le caractère : L'angoisse précordiale que ressent le malade, alors même que, par ailleurs, sa santé est parfaite, est la cause d'un trouble moral profond ; il lui semble qu'il va mourir ; les idées les plus sinistres traversent son esprit et, longtemps après, son caractère est triste et morose. La distraction seule fait disparaître ce trouble, qui ne tarde pas à reparaître avec l'accès suivant, quel que soit d'ailleurs le peu d'importance de celui-ci.

Sans aller jusqu'à dire comme le vulgaire : « Un homme qui a un bon estomac a une bonne conscience, » il faut reconnaître que les troubles de la digestion provoquent des idées tristes ; les dyspeptiques sont généralement sombres, leur caractère est très irritable, et pour peu que leur maladie soit intense ils deviennent insupportables à leur entourage. « Se faire de la bile, être atrabilaire, » sont des expressions du langage courant et vulgaire.

Bien qu'on puisse dire, ainsi que je l'ai indiqué tout à l'heure, que tout trouble fonctionnel provoque des variations dans le caractère, il est de ces troubles qui paraissent avoir une plus grande action que d'autres : ce sont ceux de la fonction urinaire. Rendre son urine est une fonction dont l'exercice est si fréquent que son trouble accumule les soucis et les tristesses dans l'esprit des patients; nul n'est plus sombre, plus préoccupé, plus irascible que l'homme qui urine mal. Tous les chirurgiens qui ont guéri des rétrécissements de l'urètre ont été témoins du retour à la sérénité de leurs malades qui, pendant des mois ou des années, avaient vu leur caractère s'aigrir ou s'assombrir sans mesure; leur raison et leur bon sens — toujours entiers — leur reprochaient leurs emportements, mais ils ne pouvaient se soustraire à cette influence.

LOCALISATION DU CARACTÈRE. — Est-il possible de localiser le caractère? En d'autres termes, une région quelconque du cerveau paraît-elle être le lieu d'origine de ce phénomène intellectuel?...

M. Luys, dont on sait les beaux travaux et la grande autorité, le croit.

Voici ce qu'il m'écrit à ce sujet :

« Je pense que, dans une certaine mesure, « ce qu'on appelle le caractère » est indépendant des fonctions intellectuelles. »

Je ferai remarquer, en passant, que cette idée s'accorde parfaitement avec l'analyse psychologique.

« Le caractère est un facteur autonome, indépendant de l'ensemble des facultés, et dont le substratum organique me paraît résider dans les régions spéciales de la base qui reçoivent les irradiations cérébelleuses. C'est l'innervation cérébelleuse qui donne à nos mouvements la continuité et l'énergie (les lésions cérébelleuses sont caractérisées par un affaiblissement de la force motrice; les malades ne peuvent pas faire effort, serrer avec leurs mains). De là, comme conséquence, cette notion inconsciente que nous avons de notre force donne à la volonté un tonus spécial qui fait que, suivant les cas, nous nous sentons forts ou faibles, suivant aussi que la tension nerveuse des régions de la base est à un degré plus ou moins énergique.

« C'est donc une force vive, active et inconsciente, irradiée du cervelet, qui donne à nos opérations physiques la lenteur ou l'énergie dont elles sont douées. »

Plus loin :

« Une lésion du corps strié, une compression qui neutralise la diffusion cérébelleuse est apte à amener des phénomènes de dépression du caractère. »

M. Luys cite à l'appui de son hypothèse les deux faits suivants :

« I. Un homme de quarante-deux ans, atteint d'une tumeur de la base qui comprime le corps strié, d'avant en arrière, a vu son caractère changer. Il est devenu mélancolique et d'une faiblesse de caractère telle qu'il se laissait battre par sa femme. »

« II. Un ancien invalide, mort à quatre-vingt-deux ans, avait, trente ans avant sa mort, subi l'amputation de la cuisse gauche. Or, dans les dix dernières années de sa vie, son caractère avait complètement changé ; de doux et de réservé qu'il était, il était devenu grincheux, acariâtre et violent. Presque toujours en colère, il vociférait à propos de rien, quoique sa lucidité fût parfaite.

» A l'autopsie, je trouvai, dit M. Luys, des lésions atrophiques diffuses de l'écorce, et surtout des dégénérescences avec atrophie dans le corps strié du côté opposé au membre amputé. A mon avis, il s'était fait en ces points un travail régressif par suite de l'amputation, qui avait mis ces régions dans un état spécial d'irritation continue avec sclérose ; de là, très vraisemblablement, le point de départ de l'excitation du caractère. »

J'ajouterai que dans son *Traité de pathologie mentale*, M. Luys a publié l'observation d'une malade qui, bien qu'ayant toute sa lucidité, vociférait sans cesse dans une excitation turbulente extraordinaire. Or, à l'autopsie, on a trouvé un foyer irritatif dans la protubérance. — Les régions psychiques étaient indemnes, la base seule était intéressée dans les points où va se reporter l'innervation cérébelleuse.

J'ai fini ; je n'ai plus à faire qu'une remarque. On dira peut-être que tout le monde sait ce que je viens de dire, et que le caractère des malades, chose vulgaire, ne méritait pas d'être étudié scientifiquement. Je ne suis pas de cet avis. Je crois que tout ce qui touche à la vie humaine mérite la sollicitude et les réflexions du médecin, et qu'en prévoyant, quelquefois de très loin, la probabilité d'une maladie terrible, celui-ci ne peut que gagner en autorité, surtout s'il peut mettre en garde une famille contre un danger qui la menace : c'est ainsi que grandit la mission de l'art.

En résumé, dans la santé comme dans la maladie, le caractère de l'homme varie singulièrement. Cependant, chaque individu a son caractère, lequel fait partie de sa personnalité.

Quel que soit ce caractère, il est le trait dominant de cette personnalité, surtout pour l'entourage immédiat de l'individu. Le public n'a à connaître que de l'intelligence et des sentiments.

L'étude qui précède a eu pour but d'analyser les manifestations intellectuelles d'un ordre relativement peu élevé : les qualités et les défauts dans la santé et dans la maladie. Ces qualités et ces défauts font partie de la vie de tous les jours, laquelle, quoique manquant de solennité, mérite bien cependant qu'on l'étudie.

1887.

CE QU'IL FAUT PENSER DU MERVEILLEUX

Dans la séance publique de l'Académie des Sciences, Belles-Lettres et Arts de Bordeaux, du 21 décembre 1888, l'auteur, en qualité de président, a lu le discours suivant :

Mesdames, Messieurs,

On nous raconte aujourd'hui, surtout depuis quelques années, des choses si extraordinaires, si merveilleuses, qu'il vous sera peut-être agréable de savoir ce qu'à mon avis il faut penser du merveilleux. J'ai quelque expérience de ce sujet; une carrière médicale déjà longue, pendant laquelle je n'ai pas étudié seulement l'homme physique, m'autorise à vous exprimer des idées personnelles. Je n'ai pas la pensée que ces idées seront approuvées de tous, mais il me suffira qu'elles soient appréciées par quelques personnes de bon sens.

Je ne définirai pas le merveilleux, car une définition ne dirait rien à personne, tout le monde sachant ce qu'il faut entendre par ce mot; je n'en ferai pas davantage l'histoire, ce serait un livre à écrire, et ce livre a déjà été fait, et bien fait, par M. Figuier.

Il me suffira de vous entretenir de ses origines et de ses manifestations, de son charme et de ses dangers.

Ses origines sont dans le cœur même de l'homme, et il s'est associé à ses premières pensées; dès son apparition sur la terre, l'homme, faible et sans défense au milieu des phénomènes imposants de la nature, n'a pu qu'être épouvanté par le tonnerre, la foudre et les éclipses; tout était pour lui merveille, depuis la comète jusqu'au volcan. Il en fut ainsi pendant toute l'enfance de l'humanité.

N'en est-il pas encore de même pour les peuplades sauvages qui voient une merveille dans les fusils qui les frappent à distance et dans la montre qui leur mesure le temps?

Bientôt l'homme a uni ces merveilles incompréhensibles pour lui à l'idée de la Divinité, et, suivant le bien ou le mal qu'il en attendait, il en a fait des dieux bons ou méchants.

S'il en est encore ainsi chez les peuples sauvages ou peu civilisés, il n'en est pas de même chez ceux où le progrès a porté la lumière; chez les peuples qui, comme le nôtre, marchent à la tête de la civilisation, nombre de formes du merveilleux subsistent encore.

Jetant un regard autour de nous, examinons l'état des esprits à ce point de vue.

La première remarque à faire, c'est que la croyance aux merveilles est, d'une façon générale, en rapport avec l'éducation. Entre les diverses classes de la société, de l'ignorant à l'homme instruit, se retrouvent les différences que nous avons signalées entre les peuples primitifs et la civilisation d'aujourd'hui.

Cependant, l'éducation, même la plus élémentaire, n'exclut complètement ni la crédulité ni la foi dans les merveilles. Voici ce que j'ai vu :

Un médecin de Paris, homme très considérable, plusieurs fois lauréat de l'Académie de médecine, me montrait un jour son portrait photographié; au-dessus et en arrière de sa tête était une figure de femme entourée d'une auréole blanche, nuageuse et indécise : « Ne vous étonnez pas, me dit-il, c'est l'ombre de ma pauvre femme, que j'ai perdue il y a quelques mois. Vous ne sauriez croire quelle douce consolation ce portrait apporte à ma douleur; c'est une photographie *spirite;* je n'ai eu qu'à poser quelques instants en pensant à ma pauvre défunte, et l'image qu'évoquait mon souvenir a été rendue par l'objectif. »

Mon visage exprimant, bien malgré moi, quelques doutes, il ajouta : « Oh! je ne suis pas le seul, voyez ces épreuves! » Et il fit passer sous mes yeux nombre de portraits, tous accompagnés d'une apparition; celles-ci variaient naturellement suivant la personne représentée. Ici c'était un jeune enfant mort au berceau. Là, la tête de Napoléon III, qui venait de mourir, ou d'Henri V, tous évoqués par la douleur d'une mère ou le souvenir d'un fidèle. Sans doute, rien n'était plus respectable; mais, craignant de ne pas contenir mon envie de rire, je me hâtai de prendre congé de mon pauvre confrère.

Mais voilà que le parquet de Paris, flairant une escroquerie, poursuivit en police correctionnelle le photographe, du nom de Buguet. Les débats furent instructifs : on avait saisi chez lui nombre de poupées représentant des femmes, des petits enfants et des personnages célèbres; enfin, de longs voiles blancs. Il avouait et expliquait à la Cour son procédé, facile du reste à comprendre. Les témoins, victimes de son escroquerie, déposaient contre lui. Or, la plupart, surtout ceux qui appartenaient aux classes élevées, entre autres un officier supérieur d'artillerie en retraite, se répandirent en injures contre ce malheureux, non point parce qu'il les avait trompés, mais parce qu'il mentait à la Cour en se disant coupable d'une fraude imaginaire. Tous avaient parfaitement reconnu la personne évoquée, et toutes les poupées du monde n'ébranleraient pas leur certitude. Le photographe avait beau leur dire : « Cette poupée, Madame, c'est votre enfant; cette autre, c'est Napoléon III, » ils quittèrent l'audience furieux contre l'imposteur qui avait l'impudence de renier son *pouvoir*. Mon confrère, par un reste de bon sens, n'avait pas porté plainte.

On ne saurait avoir de doute sur l'élévation intellectuelle de ces témoins fanatiques; qu'en conclure, si ce n'est que la croyance au merveilleux s'appuie sur d'autres bases que sur l'intelligence et l'éducation, et que, pour lui résister, il faut avoir en plus le sens critique et une haute raison !

Si vous me permettez d'analyser ce que je viens de raconter, nous nous rendrons compte de l'état d'esprit de ces témoins fanatiques. Enfants, ils ont été de ceux que des parents imprévoyants ont saturés de contes fantastiques; ils ont cru aux fées, pleuré de Barbe-Bleue et tremblé de Croquemitaine. Jeunes, ils n'ont apprécié que le côté poétique de la vie, si charmant à vingt ans, et dédaigné la pratique, comme trop au-dessous de leur âme éthérée. Romanesques, rêveurs et rimailleurs, tous se sont crus poètes, et n'ont été que ce que sont aujourd'hui les pessimistes et les décadents.

En avançant dans la vie, il leur a bien fallu sacrifier à la vile

prose ; mais leurs meilleures joies, ils les demandent au merveilleux ;
ils se consolent ainsi. Chacun a adopté le merveilleux qui convient
à son genre d'esprit : l'un est un mystique qui évoque les esprits
des saints ; l'autre a perdu un être chéri et converse avec son âme ;
un troisième se croit un bienfaiteur de l'humanité, et fait tourner
des tables pour détruire le paupérisme. Il serait trop long d'énumérer tous les motifs pour lesquels ces fanatiques se font les pro-
phètes du monde invisible, ne tenant compte ni de l'illusion, ni de
l'hallucination, ni de la fourberie ; ils ont vu, entendu, on leur a
dit... Enfin, ils sont convaincus, et tous ceux qui doutent sont des
infortunés que méprisent les esprits.

Il est une raison pour laquelle le merveilleux compte beaucoup
d'adeptes : c'est qu'il a un certain charme et fait croire à ses apôtres
qu'ils sont supérieurs au reste de l'humanité. Est-il possible, en
bonne conscience, de demander de la modestie à un homme qui
vient de converser familièrement avec Descartes ou Napoléon? et
n'est-ce pas une joie pour un mortel ordinaire d'élever son âme par
la contemplation de l'invisible?

Tout cela ne serait que singulier si autour de ces naïfs ne
s'agitait pas tout un monde d'exploiteurs et d'industriels. S'ils ont
quelque argent, leurs convictions seront bientôt partagées, et ils
seront une proie facile. La photographie est loin d'être le seul moyen
de tirer parti de leur crédulité : les exemples ne me manqueraient
pas à citer, mais ils sont si nombreux et si connus, que je n'ai qu'à
demander à ceux qui m'écoutent de rappeler leurs souvenirs.

Bien que nous habitions la ville où, il y a trois siècles, Pierre
de Lancre a fait brûler tant de sorciers, je ne m'occuperai que du
merveilleux du temps présent.

Aujourd'hui, le somnambulisme provoqué est la forme qui
passionne le plus. Cette curiosité scientifique a deux sortes de
partisans : ceux qui l'étudient sérieusement, sans parti pris, avec
patience, et cherchent à en tirer des conséquences utiles : ce sont
des médecins ou des philosophes, et ceux que j'appellerai par
opposition « les gens du monde ». Ces derniers se passionnent pour
les phénomènes de l'hypnotisme, qui touchent au merveilleux.
Beaucoup de ceux-là étaient des adeptes fervents du magnétisme,

des tables tournantes et du spiritisme. L'hypnotisme remplace ces merveilles ; pour quelques-uns, il n'est qu'une merveille de plus.

La forme qui a le plus d'adeptes est celle qui a pour but la guérison des maladies. Rien de plus naturel. L'art de guérir n'est pas infaillible. Il n'a aucun pouvoir sur les maux incurables. Or, quel est l'homme qui acceptera sans appel le terrible verdict? Ne dit-on pas : « Tant qu'il y a vie, il y a espoir? » Et l'on ne saurait s'étonner si l'infortuné consulte l'esprit d'Hippocrate, descendu dans sa table, ou tel somnambule qui lui promet de le guérir. Il faudrait, pour s'en plaindre, bien peu connaître notre pauvre nature! Il faut cependant une rude confiance pour n'être pas ébranlé dans cette singulière foi !

Voici ce que je peux raconter :

Il y a quelques années vint à Bordeaux un médecin italien accompagné d'une somnambule. Grâce à la double vue de sa compagne, il guérissait toutes les maladies, surtout celles que les médecins français appellent incurables. J'avais, à cette époque, un jeune interne fort intelligent (il est aujourd'hui sénateur) qui s'offrit obligeamment à l'aller consulter ; j'acceptai et l'engageai à bien regarder et à observer tous les détails de la mise en scène. Alors, se faisant passer pour un pauvre clerc de notaire atteint d'une maladie d'estomac, il alla, d'un air dolent, et après un excellent déjeuner, raconter ses prétendues douleurs.

Le médecin, après l'avoir fait asseoir près d'une cloison percée d'une fausse porte, lui fit subir un long interrogatoire pendant lequel il lui disait sans cesse : « Parlez plus fort, je suis un peu sourd, » et il termina par ces mots : « Rien de plus facile que de vous guérir ; je vais faire venir la somnambule qui vous dira le remède. » Il presse un timbre, et apparaît par une porte éloignée une jeune femme charmante et endormie ; elle s'avance, vêtue de blanc, les yeux fermés et les cheveux épars, et cherche à tâtons la main du patient ; puis, sur l'ordre du docteur qui lui dit d'un ton impératif : « Regardez! », elle s'écrie : « Ah! Monsieur, quel pauvre estomac vous avez...; je le vois, il est vide..., non..., il y a du sang, des plaies... Un seul remède peut vous guérir, ce sont les pilules que vous donnera le docteur. » Ce dernier éveille la jeune fille, qui se retire modestement. « Voici, dit-il au faux clerc de notaire, les pilules prescrites, ce n'est que 6 francs, mais c'est pour les pauvres, la consultation est gratuite. » Les pilules étaient du sucre de lait, et il y en avait bien pour cinq centimes.

L'exploitation du somnambulisme, de l'hypnotisme ou de quelque autre forme du merveilleux ayant pour but la guérison des maladies ou toute autre divination, a une importance considérable; ce monde spécial a ses cabinets de consultation, ses sociétés et ses journaux.

L'an dernier, M. Gilles de La Tourette a publié sur ce sujet un livre d'un grand intérêt, sous ce titre : L'*Hypnotisme et les états analogues au point de vue médico-légal*. On y trouvera nombre de détails qu'il m'est impossible de donner ici.

Les habitants des campagnes ont foi dans un merveilleux plus à leur portée : ils ont le *sorcier;* il est pour eux ce que sont pour l'ouvrier des villes le rebouteur, la bonne femme, la tireuse de cartes; tous ces *pouvoirs,* pour me servir d'un terme qu'ils emploient, répondent aux mêmes besoins, qu'un mot résume : le *secours*. Dans les campagnes reculées, dans les landes, en Bretagne, le sorcier règne en maître; la chronique des tribunaux nous renseigne souvent sur ces merveilles qui sont quelquefois horribles, car la justice, sceptique de sa nature, sait y découvrir le crime ou l'escroquerie.

A côté de ces croyants qui demandent aux somnambules et aux sorciers la guérison de leurs maux, il en est qui s'adressent à d'autres puissances occultes; quelques-unes sont fort singulières : un bout de ficelle entourant la jambe protège le nageur des crampes; une pomme de terre, un marron d'Inde, un morceau de cire à cacheter portés dans la poche éloignent diverses maladies; une certaine omelette préserve de la rage, etc. On ferait un gros livre rien qu'avec les moyens merveilleux auxquels les malades ont recours; mais, je le répète, la peur d'une mort souvent épouvantable excuse bien des faiblesses!

Dans ce qui précède, j'ai surtout visé les personnes qui cherchent dans le merveilleux un soulagement à leurs maux; mais d'autres n'ont pas cette excuse.

Les uns font interpréter un songe ou consultent les cartes pour connaître l'avenir; d'autres font tourner des tables ou évoquent des esprits pour découvrir un trésor, s'entretiennent avec les revenants et délaissent tous leurs devoirs sur cette terre pour la contemplation du monde invisible. Il en est enfin pour lesquels le merveilleux est un spectacle qui a quelque analogie avec les tours d'adresse d'un clown ou les émotions de la Cour d'assises; ils se pressent autour de ces thaumaturges qui, depuis Mesmer jusqu'à Donato, ont eu la faveur publique, et font leur succès par leur enthousiasme.

Quelques-uns croient avoir une excuse : ils font de la science ou s'imaginent qu'ils en font; leurs études préparent des voies nouvelles, et, à les entendre, rien n'est plus aisé que de faire servir le merveilleux au bien de la société. Ainsi l'on voit un magistrat consulter, pour confondre un voleur, un magnétiseur de passage.

Tous ignorent que si la science sérieuse étudie le merveilleux dans un but élevé, elle a une méthode précise d'observation et qu'elle sait se garer des tromperies. Cette méfiance est indispensable, car les faits les plus extraordinaires, ceux qui excitent l'enthousiasme des gens du monde, sont observés sur des personnes dont le système nerveux est plus ou moins malade, et ces « sujets », pour me servir du mot consacré, sont des prodiges de finesse et de rouerie; il faut toute l'expérience et toute la patience des vrais observateurs, sans compter les moyens de contrôle que ces sujets ignorent, pour ne pas être leur dupe. Il semble que, dans un hôpital, ils n'ont aucun intérêt à tromper; ils trompent cependant pour le plaisir de tromper et par amour-propre.

Le merveilleux est mêlé à nombre d'actes de notre vie : par exemple, éviter de voyager le vendredi; ne pas être treize à table; préférer le côté droit au côté gauche (n'avons-nous pas dans la langue le mot *sinistre,* lequel en latin veut dire gauche?); éviter de renverser le poivre; ne pas faire une croix avec les couteaux; se méfier du mauvais œil, etc.

Je m'arrête, laissant à mes auditeurs le soin de compléter l'énumération de ces petites superstitions, basées sur la croyance au merveilleux.

Si le merveilleux était toujours inoffensif, on pourrait avoir pour lui quelque sympathie; mais il n'en est pas ainsi : les personnes sur lesquelles il exerce son plus grand pouvoir ont, en général, des facultés intellectuelles mal équilibrées, et le culte du surnaturel en accroît le désordre; ce trouble, maintenu dans une certaine limite, par une haute raison ou par une intelligence puissante, peut avoir peu d'importance. Tout le monde connaît le démon de Socrate et l'amulette de Pascal. Mais il en est bien rarement ainsi : la plupart du temps, le désordre est profond et devient irrémédiable; les maisons d'aliénés sont peuplées d'infortunés que le merveilleux a rendus fous.

Ces goûts se propagent de diverses manières; quelquefois, par des conseils d'amis, qui disent à un malheureux incurable : « Vous souffrez... eh bien! je sais une dame qui avait exactement votre maladie; les médecins l'avaient abandonnée; elle a consulté Mˡˡᵉ X...., somnambule extra-lucide, et elle a parfaitement guéri. » Et l'incurable s'empresse d'aller chercher sa guérison. Rien à dire à cela : la faute en est à la faiblesse de notre nature!

Le goût du merveilleux est si répandu qu'il devait être exploité d'une façon plus fructueuse encore : je veux parler des séances ou représentations publiques où l'on exhibe, sous le nom de *sujets*, des compères ou des malades. Il serait trop long de raconter ici les moyens employés par les habiles metteurs en scène qui savent tirer un si bon parti de la crédulité publique : le livre de M. Gilles de La Tourette est fort explicite sur ce point. Il me suffira de dire que ces exhibitions ont ou peuvent avoir des résultats déplorables; leur public est en général composé de croyants et de passionnés, dont le système nerveux est des plus excitables. Or, la vue des phénomènes extraordinaires de l'hypnotisme ou de la suggestion, interprétés par un habile exploiteur, ne fait que développer leurs tendances. Après ces représentations ou séances, ils apportent dans leur entourage un goût passionné pour des expériences dont leurs proches sont souvent les victimes. Je n'insiste pas. Les médecins, et surtout les aliénistes, sont édifiés sur ce point.

Est-ce à dire qu'il faille proscrire l'expérimentation par crainte de ses dangers? Oui, elle doit être proscrite lorsque, ayant pour but l'exploitation d'une curiosité malsaine, elle s'adresse à des personnes incompétentes et crédules; non, si elle est entre les mains d'hommes éclairés et sérieux qui, dans le silence de l'hôpital ou du cabinet, n'ont pour but que la recherche de la vérité.

Ces hommes savent que l'étude du système nerveux présente des obscurités que la science d'aujourd'hui n'a pas dissipées; mais ils ont la confiance que ces mystères seront un jour dévoilés. Si la vie de l'homme est courte, longue est l'évolution de la pensée. Soyons modestes : nous ne savons pas tout; ceux qui viendront après nous sauront plus que nous.

Je regrette, Mesdames et Messieurs, de ne pas développer davantage le sujet que j'ai pris pour texte de ce discours; mais je crois que vous en avez déjà tiré la conclusion : « Le merveilleux n'existe pas. »

1888.

LES TOQUÉS OU DÉSÉQUILIBRÉS

(*Revue scientifique* du 16 mai 1891.)

Il n'est aucun de nous qui ne connaisse des gens qui, par leurs actes ou leurs idées bizarres, nous étonnent et étonnent leur entourage ; cependant ils ne sont pas fous, ils dirigent convenablement leurs affaires, remplissent avec précision et convenance des fonctions quelquefois difficiles, défendent leurs idées avec une logique suffisante et paraissent, en un mot, être comme tout le monde.

On dit de ces gens : ce sont des toqués, des originaux, des exaltés, des fanatiques, ou quelque autre qualification analogue.

Dans la société, qui serait impossible sans une tolérance réciproque, on en rit, on les évite ou on leur passe leurs bizarreries ; mais il n'est pas toujours possible d'en rire, et on en pleure quelquefois, et on ne peut pas toujours les éviter, car il est de ces excentricités qui sont préjudiciables non seulement à leurs auteurs, mais qui compromettent leurs familles ou sont de terribles dangers. Mais avant de les condamner, il est permis aux gens raisonnables d'étudier ces états d'esprit. C'est ce que je vais essayer de faire.

Ces hommes ne sont pas fous, ce n'est donc pas d'aliénation mentale que je parlerai ; ils ne sont pas raisonnables, aussi ne parlerai-je pas philosophie.

La plupart du temps, les excentricités que j'ai en vue conduisent ces malheureux à la folie ; mais il est beaucoup d'entre eux qui, même pendant une longue vie, n'arrivent pas à ce dernier terme de la décadence intellectuelle : ils demeurent originaux et bizarres pour leur malheur, et le plus souvent pour celui des autres.

Dans la société et dans la loi, on ne connaît que deux états : la raison et la folie; aussi ces états intermédiaires ne sont pas scientifiquement classés, et lorsque la société est obligée de se défendre, la loi est muette et ne peut qu'être muette; alors l'appréciation de l'acte est laissée à la sagesse d'un esprit raisonnable, qui limite comme il convient la responsabilité. Cela est bien quand cet esprit est vraiment raisonnable; mais si lui aussi est faux, on voit des décisions qui révoltent le bon sens.

Rien de plus difficile que l'appréciation d'une responsabilité, et je comprends que le magistrat s'entoure de toutes les garanties. Cette appréciation est d'autant plus difficile que les délits ou les crimes des malheureux que j'ai en vue sont commis chaque jour par des vicieux ou des criminels dont le libre arbitre est entier et qui sont absolument responsables de leurs actes.

Je sais qu'il est actuellement une école qui, poussant à l'extrême l'esprit de système, ne voit dans les criminels que des irresponsables poussés au crime par la fatalité qu'impose une conformation spéciale. Je ne partage pas ces idées; certes, il est beaucoup de ces malheureux qui sont victimes de l'hérédité, fils ou petits-fils d'aliénés, d'hystériques ou d'épileptiques, et névropathes de naissance, ils n'ont pas la force morale suffisante pour résister à des suggestions criminelles; mais, à côté d'eux, il en est un plus grand nombre que n'entraîne aucune tare originelle, et que la paresse ou l'amour des plaisirs pousse aux délits et aux crimes.

A mon sens, la vérité est entre ces deux extrêmes; ici comme ailleurs, *in medio virtus*. Je m'arrête, car cette grosse question m'entraînerait facilement hors de mon sujet.

Ces gens, qui ne sont ni fous ni raisonnables, s'appellent légion; j'en citerai quelques exemples. Du reste, il n'est pas un de nous qui n'ait dans sa mémoire tel ami de sa jeunesse dont l'état d'esprit a été ou est encore celui que j'ai en vue. J'ai la certitude que les exemples que je vais citer évoqueront des souvenirs chez mes lecteurs.

Ici, je ferai une remarque : les toqués ou déséquilibrés, comme le disent les aliénistes, sont de deux sortes : ceux chez lesquels le désordre mental n'est que le prodrome de la folie; seulement, ce prodrome, à évolutions très lentes, est quelquefois la moitié de la vie; les observations détaillées qu'on trouve dans les auteurs en donnent la preuve : ils sont fous en puissance. Je ne parlerai pas de cette variété; je ne m'occuperai que de ceux qui, vivant comme tout le monde, ont assez de raison pour comprendre leur situation et se cacher de leur entourage, mais pas assez pour résister à leurs idées bizarres. Quelques-uns font exception. Ils commettent des actes qui les font considérer comme fous, mais la plupart demeurent ainsi pendant toute leur vie.

L'étude de ces derniers a été un peu négligée, tant par les aliénistes, car ils ne sont pas fous, que par les psychologues, car ils ne sont pas raisonnables. En dehors de ces savants, je trouve des observations précieuses dans les travaux de M. Charcot, de M. Maignan et dans le livre de M. Cullerre, *les Frontières de la folie*. Je ferai appel à ces sources, mais j'insisterai surtout sur les faits que j'ai observés dans mon entourage.

Les sept faits qui suivent sont inédits.

I. — M. de G..., âgé d'environ soixante ans, a rempli des fonctions élevées avec intelligence et distinction; aujourd'hui, ayant renoncé à la vie publique, il vit en famille dans une petite ville, sans autres occupations que la gestion d'une propriété importante; dans sa jeunesse, il a dû quitter une situation d'avenir, surtout, dit-il, à cause des vertiges qui rendaient ses fonctions impossibles; plus tard, marié à une femme de grande bonté et d'un dévouement de tous les instants, il ne cesse de préoccuper et d'épouvanter son entourage par des idées singulières que dominent des peurs et des impulsions; ainsi, se rasant, il jette son rasoir, car il craint de se laisser aller à se couper le cou; il lui répugne énormément d'aller en voiture ou en chemin de fer, surtout seul; quelque accident va lui arriver; il se croit malade, il se préoccupe outre mesure des petites misères de la vie, et, bien qu'il aime sa famille, il ne pense pas aux soucis que sa bizarrerie lui cause. Un jour, passant sur un pont, avec un ami, lequel me l'a raconté, il a l'idée de se jeter dans la rivière, s'exclame, lutte, se débat: heureusement son compagnon le retient et l'entraîne; seul, il l'eût certainement fait. Il répond aux reproches : « C'est plus fort que moi, je me suis exposé à ce danger que je prévoyais (passer sur un pont), parce que je ne voulais pas paraître n'être pas comme tout le monde, j'ai honte. »

Combien de suicides sont accomplis dans ces conditions! On ne comprend rien à leur cause. Le malheureux impulsif a été pris sans doute d'un *accès de fièvre chaude*. C'est le mot consacré. Chez M. de G..., l'hérédité directe est muette, mais il a des parents aliénés.

J'insiste sur ce fait qu'en dehors de ces bizarreries et de ces impulsions, M. de G... vit comme tout le monde; il gère parfaitement ses propriétés et a d'excellents rapports avec son entourage; seuls, ceux qui le voient de très près sont au courant de cet état névropathique singulier et de ses toquades.

II. — M. X..., mort à quarante-cinq ans d'une maladie de foie, a eu son existence tourmentée par un état névropathique bizarre; il ne veut pas être seul et a peur des espaces; tout ce qu'il peut faire, c'est de traverser la place de la petite ville qu'il habite près de Bordeaux, place qui a environ 150 mètres de large; encore faut-il qu'il soit poussé par le désir de voir sa famille qui habite sur cette place, en face de sa maison. Sa jeunesse n'a présenté rien de particulier; d'une intelligence moyenne, il a fait de bonnes études, et ce n'est que peu de temps après son mariage que ces préoccupations et ces peurs se sont montrées; il croit qu'il va mourir et se lamente à l'idée que sa famille peut ne pas assister à ses derniers moments; il se tâte le pouls, s'écoute respirer, étudie les battements de son cœur; avec cela, bon fils et bon mari, il était loin d'être triste, et quand il avait pu se décider à se joindre à des amis, il paraissait être comme tout le monde; comme il avait conscience de cette sorte d'infériorité, il se montrait peu en public, il était ce qu'on appelle un sauvage; pour ne citer qu'un exemple, sa crainte d'être seul était telle qu'il fallait l'accompagner jusqu'à la porte d'un certain lieu, et, en lui parlant de loin, lui faire comprendre qu'on était près de lui. Il avait une femme d'un dévouement admirable qui ne le quittait jamais.

III. — M. P..., cinquante-neuf ans, n'a pas d'hérédité morbide, du moins directe; son existence n'a présenté rien de particulier; associé à une grande industrie, il était en rapport avec le public et jamais jusqu'à cet âge, on n'avait remarqué chez lui de trouble névropathique; vers 1878, il se retira des affaires, et sa vie très occupée devint rapidement inactive; à ce moment, il fut atteint d'un kyste de la rate pour lequel je lui donnai des soins, mais ce n'est pas de cette maladie qu'il est ici question.

Cette oisiveté, ce repos que M. P... souhaitait, les considérant comme la récompense méritée d'une carrière laborieuse, eut des conséquences funestes; envahi par des idées tristes, M. P... ne pensait qu'à la mort. Un jour, il tenta de se pendre; bientôt, sans cause connue, il se mit à aboyer, à pousser de temps en temps, et malgré lui, des cris inarticulés et à répéter ces quatre mots : *Numa, Hélène, Camille, Maria.* Je constatai l'existence de cette singulière névrose et donnai quelques conseils dont l'hydrothérapie était la base. Après quelque temps, les accidents cessèrent ; sauf son kyste, qui demandait des ponctions de plus en plus fréquentes, M. P... était dans des conditions normales. Malheureusement, deux ans après, il apprit inopinément que la maison de commerce à laquelle il avait confié ses capitaux allait les lui rendre, et qu'il aurait à faire un nouveau placement, peut-être moins avantageux. Après quatre jours de préoccupation et de tristesse, il est repris de son tic singulier, la répétition fréquente des mots *Numa, Hélène, Camille, Maria;* il est poursuivi par des idées de mort et a des mouvements convulsifs des bras et du tronc ; il a parfaitement conscience de la singularité de son exclamation, mais il lui est impossible de remplacer ces mots par d'autres. Il reprend l'hydrothérapie, et son état s'améliore sensiblement ; cependant, un jour, rencontrant un médecin qu'il avait vu en consultation, il est repris de son tic et répète : *Numa, Hélène, Camille, Maria;* il s'en excuse en disant : « Je vais beaucoup mieux, mais je viens d'éprouver une émotion : je viens de voir un officier d'artillerie. Or, mon fils portant le même costume, il m'a semblé le voir ; c'est ce qui m'a troublé et porté à prononcer les mots que vous avez entendus et dont je m'étais déshabitué depuis longtemps. » L'impulsion qui force M. P... à prononcer les quatre mots : *Numa, Hélène, Camille, Maria,* a été observée un grand nombre de fois. Mais si, pour M. P..., les mots prononcés sont des noms des membres de sa famille, pour d'autres, ce sont des mots toujours les mêmes qui ont des significations souvent peu en rapport avec ceux qui les prononcent. Ainsi une grande dame de la cour de Louis XVI, femme de grande éducation et de haute intelligence, prononçait, sous l'empire d'une émotion quelconque, trois ou quatre mots orduriers dont le moindre était *cochon, cochon;* il en était de même d'une jeune fille du meilleur monde qui disait le mot de Cambronne, et d'un prêtre qui prononçait, les répétant plusieurs fois convulsivement, les plus horribles blasphèmes. La science a fait de cet état nerveux une maladie sous le nom de *coprolalie.*

IV. — Au moment où j'écris ces lignes, vit obscurément à Paris un homme d'environ cinquante ans, qui a présenté et présente tous les caractères de la dégénérescence intellectuelle et morale que peut amener une malheureuse hérédité.

X., marquis de F... est le dernier descendant d'une grande et puissante famille; à l'âge d'environ trente ans, fils unique et orphelin, il a hérité d'une fortune d'environ sept millions. Paris seul pouvait lui donner, pensait-il, l'existence que sa fortune indiquait. Mais, comme on pourrait le croire, ce n'est pas par son luxe et ses folles dépenses, ou [par le goût du jeu qu'il se ruina presque complètement. Ses sept millions durèrent dix ans : faible d'esprit, sans cependant qu'il y parût dans ses relations mondaines, il était accessible à toutes flatteries sur sa noblesse et sa fortune. L'entourage qu'il s'était donné en avait fait un Mécène, et ses millions étaient la fortune des lettres; il encourageait les arts, soutenait les littérateurs; malheureusement il ne discernait pas le véritable mérite et la bohême littéraire et artistique, les poètes incompris et les génies méconnus, doublés d'hommes d'affaires retors, ont été, pendant que les millions ont vécu, les parasites et les flatteurs de sa fortune; il aidait aussi les découvertes utiles. Pour n'en donner qu'une idée : une société véreuse qui n'eut qu'une existence éphémère, lui coûta 1,500,000 fr. Manquant absolument de sens moral, il ne tenait aucun compte des souvenirs les plus chers et les plus respectables de sa famille. Ainsi les portraits de ses ancêtres et les bijoux de sa mère n'avaient, à ses yeux, aucun mérite particulier; d'une crédulité singulière, il croyait et croit encore aux somnambules, à la divination par le marc de café, etc. Le vendredi est le jour choisi par lui pour se faire prédire l'avenir, et il porte un talisman qu'il paie 100 fr., et qu'on lui renouvelle naturellement de temps en temps. Avec cela, il paraît être comme tout le monde, il est loin d'être aliéné ou idiot, et, sauf un léger tic, on ne remarque en lui rien de particulier.

On demeure épouvanté quand on songe qu'en des temps moins égalitaires que le nôtre, un homme de cette sorte pouvait être au-dessus des lois; ses volontés, quelles qu'elles fussent, étaient servilement obéies; mais l'histoire, qui enregistre avec horreur les crimes des Néron et des Caligulas, ne se demande pas si ces monstres n'étaient pas eux-mêmes les victimes de quelque terrible hérédité.

Le marquis de F... est le fils d'une épileptique et le petit-fils d'une folle. Quant à lui, il n'est ni fou ni épileptique; il n'a plus qu'un léger tic, mais la terrible névrose des ascendants s'est transformée, et il est ce que son histoire vient de nous dire.

A propos de cette transformation, on me permettra d'entrer dans quelques détails.

L'hérédité, gardienne de la permanence de l'espèce, ne prescrit pas. J'entends par ces mots que de père en fils, quel que soit le nombre de générations qui séparent un individu de sa souche originelle, les caractères de cette souche peuvent reparaître chez lui, au grand étonnement de son entourage.

Je sais un Français du Midi qui portait un nom absolument arabe. Or, après le nombre très grand de générations qui nous séparent de l'abandon de l'Espagne par les Maures et de leur entrée dans le midi de la France, et après d'innombrables croisements, il présentait tous les caractères physiques de l'Arabe, alors que ses parents immédiats n'en avaient aucun.

S'il en est ainsi de l'hérédité normale, il en est de même de l'hérédité morbide. Pour peu qu'on interroge avec soin l'entourage d'un aliéné, par exemple, il est fort ordinaire de rencontrer des fous dans ses ascendants. Mais l'observation démontre qu'il n'est pas nécessaire que ce fou ait précisément des aliénés dans sa famille : ses ascendants peuvent avoir été atteints d'autres névroses. Toutes — en commençant par les tics, passant par l'hystérie et finissant par la folie ou l'épilepsie — sont de la même famille et ne sont que des manifestations variées du tempérament nerveux.

Une comparaison rendra ma pensée. Un arbre porte un grand nombre de fruits ; les uns sont beaux et sains : ce sont les intelligences élevées, le talent, le génie ; d'autres sont atrophiés et ne mûrissent pas : ce sont les arriérés ou les idiots ; d'autres sont profondément tarés : ce sont les épileptiques ou les aliénés ; d'autres enfin ne le sont qu'un peu : ce sont les toqués, les originaux. Or, les agriculteurs savent très bien que, pour la reproduction de l'arbre, il vaut mieux semer des graines provenant des fruits les plus beaux et les plus sains. Pourquoi, hélas ! n'en peut-il pas être ainsi pour la reproduction de l'espèce humaine ?

V. — M. Louis B... a aujourd'hui trente-cinq ans, et sa santé physique est parfaite ; très intelligent, il a des goûts littéraires et artistiques très développés, et sa conversation est des plus agréables ; malheureusement il appartient à la nombreuse catégorie des déséquilibrés. Voici son histoire en quelques mots :

Après une enfance ordinaire, il a fait d'excellentes études, et ce n'est qu'à l'âge de vingt et un à vingt-deux ans que se sont montrés chez lui des troubles intellectuels singuliers : il ne peut fixer son attention sur aucun travail, ne peut demeurer enfermé dans un bureau, souffre de la tête, a des impatiences dans les jambes, des constrictions à la gorge, enfin tous les signes de l'hystérie masculine la plus caractérisée. Son père, dont il est l'unique enfant, est obligé de renoncer à lui donner la carrière que ses études indiquaient. En même temps, il a la peur des espaces et de la foule, il ne saurait entrer dans une église remplie de monde, il n'ose pas monter dans un tramway ou dans un omnibus déjà occupés. Ces bizarreries lui rendent la vie sociale impossible.

VI. — On rencontre, à l'heure qu'il est, dans les rues de Paris, un homme, jeune encore, qui a reçu une excellente éducation et appartient à une famille considérable : il paraît être comme tout le monde, a une intelligence moyenne et gère parfaitement sa fortune ; il a une tenue absolument correcte, fréquente le meilleur monde, et nul ne se douterait de son funeste penchant : il boit et se cache pour boire ; très connu, il sait qu'on le remarquerait dans les cafés du centre de la ville ; aussi le rencontre-t-on dans la banlieue et le voit-on entrer dans les plus pauvres débits des quartiers excentriques ; tous lui conviennent pourvu qu'on ne le voie pas, l'alcool est le même partout. Il n'est pas difficile de prévoir où cette funeste passion conduira M. X...

Cette passion des alcools chez les personnes que leur éducation semblerait en éloigner n'est pas rare. Actuellement, en Angleterre, les alcools de toilette, en particulier l'eau de Cologne, font de sérieux ravages dans la santé des jeunes filles du monde le plus élevé. La plupart du temps, ce n'est pas l'ivresse que recherchent les personnes auxquelles je fais allusion, c'est plutôt l'excitation que donne l'alcool. Mais cette substance n'est pas la seule qui donne ce résultat : l'opium en Orient, et l'éther et la morphine en Europe, provoquent cet état, si recherché de ces infortunés ! Beaucoup le savent, et la morphinomanie est devenue un mal qui fait de terribles progrès.

On observe, particulièrement chez les femmes, une maladie nerveuse, l'hystérie, qui a sur les fonctions intellectuelles une action considérable.

Avant d'aller plus loin, je ferai remarquer que ce mot, l'*hystérie*, est détourné par le public de son véritable sens : état névropathique général. Il n'a, en réalité, rien de commun avec l'exagération des appétits sensuels.

Je ne relèverai de l'étude de l'hystérie que la singulière déviation intellectuelle, qui a pour caractéristique le désordre de l'imagination et les conceptions mensongères.

On côtoie dans la vie nombre de ces personnes (des femmes jeunes surtout) dont la santé physique est excellente, mais qui, par le désordre de leur esprit, leur rouerie, leurs mensonges et leurs combinaisons machiavéliques, épouvantent leur entourage et amènent des malheurs déplorables. Ce ne sont pas des folles, mais leurs actes disent bien haut qu'elles sont bien loin de la raison : ce sont de véritables toquées.

Mlle A..., appartenant à une famille honorable, peut servir d'exemple et suggérera peut-être des souvenirs aux lecteurs de ce travail.

VII. — Ayant eu l'occasion de faire un séjour à la campagne, dans un château, où se trouvait en même temps qu'elle un jeune gentilhomme beau et riche, elle imagina, à l'insu de ses parents, tout un roman ayant pour but de faire croire qu'elle avait dû l'épouser, et que la mort seule du jeune homme avait pu empêcher cette union ; tout était imaginé par elle, rendez-vous chez des tiers, à l'insu de sa mère, complicité d'amis, récit dramatique et circonstancié de la mort du prétendu fiancé ; il lui laissait toute sa fortune, avec ses papiers de famille enfermés dans une cassette, etc. Le tout raconté avec des détails d'une étrange précision. Or, rien n'était vrai, mais pour démontrer la fausseté de ces inventions, il a fallu que les personnes mises en jeu dans ce roman se communiquassent leurs impressions et reconnussent ensemble qu'elles avaient joué à leur insu les rôles les plus singuliers.

Dans ce cas, les inventions romanesques et mensongères d'une jeune fille, dont le but était certainement de se faire valoir auprès de ses compagnes, n'ont pas eu de conséquences bien graves. Il n'en est pas toujours ainsi.

En voici quelques exemples, l'histoire de l'hystérie en est remplie.

En 1873, une jeune fille du meilleur monde, Mlle de M..., accuse le vicaire de la paroisse de s'être livré sur elle aux derniers outrages; à la Cour d'assises, devant des questions bien pesées, elle est obligée de déclarer qu'il n'en était rien, et le vicaire fut acquitté.

Il n'en fut pas de même de l'infortuné La Roncière; en 1835, ce jeune officier est accusé d'un crime analogue par la fille de son général, Mlle de L..., et il est condamné à dix ans de détention. On a su depuis qu'il était innocent et que la malheureuse qui l'avait fait condamner n'était qu'une hystérique. Combien d'autres crimes ont été commis, et d'incendies allumés, par des jeunes filles dans ces conditions. Les annales des tribunaux en sont remplies.

C'est surtout aux criminels de cette nature qu'est applicable la mention, si critiquée, de « responsabilité limitée ». Ils sont coupa-bles, et la société doit se défendre contre eux. Rien n'est plus certain; mais doit-elle les punir avec la même rigueur et de la même façon qu'un criminel libre de ses actes? Le bon sens proteste contre une pareille assimilation.

Il est cependant bien difficile qu'en France il en soit autrement, et nos magistrats doivent souvent éprouver quelque embarras. En effet, ces demi-responsables ne peuvent être que confondus, soit avec des aliénés, soit avec des criminels. Nos voisins sont plus heureux que nous, car, en Angleterre, il existe des asiles où sont internés les criminels irresponsables. Le Sénat, d'après le rapport de M. Th. Roussel, en a voté de semblables; mais au moment où j'écris, la Chambre des députés n'a pas encore discuté cette proposition, reprise par M. Reinach.

Ce manque d'équilibre dans les facultés de l'esprit, fort commun chez les hystériques, n'est pas la seule manifestation singulière de cette névrose; il en est une autre, très rare, il est vrai, qui atteint la personnalité tout entière. Je n'en dirai que quelques mots, pour ne pas sortir du plan que je me suis tracé : je veux parler de la double conscience, ou du dédoublement de la personnalité.

On a vu des personnes qui paraissaient être comme tout le monde; on leur parlait d'un acte qu'elles avaient fait il y a peu de temps, elles l'ignoraient absolument, et on s'est aperçu, par un interroga- toire précis, que ces personnes avaient comme deux existences séparées par l'absence du souvenir. Le malade — car après tout c'est un malade — est lui-même effrayé de cette sorte de dualité qui compromet sa personnalité morale et lui fait ignorer une partie de son existence. Ces faits sont rares; on n'en connaît que sept à huit bien étudiés; mais beaucoup sont passés inaperçus. N'est-ce pas cet état singulier qui peut expliquer les bizarreries de conduite de gens dont les actes étonnent en démentant tout leur passé? Ce ne sont pas des fous; mais peut-on considérer comme parfaitement raisonnables des personnes qui ont dans leur existence des lacunes telles qu'elles peuvent ignorer un grand nombre de leurs actes, et cela de la meilleure foi du monde? Pour eux, la question de respon- sabilité est un problème redoutable.

Je ne saurais mieux faire que d'assimiler les états intellectuels que j'ai en vue à des tics. Tout le monde connaît des gens qui font des grimaces ou des mouvements involontaires, poussent des cris : ce sont des impulsions auxquelles ils obéissent. Tant que ces impulsions siègent dans l'innervation du système musculaire, on n'y prend pas garde; on plaint le tiqueur et on se met à l'abri de ses mouvements convulsifs. Mais si ces impulsions siègent dans des fonctions d'un ordre plus élevé, les fonctions intellectuelles, par exemple, elles méritent le nom de « tics intellectuels ». M. Grasset, de Montpellier, dans un excellent article de la *Revue de Neurologie*, les nomme des « stigmates psychiques »; je crois préférable le mot « tic intellectuel », qui emporte avec lui une assimilation qui l'explique et qui a pour moi le mérite de ne pas appartenir à un néologisme dont le moindre inconvénient est de risquer de n'être pas compris.

Ces « tics intellectuels » ou « stigmates psychiques » sont en réalité des idées fixes, des obsessions; le vulgaire les appelle des « manies ». Beaucoup connaissent, pour les avoir observés sur eux-mêmes ou dans leur entourage, ces tics intellectuels, qui ne sont que les degrés inférieurs de l'obsession. Ces états sont parfaitement compatibles avec ce qu'on est convenu d'appeler la « raison ».

Voici quelques exemples :

Un monsieur ne peut entrer dans un wagon sans être irrésistiblement poussé à diviser le chiffre représentant le numéro du wagon par celui du compartiment. Que de gens se croient obligés de compter, lorsqu'ils passent devant telle ou telle maison, le nombre des fenêtres et des barreaux de la grille, et ne sont tranquilles qu'une fois leur numération accomplie. Je sais une personne, parfaitement raisonnable d'ailleurs, qui, lorsqu'elle a mis un pied sur une pierre un peu saillante, se sent forcée de rechercher pour l'autre pied une sensation analogue; de même, lorsqu'elle a placé une main sur du marbre ou tout autre objet froid, elle est contrainte de faire subir à l'organe symétrique une impression de même nature; d'autres personnes ont la manie, partout où elles se trouvent, de rechercher la symétrie; elles ne peuvent s'empêcher de mettre en ordre les objets mal placés ou asymétriquement disposés; tel lecteur assidu ne se sentira tranquille que lorsqu'il aura, sans égard pour la continuité de sa lecture, fait soigneusement disparaître le point noir qu'un correcteur inattentif aura laissé imprimer sur la page de son livre.

L'obsession est un phénomène aujourd'hui décrit et analysé; ses rapports dans certains cas avec l'aliénation mentale sont connus, et les romanciers, eux-mêmes peintres fidèles de toutes les réalités, n'ont pas craint, sous le contrôle de l'observation scientifique, d'introduire dans leurs œuvres sa description. Le roman d'Hector Malot : *Mère,* traduit en une scène piquante les nécessités impérieuses de l'obsession : le héros du roman, Victorien, attend son tour dans l'antichambre d'un médecin aliéniste distingué, de M. Soubyranne :

« A midi et demi, Victorien, le bras en écharpe, entrait dans le salon de Soubyranne; il s'y trouvait, arrivés avant lui, deux clients qui, dans des poses ennuyées, attendaient le moment d'être reçus; il prenait place à côté d'eux, n'ayant pour toute distraction que de les examiner, comme eux-mêmes l'examinaient discrètement des yeux, mais avec toutes sortes de curiosités et d'interrogations muettes : est-il fou celui-là ou raisonnable; qu'a-t-il donc de détraqué? Au moins était-ce ainsi que Victorien traduisait leurs regards.

» Au bout d'un certain temps, celui qui l'examinait avec l'attention la plus manifeste, personnage grand, correctement habillé, de tournure distinguée, l'air d'un diplomate ou d'un magistrat, quitta son fauteuil et vint à lui avec toutes les marques d'une extrême politesse à laquelle se mêlait un certain embarras :

» — Permettez-moi, Monsieur, de vous adresser une question sans avoir l'honneur d'être connu de vous?...

» Victorien le regarda interloqué.

» — Combien avez-vous au juste de boutons à votre gilet?...

» — Ma foi, Monsieur, je n'en sais rien du tout.

» — Permettez-moi de les compter, je vous prie.

» — Volontiers.

» — Un, deux, trois..., huit; vous en avez huit, je vous remercie.

» — C'est moi, Monsieur, qui suis heureux d'avoir pu vous être agréable.

» — C'est moi, Monsieur, qui vous adresse tous mes remerciements; je ne pouvais arriver à faire mon compte, votre écharpe me gênait, c'était cruellement douloureux; quand le besoin de compter me prend, il faut que je compte. Je vous suis fort obligé. »

Voilà une scène de pure fantaisie, mais de profonde observation. J'ajouterai qu'il existe des transitions insensibles entre ces tics intellectuels et les véritables idées fixes qui caractérisent l'aliénation mentale, ce qui reviendrait à dire qu'il n'y a que des nuances et non une ligne de démarcation nette entre la raison et la folie.

Dans ce même ordre d'idées, mais sous une autre forme, on note la folie du « pourquoi », non pas du pourquoi utile, raisonnable, mais du pourquoi insignifiant. Les toqués sont irrésistiblement poussés à se demander la raison de choses tout à fait vulgaires : pourquoi tel individu qu'ils rencontrent est porteur d'une canne, pourquoi une fenêtre a six carreaux, etc.

On observe aussi la folie du doute avec délire du toucher; les malades évitent de toucher tel ou tel objet, ou, quand ils y sont obligés, ils éprouvent un sentiment d'angoisse; tantôt il n'existe pas de raison à cette répugnance, tantôt c'est parce que l'objet en question a appartenu à une personne qui leur est antipathique ou bien à un mort, ou encore qu'ils craignent qu'il n'ait été souillé par un individu sale ou atteint d'une maladie contagieuse.

Je sais une jeune fille qui présentait cette manie bizarre de ne jamais s'adosser à un siège quelconque, chaise, fauteuil ou banquette de chemin de fer; elle se tenait habituellement debout ou assise sur le bord du siège, afin de ne point venir au contact du dossier. Le père de cette jeune fille, qui toute sa vie avait passé pour un homme normal et sain d'esprit, ayant mené la vie apparente de tout le monde, ne touchait jamais le bouton d'une porte sans interposer un pan de son habit et aller se laver ensuite.

La manie de l'ordre est tout aussi obsédante; beaucoup de ces malheureux éprouvent un besoin irrésistible de déranger les objets qui se trouvent à leur portée pour les ranger ensuite suivant un ordre établi à l'avance. Ainsi l'un d'eux rangeait de cette façon tout ce qu'il voyait : la moitié des objets à droite et l'autre à gauche. Le nombre des variétés de ces états d'esprit est considérable, et vaste est le champ qui est ouvert sous ce rapport à la bizarrerie des malades.

La plupart des exemples que je viens de citer sont empruntés aux travaux de MM. Grasset et Guinon.

Quels que soient ces exemples, qu'ils soient empruntés à mon observation personnelle ou à divers auteurs, ils démontrent ce que j'ai dit en commençant cette étude : qu'il est des individus qui paraissent être comme tout le monde, vivent en société et ne s'écartent que dans de certaines circonstances, variables chez chacun d'eux, des habitudes sociales ; en un mot, ils ne sont pas fous, mais il est impossible de les dire raisonnables ; ils sont, comme le dit le titre de ce travail, « entre la folie et la raison » : ce sont les toqués.

Heureusement pour la société, le nombre de ces malheureux n'est pas grand, mais leur existence est, pour leur entourage, plus pénible à supporter que celle des aliénés ou des épileptiques. Ceux-ci sont des malades, on les isole, on les soigne et ils sont privés des droits dont ceux que j'ai en vue abusent si souvent. Les déséquilibrés ne sont pas interdits ; pourquoi les interdirait-on?... La plupart gèrent leurs affaires avec intelligence, et leur bon sens n'est altéré que d'une façon passagère et limitée ; cependant l'existence chez un homme en apparence sain d'esprit d'un de ces « tics intellectuels » dont j'ai donné des exemples serait, à mon sens, un grave sujet de méfiance. C'est au sujet de gens de cette sorte qu'il est permis de se dire : On ne sait pas ce qui peut arriver. On dit d'un déséquilibré ou d'un aliéné qu'il est guéri. L'est-il jamais? est-il guéri comme on peut l'être d'une fracture de jambe? On a, hélas! des exemples terribles du retour inopiné des névroses.

Ici se pose une question que je ne fais qu'effleurer ; la traiter dépasserait de beaucoup les bornes de ce travail.

Est-il possible de faire diminuer et disparaître la prédominance morbide du tempérament nerveux qui, depuis le tic jusqu'à l'épilepsie, est un fléau de notre état social? Je n'hésite pas à le dire, cela est théoriquement possible, grâce à la connaissance que nous avons des lois de l'hérédité.

Il n'est pas un agriculteur ou un éleveur qui ne sache que, s'il veut conserver une race, l'améliorer ou la modifier, il doit choisir des reproducteurs de choix, graines ou mâles. Il n'en est pas ainsi seulement pour les caractères physiques, mais aussi pour les caractères intellectuels ; en ce qui touche les chevaux, par exemple, les vices du caractère sont parfaitement transmissibles.

Je n'ai pas à dire pourquoi il n'en saurait être de même de l'homme; je puis seulement constater combien l'oubli des préceptes qui guident les éleveurs est préjudiciable à l'espèce humaine.

Il est des agrégations d'hommes qui peuvent nous servir d'exemple.

Ainsi le peuple juif, répandu dans tout le monde civilisé, constitue des communautés de compositions très différentes : les unes, nombreuses, dans lesquelles les différences de richesse sont peu marquées et dont presque toutes les familles peuvent s'unir entre elles; d'autres, moins nombreuses, où se rencontrent l'extrême richesse et l'extrême pauvreté. En France, par exemple, les familles riches s'unissent toujours entre elles. En ce pays, il en est environ deux cents; alors qu'arrive-t-il?... Pour peu qu'une névrose quelconque existe dans ce milieu étroit, elle se multiplie et s'accroît si bien qu'il est peu de ces familles où l'on n'observe quelque dégénérescence de cette nature.

Je sais de source certaine que, dans la communauté où l'on compte le plus grand nombre de ces opulences, il est peu de familles qui soient exemptes de ces tares, depuis la surdi-mutité jusqu'à la folie.

On dit volontiers que la cause en est aux mariages consanguins. Cette assertion n'est exacte qu'en partie. En effet, au bourg de Batz, en Bretagne, où la population est magnifique, les unions sont toutes consanguines, les familles de l'île s'unissent toujours entre elles; mais, chez ces honnêtes travailleurs, la vie laborieuse des champs, la médiocrité de la fortune écartent toutes névroses, lesquelles sont, pour un bon nombre, entretenues ou provoquées par le luxe et l'oisiveté; vienne dans ce milieu un épileptique, un aliéné ou un tiqueur, et après quelques générations cette magnifique population sera semblable, quant à la santé, à la communauté juive la plus riche de France.

Il en est de même des familles princières et de toutes les aristocraties. Le marquis de F..., cité plus haut, est un exemple qui n'est pas rare; heureusement l'argent est un grand niveleur, et si le nom reste, grâce à des unions aussi riches que roturières, le sang ne s'appauvrit pas; l'homme apporte le nom, la femme l'argent et la santé.

L'aristocratie la plus fermée, les grands d'Espagne, ainsi nommés sans doute par antiphrase, est une preuve de ce que j'avance : le sang s'y appauvrit chaque jour.

Les troubles nerveux que j'ai en vue dans ce travail ne sont que des manifestations inférieures d'une altération des fonctions du cerveau. Les supérieures ou extrêmes, telles que l'aliénation mentale ou l'épilepsie, peuvent, par hérédité, leur donner naissance et réciproquement; rien n'est plus commun, en effet, que de voir des aliénés naître de mères très hystériques ou de pères atteints d'autres névroses.

Je l'ai dit plus haut, la transformation des névroses est une loi; or, cette hérédité n'est que le facteur principal, mais il n'est pas unique. Il en est d'autres que les observateurs ont notés. Ainsi, dans le nord de la France et dans tous les pays où l'abus des alcools amène l'ivrognerie, le nombre des épileptiques est plus grand qu'ailleurs : ils ont été procréés pendant l'ivresse.

Chez les populations dont la dégénérescence physique est amenée par un virus qui peut être héréditaire, la dégénérescence intellectuelle s'accroît chaque jour : chez les Arabes d'Algérie, par exemple.

Il ressort de l'étude psychologique qui précède que les névroses d'ordre inférieur que j'ai en vue sont, pour la plupart, le produit de l'hérédité, et qu'il est impossible, notre état social étant donné, de les faire disparaître absolument. Cependant, il n'est pas impossible de prévenir leur développement ou de le modifier, surtout pour quelques-unes. Toutes ne sont pas incurables.

Ceci mérite quelques développements.

Pour peu que les parents comprennent que toutes les névroses — depuis le tic jusqu'à l'épilepsie — sont transmissibles, ils sauront qu'une quelconque de ces névroses peut, en se transformant ou non, tourmenter l'existence de leurs enfants. Aussi, pour peu qu'un enfant soit très intelligent et montre, par sa vivacité, sa finesse et ses reparties, un tempérament nerveux très développé, qu'ils aient les plus grands égards pour ce tempérament, qu'ils se gardent d'exalter l'amour-propre de l'enfant, de le flatter outre mesure et d'en faire un « petit prodige ». C'est avec un sentiment de commisération profonde que j'assiste à ces succès de bambins ou de fillettes ; la famille les met au premier plan et se pâme, devant eux, d'admiration pour leurs reparties, demandant naturellement aux amis d'en faire autant. Ces parents trop naïfs ne savent pas que l'amour-propre qu'ils provoquent et les succès prématurés des petits prodiges qu'ils ont la vanité d'appeler leurs enfants, seront plus tard les origines de troubles nerveux qui rendront leur existence misérable et feront peut-être le désespoir de leur entourage et aussi de leur vieillesse. Le paysan qui est fier de la force de son fils et qui la vante devant ses amis fait mieux pour son avenir que les parents qui sont fiers de voir leur bambin jouer si bien la comédie.

Est-ce à dire qu'il faille s'abstenir de développer une intelligence heureuse? Telle n'est pas ma pensée. Les facultés intellectuelles se développent lentement et leur évolution est en rapport avec celle du corps; pourquoi alors, sans souci de la lenteur de cette évolution, forcer à se développer prématurément, chez l'enfant, les facultés intellectuelles? Ces mêmes parents, si fiers de leur petit prodige, auraient blâmé la nourrice qui lui aurait, au lieu de lait, donné de la viande et du vin, sous prétexte de le faire grandir plus vite.

Le mode d'éducation est donc pour beaucoup dans l'évolution du système nerveux. Mais les familles et les maîtres, surtout les familles, n'ont pour la plupart du temps aucun souci de la nature de l'intelligence de l'enfant, et ce « surmenage intellectuel », pour me servir de l'expression consacrée, a des conséquences déplorables.

Ce développement des névroses dont je parle, des névroses qu'on pourrait appeler d'ordre inférieur, a pour principal facteur, en dehors de l'hérédité, l'oisiveté.

Qui de nous n'a pas entendu tel homme occupé attendre avec impatience sa retraite ou l'heureux moment où, ayant fait fortune, il se retirera des affaires? Il a bien travaillé toute sa vie, et il est bien juste qu'il se repose; enfin, il n'aura rien à faire! Ainsi parlait M. P..., dont j'ai plus haut raconté l'histoire. Cela est bien pendant trois mois; mais, après, l'ennui vient, et comme il est dans la nature de l'esprit humain de s'occuper de quelque chose, l'homme heureux s'occupe de lui-même et du premier de ses biens, sa santé; il lit avec intérêt la quatrième page des journaux, se retrouve dans les lettres de *reconnaissance* adressées par les acheteurs de remèdes aux *Géraudel* de tout ordre; il fait tourner des tables, évoque les esprits, etc.; en un mot, il est devenu hypocondriaque ou peu s'en faut, heureux si quelque autre névrose ou tic intellectuel ne vient pas accroître son état misérable.

Une occupation quelconque est une des nécessités de l'existence. L'esprit humain est ainsi fait qu'il lui faut un aliment; faute d'aliment, il se dévore lui-même. Si l'homme n'a pas une occupation, qu'il ait du moins un intérêt. On rit volontiers des collectionneurs; je reconnais que beaucoup prêtent au ridicule par la singularité des objets qui les passionnent; mais on ne songe pas que tel homme qui consacre son existence à la recherche fiévreuse d'un timbre-poste ou d'un bouton d'uniforme se préserve ainsi de la terrible oisiveté, mère des vices et des névroses.

Les névrosés, ceux du moins que j'ai en vue, ont en général l'esprit faible; je dis en général, car il en est qui, étant chefs de famille ou ayant une autorité quelconque, imposent leur volonté et font le malheur de leur entourage. Ce qui peut arriver de plus heureux, c'est qu'ils aient auprès d'eux quelque personne à volonté ferme, qui, par affection, par raillerie et par autorité, écarte de leur esprit les idées bizarres qui les assaillent ou les détournent de certaines actions. Cette sorte de tutelle peut être un vrai bienfait pour beaucoup de ces infortunés. Malheureusement il est des impulsions subites et des obsessions muettes qui échappent à tout contrôle.

Je reconnais que l'exercice de cette tutelle est difficile; il demande une intelligence et un tact hors de pair. La contradiction brutale irrite les névrosés : dire à un halluciné de l'ouïe qu'il est absurde qu'il entende des voix, c'est le faire mettre en colère sans utilité, et il faut une finesse et une intelligence très développées pour déjouer les roueries des hystériques.

Je ne puis ici donner qu'une règle de conduite générale; quant à l'exercice de cette tutelle, chaque cas particulier nécessite une façon d'agir spéciale, heureux encore quand on ne se heurte pas à des réponses comme celle-ci : « Je sais que j'ai tort, mais c'est plus fort que moi. Je ne sais pas pourquoi je l'ai fait, mais il m'a été impossible de faire autrement. »

Il est quelquefois possible de remplacer les idées bizarres des toqués par d'autres plus raisonnables. Le mot « distraction » a ici sa véritable signification ; les longs voyages et les changements complets d'existence peuvent être une ressource, mais il est souvent bien difficile de soustraire ces malheureux à leurs idées fixes, car il en est beaucoup qui ne s'intéressent à rien au monde.

Le tempérament nerveux qui, par son manque d'équilibre, constitue les névroses, n'est modifiable que par une action générale sur l'économie tout entière. Cette action n'existe pas dans les remèdes dits de *pharmacie*. Ceux-ci sont précieux comme adjuvants, quand ils ne deviennent pas eux-mêmes la source de névroses spéciales, comme l'éther et la morphine.

Les seuls modificateurs sur lesquels il soit permis de compter sont ceux qui, après un certain temps, peuvent transformer le tempérament, faire, par exemple, un sanguin d'un lymphatique.

Il en est d'autres, mais ils ne sont pas nombreux, et pour les mettre en usage il faut une grande décision et une grande ténacité, sans compter d'autres conditions que je n'ai pas à détailler. L'un d'eux est le changement de lieux pendant de longs mois, l'habitation sous un climat différent, et une hygiène excellente, appropriée à la nécessité d'abattre le système nerveux trop développé. C'est ici le cas de se souvenir du précepte du père de la médecine : *Sanguis, moderator nervorum.*

L'autre modificateur puissant et d'un emploi plus facile est l'hydrothérapie, mais à la condition de l'employer longtemps et d'y revenir par intervalles pendant des mois et même des années. Ici le temps ne compte pas, car on ne doit pas oublier qu'il s'agit de toute une existence.

1891.

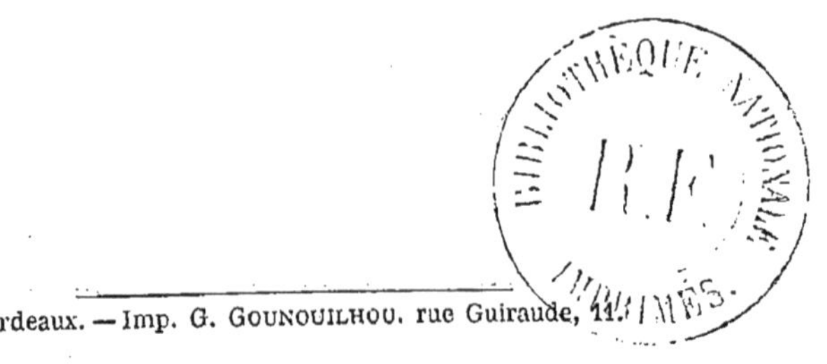

Bordeaux. — Imp. G. GOUNOUILHOU, rue Guiraude, 11.

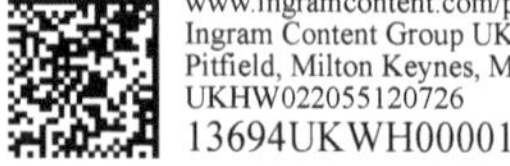